Kohlhammer

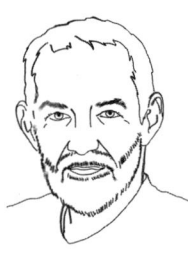

Der Autor

Prof. Dr. Reiner Frank ist Kinderarzt und Arzt für Kinder- und Jugendpsychiatrie. Er war langjähriger Leiter der Poliklinik für Kinder- und Jugendpsychiatrie, Psychosomatik und Psychotherapie der LMU München.

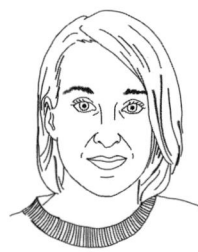

Die Illustratorin

Martina Frank ist Illustratorin und Grafikdesignerin in München.

Reiner Frank

Ärztliche Kommunikation mit Kindern, Jugendlichen und Eltern

Wie schwierige Patientengespräche gelingen

Mit Illustrationen von Martina Frank

Verlag W. Kohlhammer

Dieses Werk einschließlich aller seiner Teile ist urheberrechtlich geschützt. Jede Verwendung außerhalb der engen Grenzen des Urheberrechts ist ohne Zustimmung des Verlags unzulässig und strafbar. Das gilt insbesondere für Vervielfältigungen, Übersetzungen, Mikroverfilmungen und für die Einspeicherung und Verarbeitung in elektronischen Systemen.

Pharmakologische Daten, d. h. u. a. Angaben von Medikamenten, ihren Dosierungen und Applikationen, verändern sich fortlaufend durch klinische Erfahrung, pharmakologische Forschung und Änderung von Produktionsverfahren. Verlag und Autoren haben große Sorgfalt darauf gelegt, dass alle in diesem Buch gemachten Angaben dem derzeitigen Wissensstand entsprechen. Da jedoch die Medizin als Wissenschaft ständig im Fluss ist, da menschliche Irrtümer und Druckfehler nie völlig auszuschließen sind, können Verlag und Autoren hierfür jedoch keine Gewähr und Haftung übernehmen. Jeder Benutzer ist daher dringend angehalten, die gemachten Angaben, insbesondere in Hinsicht auf Arzneimittelnamen, enthaltene Wirkstoffe, spezifische Anwendungsbereiche und Dosierungen anhand des Medikamentenbeipackzettels und der entsprechenden Fachinformationen zu überprüfen und in eigener Verantwortung im Bereich der Patientenversorgung zu handeln. Aufgrund der Auswahl häufig angewendeter Arzneimittel besteht kein Anspruch auf Vollständigkeit.

Die Wiedergabe von Warenbezeichnungen, Handelsnamen und sonstigen Kennzeichen in diesem Buch berechtigt nicht zu der Annahme, dass diese von jedermann frei benutzt werden dürfen. Vielmehr kann es sich auch dann um eingetragene Warenzeichen oder sonstige geschützte Kennzeichen handeln, wenn sie nicht eigens als solche gekennzeichnet sind.

Für den Inhalt abgedruckter oder verlinkter Websites ist ausschließlich der jeweilige Betreiber verantwortlich. Die W. Kohlhammer GmbH hat keinen Einfluss auf die verknüpften Seiten und übernimmt hierfür keinerlei Haftung.

1. Auflage 2019

Alle Rechte vorbehalten
© W. Kohlhammer GmbH, Stuttgart
Gesamtherstellung: W. Kohlhammer GmbH, Stuttgart

Print:
ISBN 978-3-17-033463-2

E-Book pdf-Format:
ISBN 978-3-17-033464-9

Inhalt

Einführung – wie Gespräche gelingen 7

I Allgemeiner Teil – Grundlagen

Einleitung I – psychosomatische Grundversorgung 15

1   Gesprächsstrukturen 17

2   Emotionen, Haltungen und Werthaltungen 29

3   Gespräche altersgerecht führen 36
    3.1   Kleinkind (1 Jahr) 38
    3.2   Vorschulalter (3–4 Jahre) 50
    3.3   Einschulung (6 Jahre) 64
    3.4   Jugendliche (13–14 Jahre) 71

4   Gespräche mit mehreren Personen 93
    4.1   Ein Arztbesuch – „Mein Kind ist krank" 96
    4.2   Notfall nachts – Krupphusten 111
    4.3   Schwer zu steuern – Rehabilitation bei einem Kind mit Handicap 116
    4.4   Unter Beobachtung – die beiden Seiten der Früherkennung 129
    4.5   Verhaltensprobleme – Stören macht Sinn 147

II Spezieller Teil – schwierige Gespräche

Einleitung II – was ist schwierig? 159

5   Entwicklungsrückstand 162

6   Schmerzen – „Mein Bauch tut weh" 170

7   Chronisch krank 187
    7.1   Neurodermitis 190
    7.2   Fehlbildung Hypospadie – Operationsaufklärung 202
    7.3   Asthma 210
    7.4   Inkontinenz 217

8	Schulversäumnis	225
9	Überbringen schlechter Nachrichten – „Breaking bad news"	233
10	Notfall Kindesmisshandlung	247
11	Notfall Suizidalität – Sprachlosigkeit überwinden	265
12	Suchtfragen – Sucht fragen	273
13	Das todkranke, das sterbende Kind	299
14	Mein Fehler – wie damit umgehen?	337

III Training

15	Training der Arzt-Patient-Kommunikation	349

Anhang

Grundregeln des Arzt-Patient-Gesprächs	365
Psychischer Befund	366
Zeitplan eines dreistündigen Seminars für Trainer	367
Evaluation	368

Einführung – wie Gespräche gelingen

Gute Gesprächsführung ist lern- und lehrbar. Erfahrene Ärzte, Profis in ihrem jeweiligen Arbeitsbereich, wünschten sich Fortbildung und fallbezogene Unterstützung, um ihre Unsicherheiten und ihr Unbehagen in Gesprächen mit Eltern und Kindern zu überwinden (Barth et al. 2012, Kopecky-Wenzel und Frank 2001). Ausgehend von den Bedürfnissen der Praxis wurde ein videogestütztes Training in Gesprächsführung entwickelt und erprobt (Kopecky-Wenzel und Frank 2010). Kommunikationsverhalten ist schnell und flüchtig. Die sprachliche Verständigung macht nur einen Teil aus. Wesentliche Informationen werden durch das Gesprächs*verhalten* – nonverbal – vermittelt. Lautstärke und Modulation der Sprache, Gestik, Mimik und Haltungen drücken aus, was wir empfinden. Die Videotechnik ermöglicht es, zeitversetzt unterschiedliche Aspekte in ihrer Abfolge zu erfassen und zu analysieren.

Dem Buch liegen Protokolle von Gesprächssituationen zugrunde. Die Beispiele stammen aus dem Erfahrungsbereich von Ärzten mit unterschiedlichem Grad an Erfahrung – Medizinstudenten, Ärzten in Weiterbildung, erfahrenen Fachärzten – und von Pflegepersonal und anderen Berufsgruppen. Sie sind in unterschiedlichen Arbeitsfeldern und Kontexten tätig: Klinik, Praxis, öffentlicher Gesundheitsdienst.

Das Buch entstand in Zusammenarbeit zwischen einem Kinderarzt und Kinder- und Jugendpsychiater und einer Grafikdesignerin. Wir wollen in Wort und Bild zeigen, welche Gesprächstechniken Ärzte und Ärztinnen sowie medizinisches Fachpersonal intuitiv einsetzen, damit Gespräche mit Kindern, Jugendlichen und deren Eltern gut verlaufen. Verbale und nonverbale Verständigung werden beschrieben und in ihrer kommunikativen Funktion kommentiert. Zur Wahrung der Vertraulichkeit sind die Akteure zeichnerisch dargestellt.

Ein häufiger Einwand dagegen, sich in der Sprechstunde auf Gespräche einzulassen, ist Zeitmangel. Es lassen sich drei wiederkehrende Probleme beobachten:

1. Zuhören versus den Patienten unterbrechen: Ärzte unterbrechen schon nach wenigen Augenblicken ihre Patienten, um mit „gezielten Fragen" möglichst schnell auf den Kern des Problems zu kommen.
2. Tipps und „Patentlösungen" vor Klärung: Schnell gegebene Tipps können hilfreich sein. Man riskiert jedoch, dass Patienten wiederkommen, weil es nicht geholfen hat.

3. Kindermedizin „ohne Kind": Kinder werden regelhaft freundlich begrüßt. Im weiteren Verlauf werden sie kaum noch einbezogen. Störverhalten ist ein berechtigter Versuch, auf sich aufmerksam zu machen.

Wertschätzung und der Blick auf gelingende Situationen sind die Schlüssel im Umgang mit Menschen. Das trifft in besonderem Maße auf Situationen zu, die als schwierig erlebt werden.

Konzept und Struktur des Buches

Der **Grundlagenteil** führt ein in die im Verlauf eines jeden Gespräches wiederkehrenden Elemente: Beziehungsaufnahme, Fragestellung, Klärung und Problemlösung/Perspektive. In den ersten 30 Sekunden passiert viel. Deshalb nehmen Anfangssequenzen mit Beziehungsaufnahme und Klärung der Fragestellung breiten Raum ein. Emotionen bestimmen den Gesprächsverlauf. Auf der Grundlage einer wertschätzenden Haltung entstehen Beziehungen und gelingen Gespräche.

Gespräche altersgerecht führen: Gesprächspartner von Kindern und Jugendlichen müssen sich auf deren Entwicklungsstand einstellen. Kinder und Jugendliche wollen wahrgenommen werden. Je jünger Kinder sind, desto größeres Gewicht hat die nonverbale Verständigung und umso mehr muss Kommunikation auf einer kindgerechten Ebene ebenso wie auf einer Erwachsenenebene (bei begleitendem Elternteil) stattfinden. Einen Schwerpunkt bildet die Kommunikation mit Jugendlichen.

Gespräche mit mehreren Personen gleichzeitig: Jeder Teilnehmer soll Gehör finden. Ist es umsetzbar, Eltern, Geschwister und andere wichtige Bezugspersonen zu Wort kommen zu lassen? Bei begrenzter Zeit und Zielsetzung müssen die jeweils relevanten Themen ausgewählt werden.

Der **spezielle Teil** behandelt Themen, die von erfahrenen Ärzten als schwierig erlebt werden. Die Auswahl orientiert sich am Gegenstandskatalog der Approbationsordnung: Was ist wichtig für die ärztliche Praxis? Auf welche Notfallsituationen muss man vorbereitet sein? Wie umgehen mit Kindern, Jugendlichen und besorgten Eltern bei Bauchschmerzen, Entwicklungsrückstand oder chronischen Erkrankungen? Zu den schwierigen Gesprächskonstellationen gehören Jugendliche mit Todesgedanken und Suchtproblemen, Schulversäumnisse, Kindesmisshandlung oder die Begleitung von Familien mit einem sterbenden Kind. Das Überbringen schlechter Nachrichten sowie der Umgang mit eigenen Fehlern stellen immer besondere Herausforderungen dar. Gemeinsam ist allen Themen die Notwendigkeit, über eine organmedizinisch ausgerichtete Sichtweise hinausgehend die Sichtweisen und die Lebenssituation der Betroffenen in den Blick zu nehmen. Die Beispiele zeigen, wie „schwierige" Gespräche gelingen.

Das Schlusskapitel beschreibt ein videogestütztes **Training** in Gesprächsführung. Beobachten, Wahrnehmen und Ansprechen des Kommunikationsverhaltens werden geübt. Ein Plädoyer fürs Zuhören und den Wert von Pausen im Gespräch zieht sich durch alle Trainings. Das Training vermittelt Sicherheit darin, das gesprochene Wort und die begleitende Körpersprache wahrzunehmen. Der ▶ Anhang enthält als Materialien die Grundregeln eines Gespräches, die Struktur eines psychischen Befundes und Zeitplan und Evaluation eines Trainings.

Aufbau der Kapitel

Eine kurze Erläuterung des Hintergrundes dient in jedem Kapitel der Einstimmung. Daran schließt sich die Frage an, worin die jeweilige Schwierigkeit besteht. Eine Zielsetzung gibt Orientierung für das Gespräch. Für jedes Beispiel wird ein Szenario geschildert, wie es bei Übungen verwendet werden kann.

Die Gesprächsverläufe werden in Tabellenform abgebildet. Die Angabe der Dauer des Gespräches vermittelt, wieviel in der zur Verfügung stehenden Zeit besprochen wurde. Das gesprochene Wort (Spalte: verbal) wird verknüpft mit Beschreibungen und Illustrationen des Gesprächsverhaltens (Spalte: nonverbal). Rand-Kommentare haben die Funktion, das kommunikative Handwerkszeug der Akteure zu benennen. Nach dem Gespräch erfolgt eine Reflexion: Was ist gut gelungen? Woran lag das? Was war der Beitrag der Akteure? Eine Option gibt Anregung, wie man weiter verfahren könnte. Längen sind bewusst in Kauf genommen. Leser werden selbst erkennen, was in den Gesprächen entbehrlich ist.

Die Gesprächs-Beispiele sind Ansatzpunkte für Diskussionen: Wie mache ich es? Wie machen es andere? Wie könnte ich es besser machen? Jedes Kapitel ist für sich allein lesbar und enthält Hinweise auf weiterführende Literatur. Parallele Darstellungen desselben Themas zeigen, wie unterschiedliche Vorgehensweisen gleichermaßen zum Ziel führen können.

Frauen und Männer sind gleichermaßen angesprochen. Zur besseren Lesbarkeit wird überwiegend die männliche Form verwendet.

Danksagung

Wir sind Vielen zu Dank verpflichtet für Interesse, Ermutigung, Unterstützung, Vertrauen, finanzielle Förderung. Der Dank gilt allen Teilnehmern an Gesprächstrainings, den Medizinstudenten, Krankenschwestern, medizinischen Fachangestellten und Ärzten, besonders denen, die den Mut hatten, sich bei Gesprächsübungen zu exponieren. Nur einige wenige sollen hier namentlich genannt werden.

Meine Kollegin und Freundin Frau Dr. Maru Kopecky-Wenzel hat zusammen mit mir das Trainingskonzept entwickelt, in verschiedenen Kontexten erprobt und evaluiert.

Frau Prof. Dr. Ania Carolina Muntau hat in der Medizinischen Fakultät der Ludwig-Maximilians-Universität München für das Fach Pädiatrie ein Pflichtseminar für Studierende zum Thema „Überbringen schlechter Nachrichten" und ein begleitendes Training für Tutoren eingerichtet.

Herr Prof. Dr. Johann Wilhelm Weidringer, Leiter des Referats Fortbildung und Qualitätssicherung der Bayerischen Landesärztekammer, hat für das an angehende Allgemeinmediziner gerichtete Seminar „Pädiatrie Kompakt" ein Gesprächstraining eingeführt und nachhaltig unterstützt.

Herr Willy Mühlhausen hat im Hintergrund mit seiner ruhigen und verlässlichen Art in allen Veranstaltungen für einen einwandfreien technischen Ablauf gesorgt, sodass die Dozenten sich auf die Gruppengespräche und Gesprächsübungen konzentrieren konnten.

Besonders erwähnen möchte ich eine Gruppe von Ärzten aus dem Dr. von Haunerschen Kinderspital in München. Sie haben Einblick in ihren persönlichen Umgang mit Patienten gewährt: Herr Dr. Markus Benz, Frau Dr. Ulrike Demetz-Piccolruaz, Frau Dr. Angelika Enders, Herr Prof. Dr. Andreas Holzinger, Frau Dr. Sigrid Kruse, Herr Dr. Georg Münch, Frau Prof. Dr. Bianca Schaub, Herr Prof. Dr. Maximilian Stehr. Einige Buchkapitel beruhen auf den von ihnen zur Verfügung gestellten Beispielen.

Alle weiteren Kapitel beruhen auf Übungsgesprächen ohne die Mitwirkung von Patienten. Herzlichen Dank an alle für die Zustimmung zur Veröffentlichung.

Frau Christine Guber-Frank, Ehefau und Mutter, hat den langen Weg bei der Entstehung des Buches mit großer Geduld und viel Verständnis unterstützt.

Wir danken dem Kohlhammer Verlag für die Annahme des Buchprojektes und unserer Lektorin, Frau Anita Brutler, für die gute Zusammenarbeit. Frau Brutler hat die synchrone Darstellung von Texten und Abbildungen ideenreich umgesetzt.

Unseren Lesern möge es nützen.

Reiner Frank   Martina Frank

Literatur

Barth M, Belzer F, Kleinert L, Krippeit L, Martens-Le Bouar H, Mall V (2012) Entwicklung eines Erhebungsverfahrens zum Bedarf an Frühen Hilfen im Rahmen pädiatrischer Früherkennungsuntersuchungen. Unveröffentlichter Forschungsprojekt Abschlussbericht. Zentrum für Kinder- und Jugendmedizin, Universitätsklinikum Freiburg, Kinderzentrum München, Nationales Zentrum Frühe Hilfen (NZFH) Köln.

Kopecky-Wenzel M, Frank R (2001) Kinder mit psychischen Auffälligkeiten – Versorgungssituation aus Sicht der Praxis. In: Frank R, Mangold B (Hrsg.) Psychosomatische Grundversorgung bei Kindern und Jugendlichen. Kooperationsmodelle zwischen Pädiatrie und Kinder- und Jugendpsychiatrie. Stuttgart: Kohlhammer. S. 55–67.

Kopecky-Wenzel M, Frank R (2010) Videogestütztes Training in Gesprächsführung für Ärzte. Praxis der Kinderpsychologie und Kinderpsychiatrie 59: 207–223.

Gesprächsverläufe als Lehrfilm ansehen

Zu vier der hier im Buch behandelten Themen bietet der Autor die nachfolgend genannten Videos an, die die Gesprächsverläufe darstellen und kommentieren. Die Filme sind online abrufbar und beruhen auf Übungsgesprächen ohne die Mitwirkung von Patienten. Bitte beachten Sie auch die jeweiligen Hinweise in den betreffenden Kapiteln.

Lehrfilm Arztgespräche: „Überbringen schlechter Nachrichten – Ihr Kind hatte einen Unfall"
auf „iTunes U" unter LMU Medizin: http://itunes.apple.com/de/itunes-u/uberbringen-schlechter-nachrichten/id397096930 (Zugriff am 01.07.2019)

Lehrfilm Arztgespräche: „Notfall Kindesmisshandlung"
auf „YouTube" unter: https://youtu.be/lmF6kXthSWw (Zugriff am 01.07.2019)

Lehrfilm Arztgespräche: „Notfall Suizidalität"
auf „iTunes U" unter LMU Medizin: http://itunes.apple.com/de/itunes-u/notfall-suizidalitat-lehrfilm/id397097395 (Zugriff am 01.07.2019)

Lehrfilm Arztgespräche: „Suchtfragen"
auf „YouTube" unter: https://youtu.be/8fnzmNej6x0 (Zugriff am 01.07.2019)

I Allgemeiner Teil – Grundlagen

Einleitung I – psychosomatische Grundversorgung

Die Forschergruppe von Grawe et al. untersuchte mehr als 300 unterschiedliche Psychotherapieverfahren für Erwachsene mit der Frage nach wesentlichen Wirkfaktoren (Grawe et al. 2001). Drei Elemente haben sich als schulenübergreifende, vom jeweiligen angewandten Verfahren unabhängige Wirkfaktoren herausgestellt:

- die therapeutische Beziehung als hilfreich erleben;
- Klärung: sich selbst besser verstehen;
- Lösungen finden: Schwierigkeiten überwinden, indem man vorhandene Fähigkeiten aktiviert oder neue erwirbt.

Diese Grundstruktur ist auf jede Arzt-Patient-Begegnung übertragbar. Das gilt auch für den Umgang mit Kindern und Jugendlichen.

Psychosomatische Grundversorgung: Unter psychosomatischer Grundversorgung in der Allgemeinmedizin versteht man „eine reflektierende Erfahrung der therapeutischen Bedeutung der Arzt-Patient-Beziehung". Ihre wesentlichen Elemente sind begrenzte Zielsetzung und Symptomorientierung. „Die eigene Wahrnehmung und die Wahrnehmung der Reaktionen, Stimmungslage und Aufnahmebereitschaft des Gesprächspartners werden in die Planung von gezielten Therapiemaßnahmen einbezogen" (Bundesärztekammer 2018; Faber et al. 1999; Kruse et al. 2001; Rüger et al. 2014). Psychosomatische Grundversorgung ist als einzigartige Beziehungssituation – als Einzelsituation – zwischen einem Patienten und einem Arzt gekennzeichnet. Im Gespräch muss ein persönlicher Kontakt zwischen Arzt und Patient zustande kommen.

Der Verfasser fühlt sich dem Konzept einer psychosomatischen Grundversorgung verpflichtet. In der Kinder- und Jugendmedizin treten regelhaft mehrere Akteure gleichzeitig auf den Plan. Es ist anspruchsvoll, mit mehreren Personen in gleicher Weise eine Beziehung zu entwickeln.

Literatur

Bundesärztekammer (Hrsg.) (2018) (Muster-)Kursbuch Psychosomatische Grundversorgung mit integriertem Fortbildungscurriculum „Patientenzentrierte Kommunikation". (https://www.bundesaerztekammer.de/fileadmin/user_upload/downloads/pdf-Ordner/Fortbildung/Muster-Kursbuch_PSGV.pdf; Zugriff am 03.05.2019).

Faber FR, Dahm A, Kallinke D (1999) Faber und Haarstrick. Kommentar Psychotherapie-Richtlinien. München: Urban & Fischer, 5. Auflage.
Grawe K, Donati R, Bernauer F (2001) Von der Konfession zur Profession – Psychotherapie im Wandel. Göttingen: Hogrefe.
Kruse W, Cierpka M, Wirsching M, Saß H (2001) Psychosomatische Grundversorgung. Erheblicher Nutzen. Die Bundesärztekammer stellt das aktualisierte „Curriculum Psychosomatischer Grundversorgung" vor. Deutsches Ärzteblatt 98: B2066-7.
Rüger U, Dahm A, Dieckmann M, Neher M (2014) Faber/Haarstrick. Kommentar Psychotherapierichtlinien. München: Urban und Fischer, 10. Auflage.

1 Gesprächsstrukturen

Vorbereitung

Eine wesentliche Rahmenbedingung ist eine störungsarme Atmosphäre. Es braucht einen Moment der inneren Sammlung. Wer sind die Gesprächspartner? Gibt es für Kinder Beschäftigungsmöglichkeiten wie Papier und Stifte? Welche Informationen habe ich, welche brauche ich? Welche Unterlagen müssen bereitliegen? Worum geht es in dem Gespräch? Was ist das Ziel des Gesprächs?

Kontakt- und Beziehungsaufnahme – die ersten Sekunden

In den ersten 30 Sekunden passiert sehr viel. Es lohnt sich, volle Aufmerksamkeit auf den Anfang zu richten. Wesentliches entgeht mir, wenn ich noch telefoniere oder die Aufzeichnungen des vorhergehenden Patienten abschließe!

Begrüßung: Meine Gesprächspartner müssen verstehen, mit wem sie es zu tun haben. Ich stelle mich mit Namen und Funktion vor. Kinder brauchen häufig Zeit, um sich auf eine fremde Umgebung einstellen zu können. Manche Eltern versuchen, ihr Kind zu einer rascheren Reaktion zu veranlassen: *Jetzt mach doch!* (unausgesprochen: *Der Arzt hat nicht viel Zeit.*) Eltern können sich entspannen, wenn der Arzt vermittelt, dass es für ihr Kind langsam gehen darf. Wir stellen uns auf das Tempo der Kinder ein. Eine Begrüßung auf Augenhöhe des Kindes erleichtert die Kontaktaufnahme.

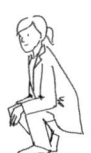

Begrüßung auf Augenhöhe

Das Kind beim Namen nennen

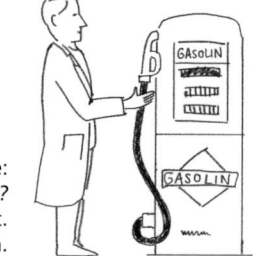

Arzt nach Blick auf die Karteikarte:
Wie geht es, Gasolin?
Carolin reagiert nicht.
Carolin fühlt sich nicht angesprochen.

Nachfragen: Stimmt der Name, so wie er auf der Karteikarte steht? Ist der Name richtig? Ist die Aussprache richtig? Was bedeutet der Name?

Fragen zur Orientierung: Wer ist mit dabei? Arzt: *Sind Sie die Großmutter?* Antwort: *Nein, die Mutter.* Diese geschlossene Frage hat mich in eine peinliche Situation gebracht. Seither stelle ich die offene Frage: *Wie gehören Sie zusammen?*

Bitte Platz nehmen – Sitzordnung: Die Sitzordnung sollte den Bedürfnissen der Beteiligten und den Vorlieben des Arztes entsprechen. Er muss alle Beteiligten im Auge haben können. Ein Schreibtisch kennzeichnet den persönlichen Raum des Arztes. Er schafft Distanz. Die Verantwortung für die Gestaltung der Sprechstundensituation und des -raumes liegt beim Arzt.

Wer ist zuständig? Die Ärztin will nach der Einschulungsuntersuchung ihren Eindruck vom Kind beschreiben.

Ärztin, Kind 6 Jahre, Vater, erste 8 Sekunden

Personen	verbal	nonverbal	Kommentar
Ärztin	Ich beschreibe Ihr Kind.	Kind schaut Ärztin an. Ärztin schaut zum Vater. Der Vater nickt zustimmend.	*Sekunde 0* *Thema*

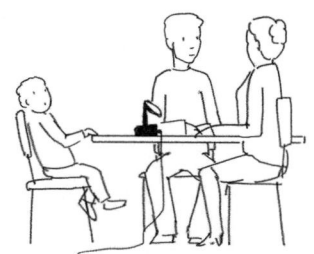

1 Gesprächsstrukturen

Personen	verbal	nonverbal	Kommentar
ohne Worte		Kind greift zum Mikro. Der Vater sieht zum Kind, die Ärztin zum Vater.	Sekunde 4
Ärztin	Wir kommen nun zu der Frage …	Vater nimmt das Mikro weg, stellt es zurück. Kind schaut den Vater an, der Vater die Ärztin.	Sekunde 5
		Die Ärztin lächelt das Kind an.	Sekunde 6
	… der Frage der Einschulung		Sekunde 8
Vater	Ja.	Mit Blickkontakt zur Ärztin. Das Kind zieht sich zurück.	

Reflexion: Der Vater hat die Situation, den „störenden" Eingriff des Kindes, „mit links" geregelt. Ärztin: *Ich habe das überhaupt nicht bemerkt.*

Option: Sofort unterbrechen. Dem Kind Erlaubnis geben, was es tun darf, eine Beschäftigung anbieten, *damit ich deinem Vater erzählen kann, was du gemacht hast.*

Eröffnung des Gesprächs und Strukturierung der Situation

Jugendgesundheitsuntersuchung. Praxisassistentin, Alex (13 Jahre), erste Minute

Personen	verbal	nonverbal	Kommentar
Assistentin		stellt sich vor und erläutert den Untersuchungsablauf	Begrüßung, Vorstellung
	Ich mach mir dann paar Notizen, dass ich es mit der Chefin besprechen kann, wenn es noch was gibt …		zur Geschäftsordnung: Dokumentation
	– aber das bereden wir vorher, was weitergeht.	Jugendlicher nickt	bezieht sich auf Vertraulichkeit, bei Jugendlichen unbedingt ansagen
		Assistentin schreibt	
	Ok. Ähm – Bist du jetzt freiwillig gekommen oder haben Mama oder Papa gesagt, dass du herkommen sollst?		Gesprächsbasis: freiwillig oder geschickt?
Jugendlicher	Mama hat mich geschickt.	nickt	
Assistentin	Mama hat dich geschickt. Ist ok.		Wiederholung als Hörersignal
	Dann schauen wir einmal, dass wir das einigermaßen fix machen.	Jugendlicher nickt	
	Du sagst einfach das, was du sagen willst. Wenn du Fragen hast, fragst du einfach nach.		
	Was machst du denn in deiner Freizeit?		offene Frage: Einstieg ins Gespräch
		Jugendlicher zuckt mehrmals Achseln, Assistentin wartet mit Blickkontakt	Warten vermittelt die Bereitschaft, zuzuhören
Jugendlicher	Unterschiedlich.		

Personen	verbal	nonverbal	Kommentar
Assistentin	Ammh ...		
Jugendlicher	Freunde treffen.		

Reflexion: Die Zusicherung, Eigenständigkeit wahren zu können, begünstigt die Gesprächsbereitschaft: *Wenn du nichts sagst, ist es auch ok.* Fragen nach Interessen bringen ein Gespräch in Gang.

Dokumentationspflicht: Um der Dokumentationspflicht gerecht zu werden, muss der Arzt während des Gesprächs Notizen machen und seine Aufmerksamkeit aufteilen. Mitschreiben zu Dokumentation und Datenschutz sollte zum Thema gemacht werden. Es gibt die Möglichkeit, auf Papier oder in den Computer zu schreiben. Das Mitschreiben verlangsamt das Gespräch. Es soll den Kontakt nicht abbrechen lassen. Unterbrechungen geben den Beteiligten Zeit zum Nachdenken. Wenn der Eindruck entsteht, dass Mitschreiben verhindert, vertrauliche Themen zur Sprache zu bringen, ist es an der Zeit, das Schreibgerät deutlich sichtbar zur Seite zu legen.

Fragestellung – begrenzte Zeit und Zielsetzung

Die Klärung einer Fragestellung ist schon ein erster Schritt im Klärungsprozess.

- Reden wir über dasselbe Thema? Ist die Fragestellung eindeutig?
- Handelt es sich um eine beantwortbare Fragestellung?
- Bin ich für die Frage zuständig und fachlich kompetent?
- Wieviel Zeit steht wofür zur Verfügung? Was kann, was muss heute behandelt werden, was zu einem späteren Zeitpunkt? Welche Schritte sind zu gehen?
- Ist es möglich, realisierbare Optionen zur Lösung eines Problems zu entwickeln?

Die folgenden Beispiele zeigen, wie Fragen nach den näheren Umständen zu einer beantwortbaren Themenstellung führen können.

Appelle um Hilfe enthalten hohe Erwartungen und uneindeutige Fragestellungen: *Es ist alles so schrecklich. Bitte helfen Sie mir. Sie sind meine letzte Hoffnung.* Lässt sich ein Thema mit einer überprüfbaren Zielsetzung definieren? (▶ Kap. 4.5 Verhaltensprobleme)

Viele Anliegen: Für ein Kind wurde ein Termin vereinbart. Zwei Geschwisterkinder sind mit der Mutter mitgekommen und sollen auch untersucht werden. Das wirft den ganzen Zeitplan der Sprechstunde durcheinander. Wie flexibel ist die Handhabung des Zeitplans? Soll man der Mutter entgegenkommen? Streng, konsequent sein und nur das eine Kind untersuchen? Anerkennen, dass die Sorge um drei Kinder eine Herausforderung darstellt?

Gegenbild auf Seiten des Arztes: *Die Patienten schütten einen Lastwagen voller Probleme bei mir aus. Ich kann nicht mehr.*

Sofern es mehrere Fragen gibt, soll die Familie entscheiden, welches Thema am dringlichsten ist und hier und heute behandelt werden soll. Weitere Themen werden in Folgeterminen bearbeitet.

Warum jetzt? Versteckte Fragestellungen bedürfen einer Nachfrage und Übersetzung. Warum erzeugt eine lange bestehende Situation jetzt plötzlich hohen Druck?

- Eine berufstätige alleinerziehende Mutter kommt mit ihrem kranken Kind. Die Behandlungsempfehlung ist fachgerecht. Die Prognose lautet, dass es mehrere Tage dauert, bis ihr Kind wieder gesund wird. Damit ist die Mutter nicht zufrieden. Hintergrund: Sie muss wieder zur Arbeit, ohne eine Betreuung für ihr Kind zu haben. Man muss anerkennen, dass das Problem innerhalb der Sprechstunde hier und jetzt nicht lösbar ist. Längerfristig ist es möglich, Hilfen aus dem Umfeld zu organisieren.
- *Mein Kind hat Asthma. Es braucht eine Befreiung vom Sportunterricht.* Im Hintergrund sind Ängste der Betroffenen und Zweifel über die körperliche Belastbarkeit eines Kindes zu erwarten (▶ Kap. 7.3 Asthma).
- *Ich brauche dringend einen Termin für eine Entwicklungsuntersuchung meines Kindes.* Die Dringlichkeit könnte durch einen drohenden Schulausschluss bedingt sein, mit dem Wunsch, ärztliche Unterstützung für eine Auseinandersetzung mit der Schule zu bekommen (▶ Kap. 4.5 Verhaltensprobleme, ▶ Kap. 5 Entwicklungsrückstand).
- *Mein Kind ist krank und muss am Wochenende zu Hause bleiben. Ich brauche eine Bestätigung.* Im Rahmen einer Scheidungssituation bekommt ein Gesundheitsattest die Funktion, eine Besuchsregelung gegenüber dem anderen Elternteil umzugestalten. Es handelt sich um einen verkappten Gutachtensauftrag.
- Vom Jugendamt wird eine körperliche Untersuchung eines Kindes ohne nähere Angaben veranlasst. Eine versteckte Fragestellung könnte sein, ob Hinweise auf Kindesmisshandlung vorliegen.

Kein Anliegen: Schwierig ist es, mit Patienten umzugehen, die zur Untersuchung geschickt wurden (▶ Kap. 3.4 Jugenduntersuchung, ▶ Kap. 6 Bauchschmerzen, ▶ Kap. 8 Schulversäumnis). Sie haben kein offensichtliches eigenes Anliegen. Oder fühlen sich am falschen Platz, etwa bei einer Zuweisung eines Kindes mit Bauchschmerzen zum Kinderpsychiater.

Ins Gespräch kommt man mit **„zirkulären Nachfragen"**. *Was ist die Sorge des Überweisers? Was könnte die Person erwarten, die Sie geschickt hat?* Besser ist es, wenn es zuvor schon einen direkten Kontakt zwischen den Fachleuten gegeben hat.

Ein Dritter als Auftraggeber: Aufträge von Dritten müssen als solche benannt werden.

Eine Schule kann eine Stellungnahme eines Arztes zu einem Gesundheitsproblem anfragen, etwa bei chronischer Krankheit oder Schulversäumnissen (▶ Kap. 7 Chronisch krank, ▶ Kap. 8 Schulversäumnis). Um einem solchen Auftrag gerecht zu werden, ist der Arzt darauf angewiesen, die Sichtweise des Jugendlichen zu erfahren. Gleichzeitig muss er beachten, dass ein Gespräch im Rahmen der ärztlichen Schweigepflicht stattfindet und Inhalte nur mit Einverständnis des Betroffenen weitergegeben dürfen. Als Experte für Gesundheitsfragen nimmt der Arzt in der Rolle eines Betriebsarztes für die Schule eine vermittelnde und beratende Rolle ein.

Zur Einschätzung der Suizidalität eines Jugendlichen wird ein kinderpsychiatrisches Konsil angefordert. Der Auftrag besteht darin, zu beurteilen, wie hoch der Grad der Selbstgefährdung einzuschätzen ist, und eine Empfehlung zum weiteren Vorgehen zu geben. Der Konsiliar ist verpflichtet, Fragen zu stellen. Jugendlichen steht es frei, zu antworten oder nicht zu antworten. Wenn es gelingt, ein Mindestmaß an Vertrauen herzustellen, kann im Rahmen des Konsiliarauftrags eine Perspektive entwickelt werden (▶ Kap. 11 Notfall Suizidalität).

Bei einem Gutachten im Auftrag eines Gerichts besteht keine Schweigepflicht.

Klärung

Die Klärung der Situation kommt zu kurz, wenn man sich unter Druck fühlt. Mutter zum Arzt: *Heute sehen Sie nicht so gehetzt aus.* Sich für diesen Teil des Gespräches Zeit zu nehmen, spart langfristig Zeit. „Langsam ist schneller". Zeitangaben in den hier abgebildeten Gesprächsverläufen zeigen, dass man selbst in einem kurzen Gespräch viel erreichen kann.

- **Fragen:** Offene Fragen zu Beginn laden zu einer Schilderung des Problems ein. Beispiele für offene, ungerichtete Fragen sind: *Worum geht es heute? Was gibt es? Was führt Sie her?* Pausen im Gespräch geben Zeit zum Nachdenken.
- **Zuhören:** Hörersignale wie Nicken, „hmhm" oder eine Wiederholung des Gesagten halten als positive Verstärkung den Redefluss des Sprechers in Gang. Wiederholungen in eigenen Worten (paraphrasieren) zeigen an, ob man richtig verstanden hat.
- **Beobachten:** Während des Gesprächs sieht man, was passiert. Ein Blick genügt, um Zustimmung oder Ablehnung an der Gestik des Gegenübers zu erkennen. Der Entwicklungsstand eines Kindes lässt sich anhand der Beobachtung einschätzen.

Unterbrechungen: Ärzte unterbrechen die Schilderung ihrer Patienten schon nach wenigen Augenblicken. Geschlossene – „gezielte" – Fragen bewirken, dass Patienten nur noch mit Ja/Nein-Antworten zu Wort kommen. Die Absicht ist, schnell auf den Kernpunkt zu kommen.

Wann ist es sinnvoll, ein Gespräch zu unterbrechen?

- Zur Geschäftsordnung: Zu Beginn, um dem Kind einen Platz zuzuweisen.
- Zwei reden gleichzeitig. Signalrauschen. *Ich kann nicht folgen, ich verstehe nicht. Ich möchte jedem zuhören können.* Eine Unterbrechung gibt Gelegenheit, eine Reihenfolge der Redner festzulegen.
- Wechsel der Kommunikationsebene: Im Verlauf eines Gesprächs, um eine eigene Beobachtung mitzuteilen. Ich beschreibe, was ich sehe. *Vorhin hast du so krank gewirkt. Seit du von deinem Discobesuch sprichst, wirkst du gesund und lebendig. Seit du von deinen Freunden sprichst, sitzt du nicht mehr so schmerzgekrümmt da. Sie wirken auf mich so traurig. Stimmt das?*
- Um den Beitrag eines Anwesenden aufzugreifen: Während das Kind malt – zum Kind: *Das hast du schön gemacht.* Zur Mutter: *Haben Sie gesehen, was Ihr Kind kann?* (▶ Kap. 3.3 Einschulung). *Ich sehe, dass Ihr Kind schon laufen kann.* (▶ Kap. 3.1 Kleinkind) *Ihr Kind ist gerade sehr konzentriert bei der Sache. Ihr Partner wollte gerade etwas sagen. Sie wollten gerade etwas sagen. Ich habe Sie unterbrochen.*
- Um Grenzen zu setzen: Welche Zonen des Raumes sind für das Kind tabu?
- Herabsetzende, beleidigende Äußerungen über eine anwesende oder nicht anwesende Person. *Wie schrecklich ist dieses Kind! Wie schrecklich ist der geschiedene Elternteil! Der andere Arzt war absolut inkompetent!*
- Konfliktsituationen: Gespräche nicht vor Publikum führen, weg vom Gang! In Konfliktsituationen bei Drohungen eines Teilnehmers den Abbruch des Gespräches als Konsequenz ankündigen.
- Im Laufe des Gespräches: Wenn es „zuviel" wird, eine Auszeit nehmen, um selbst abzukühlen und um gedanklich einen Schritt zurückzutreten.

Störungen von außen durch hereinkommende Personen, durch Telefon oder anderes sind nicht immer vermeidbar.

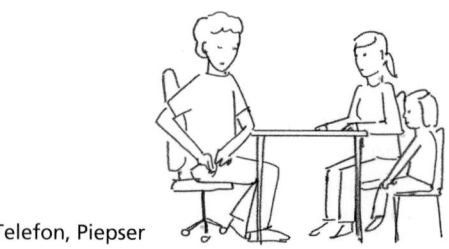

Telefon, Piepser

Jemand kommt zur Tür herein, um etwas zu holen. Er verhält sich still, aber er lenkt alle drei ab.

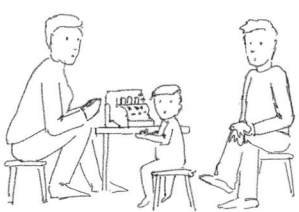

Wer kommt von draußen rein?

Ein Kollege kommt herein und begrüßt alle Anwesenden. Er führt ein kurzes Gespräch mit dem Arzt und verlässt dann den Raum. Der Arzt hat den Gesprächsfaden verloren.

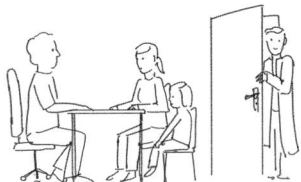

Arzt: *Wo waren wir stehen geblieben?*
Die Mutter gibt ihm ein Stichwort:
Was das bedeutet langfristig?

Nachfragen, Vertiefen: Im Verlauf des Gespräches ist es notwendig, konkret nachzufragen.

- Ärztin: *Was machst du gerne?* Kindergartenkind: *Spielen.* Nachfrage: *Was spielst du gerne? Mit wem?* Beispiele vorgeben. (▶ Kap. 4.3 Handicap)
- Schulkind mit Schmerzen: *Mir tut immer alles weh.* Nachfrage: *Wie stark sind die Schmerzen? In welchen Situationen?* (▶ Kap. 6 Bauchschmerzen)
- Jugendlicher: *Alles ganz normal.* Nachfrage: *Was heißt das bei dir?* (▶ Kap. 3.4 Jugenduntersuchung)

Das Gespräch verläuft strukturiert, wenn ich **Themen schrittweise** anspreche. Aus der Kenntnis des Kontextes entsteht ein besseres Verständnis der Gesprächspartner. Themenwechsel ankündigen: *Jetzt haben Sie den Verlauf der Beschwerden geschildert. Ich möchte jetzt auch noch etwas zu Folgendem von Ihnen erfahren:*

- Was wissen die Beteiligten über eine Symptomatik, über eine Erkrankung?
- Was sind Erwartungen und Befürchtungen?
- Wer lebt zusammen? Wie ist der Alltag eines Kindes, einer Jugendlichen?
- Was ist wichtig? Sind es Schulleistungen? Die Schulaufbahn? Gab es in letzter Zeit besondere Ereignisse im Umfeld? Wie sind Auswirkungen auf den Alltag aktuell und langfristig?
- Was sind Werthaltungen und Wünsche für die Zukunft?

Sequenzen: Themen- und Stimmungswechsel. Ein Jugendlicher möchte krankgeschrieben werden, weil ihm so schwindlig ist. Im weiteren Verlauf des Gespräches berichtet er mit einem Lächeln, dass er am Vorabend in einer Disco war.

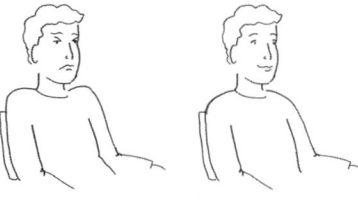

Themen- und Stimmungswechsel Morgens ist mir immer so schwindlig. Gestern war ich in der Disco.

Der Themenwechsel ist von einem Stimmungswechsel begleitet. *Ich sehe, dass es dir gleich viel besser geht, wenn du von gestern Abend sprichst.* (▶ Kap. 6 Bauchschmerzen, ▶ Kap. 8 Schulversäumnis)

Die Sicht des Patienten aufgreifen: Manche Ärzte scheuen sich, nach der Lebenssituation ihrer Patienten zu fragen. Bedenken können sein: *Darf ich als Arzt das fragen? Es kostet mich zu viel Zeit. Ich habe die Sorge, mit der Situation nicht umgehen zu können.*

Nachfragen bieten Chancen: Durch Zuhören und Nachfragen erfährt man, welche **eigenen Lösungsideen** Kinder, Jugendliche und Eltern selbst haben (▶ Kap. 5 Entwicklungsrückstand). Mutter: *Abwarten und in drei Monaten wiederkommen.*

Frühere Interventionen: Um den Weg zu einem Ziel gut dosieren zu können, ist es gut zu wissen, was früher gewirkt hat, wenn auch kurzfristig. Wann ging es gut? Mit wem hatten Sie zu tun? Mit wem haben Sie gute Erfahrungen gemacht? Was braucht das Kind? Was brauchen die Eltern? Wie kann es weitergehen?

Fehlt noch etwas? Möchten meine Gegenüber noch etwas ergänzen, was ich versäumt habe, anzusprechen? Bei einem Kind mit einem auffälligen Befund äußert die Mutter ihre Sorgen am Schluss: *Ist bei meinem Kind eine ernsthafte Erkrankung zu befürchten? Muss ich ein Leben lang Unsicherheit ertragen?* (▶ Kap. 3.1 Kleinkind, ▶ Kap. 4.4 Früherkennung)

Zusammenfassung: Wer hat was verstanden? Was haben meine Gesprächspartner verstanden? *Zuerst einmal würde ich gerne wissen, ob Sie soweit verstanden haben, was mit Ihrem Sohn passiert ist.* (▶ Kap. 9 Überbringen schlechter Nachrichten) Am Ende des Klärungsprozesses fasse ich zusammen und gebe meinen eigenen Eindruck wieder. Was konnte heute erreicht und geklärt werden, was nicht?

Perspektive „Wie komme ich zum Ende?"

Das Ziel einer Beratung besteht darin, Problemlösungen zu entwickeln. Es ist „die Kunst der kleinen Schritte" (Bauer und Hegemann 2008). Ziele sollen erreichbar und überprüfbar sein. Eine Beobachtungsaufgabe fördert aktive Mitwirkung: *Was war gut? Was habe ich, was hat mein Kind geschafft?* (▶ Kap. 6 Bauchschmerzen) Der Arzt hat die Aufgabe, Ansätze und Teilschritte zu erkennen und zu würdigen und Erfolge herauszuheben. Gibt es verbindliche Absprachen? Was ist zu tun in welcher Situation? Wie geht es weiter? Notizen erhöhen die Verbindlichkeit und dienen zur Erinnerung. (▶ Kap. 4.1 Akut krank) Mutter: *Ich schreib es mir auf.* Nach Fallkonferenzen listet ein Ergebnisprotokoll Aufgabenverteilung und Verantwortlichkeiten auf. Auch bei gutem Verlauf ist es realistisch, die Möglichkeit eines Rückfalls im Blick haben.

Wichtig: Wann findet der nächste Termin statt?

Was ist zu tun, wenn es nicht sofort klappt? *Was Sie vorgeschlagen haben, hat nicht geholfen. Gibt es etwas Neues? Haben Sie etwas Besseres?* Es senkt die Erwartungen und verhindert Enttäuschungen, wenn man ankündigt, dass Anpassungen notwendig sein können. *Wenn es nicht klappt, dann schauen wir, woran es liegt und überlegen neu.*

Gründe für Fehlschläge: Tipps waren nicht der Situation angemessen. Die Ziele waren zu hoch gesteckt. Schritte müssen kleiner angesetzt werden. Die Intervention war zu kurz. Bitte durchhalten.

Mit dem Abschluss eines Gesprächs entscheidet sich, ob der Patient die Konsultation als erfolgreich erlebt. Für Suchtberatungen fanden Miller und Rollnick (2002), dass das Wesentliche am Schluss eines Gespräches passiert. Die Motivation, Schwierigkeiten bearbeiten zu wollen, ist oftmals vorhanden, aber nicht ausreichend. Schwierigkeiten werden erst dann überwindbar, wenn man sich seiner Stärken bewusst wird und zuversichtlich ist, eine Aufgabe schaffen zu können. Jugendliche sollen entscheiden, ob sie eine Prozedur bei sich selbst durchführen können (▶ Kap. 7.4 Inkontinenz: selbst katheterisieren). Die Perspektive heißt: Zeit lassen, Gedanken machen, nicht sofort entscheiden müssen.

Literatur

Bauer C, Hegemann T (2008) Ich schaffs! – cool ans Ziel. Das lösungsorientierte Programm für die Arbeit mit Jugendlichen. Heidelberg: Carl Auer.
Dorfmüller M (Hrsg.) (2001) Die ärztliche Sprechstunde. Arzt, Patient und Angehörige im Gespräch. Landsberg: Ecomed.
Hegemann T, Asen E, Tomson P (2000) Familienmedizin für die Praxis. Stuttgart: Schattauer.
Jacob A, Lieb K, Berger M (2009) Schwierige Gesprächssituationen in Psychiatrie und Psychotherapie. München: Urban und Fischer.

Kölfen W (2013) Arztgespräche, die wirken. Erfolgreiche Kommunikation in der Kinder- und Jugendmedizin. Springer, Berlin.

Kurtz S, Silverman J, Benson J, Draper J (2003) Marrying content and process in clinical method teaching: Enhancing the Calgary-Cambridge Guides. Academic Medicine 78: 802–813.

Langewitz W (2011) Patientenzentrierte Kommunikation. In: Adler RH, Herzog W, Joraschky P, Köhle K, Langewitz W, Söllner W, Wesiack W (Hrsg.) Uexküll. Psychosomatische Medizin. Theoretische Modelle und klinische Praxis. München: Elsevier, Urban und Fischer. S. 338–347.

Maguire P, Pitceathly C (2002) Key communication skills and how to acquire them. BMJ 325: 697–700.

Miller WR, Rollnick S (2002) Motivierende Gesprächsführung. Freiburg: Lambertus.

Wedler H (1998) „Das ärztliche Gespräch". Kommunikation in der Psychosomatischen Grundversorgung. Stuttgart: Schattauer.

2 Emotionen, Haltungen und Werthaltungen

Emotionen: Körpersprache wahrnehmen

„Kinder sprechen mit ihrem Körper" ist der Titel eines Buches über einen psychosomatischen Zugang zu kranken Kindern (Lask und Fosson 1989). Emotionen teilen sich in jedem Alter über Tonfall und Lautstärke, Mimik, Gestik und Körperhaltung mit. Körperliche Anzeichen sind Erröten und Erbleichen, tiefes Luftholen oder Zittern. Ein Kind, das unter Druck steht, zeigt ein dringendes Bedürfnis, zur Toilette zu gehen. Gefühlsregungen kann man beobachten und mit Sprachbildern aufgreifen: *Gelähmt vor Angst, Schiss haben* (Fischer 1993). Nachfragen bringt Gewissheit darüber, ob das Ausdrucksverhalten zutreffend wahrgenommen wurde.

Ambivalenz ist ein Vexierspiegel von gemischten Gefühlen: *Ich will und ich will nicht.* Das folgende Beispiel illustriert die gesendeten „gemischten Signale" der Mutter. Die Ärztin stellt beim Kind eine Ohrenentzündung fest.

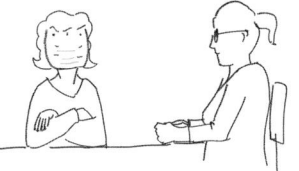

*Ärztin: Ihr Kind hat eine Ohrentzündung.
Ich schlage eine antibiotische Behandlung vor.
Mutter: Frau Doktor, Sie haben recht.*

Zuerst war während der Beobachtung ein komisches Gefühl spürbar. Die Diskrepanz zwischen dem gesagten Wort und der Körpersprache wurde erst nach mehrmaliger Betrachtung der Videoaufnahme erkennbar. Verbal vermittelt die Mutter Zustimmung – nonverbal Ablehnung. Die nonverbale Antwort ist stärker. Die Mutter stimmt nur scheinbar zu, um eine Auseinandersetzung mit der Ärztin zu vermeiden. Zu Hause kann sie sagen: *Ich wollte kein Antibiotikum.*

Ansprechen führt zur Klärung: *Ich höre Ihre Zustimmung und ich sehe, dass Sie den Kopf schütteln. Was meinen Sie?* Indem die Ärztin signalisiert, dass beide Alternativen *Antibiotikum ja oder nein* akzeptabel sind, hilft sie der Mutter, zu einer **Abwägung und Entscheidung** zu kommen (▶ Kap. 7 Chronisch krank, ▶ Kap. 12 Sucht, Miller und Rollnick 2002).

Ängste gehören zu den Grunderfahrungen des Lebens. In der Sprechstunde sind Ängste vor Arzt, Zahnarzt, einem schmerzhaften Eingriff, vor einer Operation, vor Krankheit allgegenwärtig. Kritisch wird es, wenn Ängste das Funktionieren im Alltag blockieren. Ängste haben eine Schutzfunktion. Ihre Inhalte ändern sich im Laufe der Entwicklung. Die Ängste anzuschauen, hilft, sie zu überwinden. Jim Knopf und sein Freund Lukas der Lokomotivführer entdecken in der Ferne einen Riesen. Jim Knopf will fliehen. Aber sein Freund Lukas will sich das Ungeheuer aus der Nähe anschauen. Beim Näherkommen wird der Riese kleiner, bis er die Größe eines Menschen hat. Für Kinder ist die Geschichte von der Begegnung mit dem Scheinriesen Turtur eine Hilfe zur Angstbewältigung.

Schock: Eine überwältigende Situation führt zu Erstarrung, Unglauben, Verwirrung und zu körperlichen Symptomen wie Zittern, Herzklopfen, Schweißausbruch. Eine solche „normale Reaktion auf eine unnormale Situation" wird in der psychiatrischen Nomenklatur als eine akute Belastungsreaktion eingeordnet (▶ Kap. 9 Überbringen schlechter Nachrichten).

Mitteilung einer Diagnose

Personen	verbal	nonverbal	Kommentar
Arzt	Wir haben jetzt diese ganze Diagnosensuche abgeschlossen und sind zu einem Ergebnis gekommen – halt, was Ihren Sohn Jan betrifft. Und –	wechselt die Sitzposition	*Anspannung des Arztes*
Vater	Was ist es denn?	dazwischen	
Arzt	Und man muss zunächst mal sagen, es ist die Leukämie.	Eltern schauen sich an.	
Vater	Oh mein Gott. Sind Sie sich da sicher? Leukämie?	Vater legt die Hand auf die Schulter seiner Frau. Mutter hält Hand vor den Mund und greift nach seiner Hand. Vater fragt nach.	*Unglauben Erstarrung*
Mutter	Ich versteh das nicht.		

Die weiteren Ausführungen des Arztes werden nicht mehr zur Kenntnis genommen.

Unkooperative Patienten? *Die Eltern nehmen Empfehlungen nicht an.* Der Vorwurf „unkooperativ" ist Ausdruck eines Arztproblems. Familien waren mit ihrem Kind an verschiedenen Stellen. In den mitgebrachten Arztbriefen steht schon alles Wesentliche fachlich korrekt. Die Informationen sind nicht bei den Betroffenen angekommen. Es ist fair zu sagen: *Ich habe es nicht vermitteln können.*

Schuld: In allen Gesprächen zum „Überbringen schlechter Nachrichten" tauchte das Thema Schuld auf. Eltern fragen sich, wie es sein kann, dass ihr Kind eine schwere Erkrankung hat, wenn beide gesund sind. Sie quälen sich mit Fragen, ob Ärzte etwas falsch gemacht haben oder sie selbst. Ist es eine Strafe? Bei Krebserkrankungen kann man von Pech oder Schicksal sprechen. Bei Kindesmisshandlung und bei Sucht stehen Schuldvorwürfe gegenüber Betroffenen und Familienmitgliedern im Raum wie auch bei der Annahme eines Behandlungsfehlers gegenüber dem Arzt (▶ Kap. 10 Misshandlung, ▶ Kap. 12 Sucht, ▶ Kap. 14 Fehler).

Ärger, Konflikt: Kind mit Entwicklungsrückstand – Konflikt zwischen den Eltern – Vorwürfe

Personen	verbal	nonverbal	Kommentar
Mutter	Mein Mann hilft mir gar nicht!	vorwurfsvoller Ton	
Vater	Ich kann es nie recht machen, muss arbeiten.		
Arzt	Einer muss arbeiten.		*Konflikt anerkennen*

Reflexion: Der Arzt erkennt den Konflikt zwischen den Eltern an. Anhand der Beschreibung des Kindes lassen sich Unterschiede in der Wahrnehmung des Kindes bei den Eltern klären. Meist sind es die Mütter, die die meiste Zeit mit einem Kind mit Entwicklungsproblematik zusammen sind, während die Väter zur Arbeit gehen. Das Dilemma unterschiedlicher Belastungen bleibt bestehen.

Wut: Wut drückt sich durch Körpersprache und Tonlage aus: aggressives Auftreten, stehend. Die Person zeigt eine drohende Körperhaltung, ist erregt, spricht mit hoher Lautstärke, sprudelt Vorwürfe heraus (▶ Kap. 14 Fehler).

Personen	verbal	nonverbal	Kommentar
Vater	Äh, also – was haben Sie denn da mit meinem Kind gemacht? Also, das gibt es wohl nicht. Was soll denn das?	wütend, laut	Vorwurf Sorge um sein Kind

Schwere Kindesmisshandlung löst bei den Fachleuten **Wut auf die Eltern** aus: Es zeugt von fachlicher Kompetenz, nicht alleine und im Affekt zu reagieren, sondern eine Reflexionsrunde einzulegen (▶ Kap. 10 Misshandlung).

Aggression: Ärzte in Kinderkliniken sind nicht selten verbalen und auch körperlichen Angriffen ausgesetzt (Korsch et al. 2001).

> **Für die eigene Sicherheit sorgen (Hewer und Rössler 1998)**
>
> - Ist ein Fluchtweg frei?
> - Wie kann nach Hilfe gerufen werden?
> - Gibt es einen Notfallplan?

Unzufriedenheit: Arzt am Gesprächsende

Personen	verbal	nonverbal	Kommentar
Arzt	Für heute sind wir am Ende angekommen.		
	Ich sehe, Sie sind nicht zufrieden. Können wir einen neuen Termin vereinbaren? Dann können wir es hoffentlich klären.	ICH SEHE, SIE SIND NICHT ZUFRIEDEN.	Arzt spricht Körpersprache an und benennt Emotion

Die **Verständigung** zwischen Arzt und Patient ist **wechselseitig**. Ärzte nehmen durch ihre Beratung Einfluss. Beispiele dafür, wie Eltern einen Arzt überzeugen, finden sich in ▶ Kap. 6 Bauchschmerzen *(noch weitere Untersuchungen)*, ▶ Kap. 9 Überbringen schlechter Nachrichten *(Ich möchte sofort mein Kind sehen!)* und ▶ Kap. 10 Misshandlung *(Ich glaube Ihnen.)*. Den Einfluss von Kindern auf Erwachsene zeigen die Beispiele ▶ Kap. 3.2 Entwicklungsuntersuchung (nonverbal) und ▶ Kap. 4.1 Akut krank *("nach Hause gehen")*. Balintgruppen bieten einen Rahmen, die Arzt-Patient-Beziehung zu reflektieren (Stucke 1991). Die gefühlsmäßigen Assoziationen von Sprache, von Alltagsprache und Fachsprache, sind insbesondere in ▶ Kap. 6 Bauchschmerzen und ▶ Kap. 9 Überbringen schlechter Nachrichten ein Thema (Wehling 2016).

Beziehungen und Werthaltungen

Empathie beschreibt die Fähigkeit, sich einfühlen zu können, ohne von Emotionen mitgerissen zu werden. Den Menschen zu helfen ist eine Motivation, besonders zu Beginn des Studiums. Doch schon während des Studiums nimmt bei Medizinstudenten die Einfühlung in die Situation ihrer Patienten ab. Es entwickelt sich eine „Verhärtung des Herzens" (Newton et al. 2008).

Die „**Droge Arzt**" wirkt schon innerhalb einer 5-Minuten-Medizin (Balint – nach Stucke 1991). Diese „Droge" kann wirksam sein oder unwirksam oder auch zu unerwünschten Wirkungen führen.

- Droge Arzt – Nutzen: Die Gabe einer unwirksamen Substanz, die vom Arzt als Heilmittel verabreicht wird, heißt Placebobehandlung (Placebo = ich werde gefallen). Diese Täuschung hat das Ziel, eine „heilsame Zuversicht" in Gang zu setzen (Gaßner und Strömer 2014). Da die Haltung des Arztes eine Rolle spielt, werden Prüfungen von Medikamenten als Doppel-Blind-Versuche durchgeführt: Weder der Patient noch der Arzt weiß, ob die Prüfsubstanz oder eine neutrale Substanz gegeben wird. Auch unter Placebobehandlung treten unerwünschte Wirkungen auf. Aussagekräftig ist die Größe des Unterschiedes zwischen Wirkungen und Nebenwirkungen der geprüften Substanz und der Placebobehandlung. Komponenten des Placeboeffektes sind Charakteristika von Arzt und Patient, die Arzt-Patient-Interaktion, Besonderheiten der Behandlung und die Rahmenbedingungen der Behandlung. Die Wirkungsweise beruht vor allem auf Erwartungen des Patienten, einer Verminderung von Ängstlichkeit und sozialer Unterstützung und auf den Ergebnissen der Behandlung. Die Stärkung der Fähigkeit, sich an Entscheidungen zu beteiligen, und die Vermittlung von Fertigkeiten im Umgang mit einer Krankheit und deren Folgen wirken sich positiv auf die Selbstwirksamkeit aus. Entscheidend scheint zu sein, ob der Patient den Arzt als freundlich und zugewandt erlebt, und welche Bedeutung der Patient der Behandlung zumisst (Langewitz 2011).
- Droge Arzt – Schaden: Ärztliche Kommunikation kann unerwünschte Wirkungen haben (Nocebo = ich werde schaden). Unter einer Noceboantwort werden Beschwerden und Symptomverschlimmerungen verstanden, die durch negative Erwartungen des Patienten und/ oder negative verbale und nonverbale Kommunikation der Behandler hervorgerufen werden (Häuser et al. 2012). Auch für Kinder sind solche Kommunika-

tionsmuster relevant: *Es tut gleich ein bisschen* **weh**. Alternative: *Sag mir, wenn du etwas spürst.* – *Du musst keine* **Angst** *haben*. Alternative: *Das schaffst du.* Ich zähle zu dieser Kategorie auch die Mitteilung: *Es ist* **nichts herausgekommen**. Alternative: *Es ist normal ausgefallen.* (Negative Ergebnisse ▶ Kap. 6 Bauchschmerzen).

Abblockendes Verhalten (Maguire und Pitceathly 2002): *Ich blocke Gespräche ab. Ich brauche Zeit für mich und meine Familie.* Zeitmangel, Überlastung und Distanzierung bedingen Verhaltensweisen von Ärzten, die nicht so kommunizieren, wie sie es sollten: Beispiele sind Ratschläge und Beruhigung, bevor die wesentlichen Probleme identifiziert wurden, Stress und Unbehagen als normal abtun, sich nur mit den körperlichen Aspekten befassen, Themenwechsel, scherzhafte Bemerkungen anstatt einer Antwort.

Entlassungsgespräch nach operativer Entfernung eines Lungenlappens: Arzt: *Hier ist der Entlassungsbericht. Ich wünsche Ihnen alles Gute. Sie können jetzt nach Hause gehen.* Patient: *Ich habe den ganzen Tag auf Sie und das Abschlussgespräch gewartet.* Arzt: *Sie haben Krebs. Einzelheiten können Sie im Brief nachlesen. Kommen Sie alle drei Monate zur Kontrolluntersuchung.* Der Arzt wendet sich dem nächsten Patienten zu.

Werthaltungen: Wie bewerte ich andere? Kann ich andere Haltungen akzeptieren? Arzt: *Ich kann die Eltern meiner Patientinnen nicht leiden, wie sie mit ihren Kindern umgehen.*

Eine erfahrene Kinderärztin hat schnell das Gefühl, Kinder vor ihren Müttern schützen zu müssen. Sie legt zur Erinnerung einen Zettel auf ihren Schreibtisch:

M ≠ M – *„Mütter sind keine Monster"*

Wo stehe ich gerade? Was ein Mensch verkörpert, zeigt seine Haltung. Aufrecht? Im Gleichgewicht? Wenn ich selbst bequem sitze – und meine Gesprächspartner auch –, kann ich mich mit Neugier und Offenheit Patienten zuwenden.

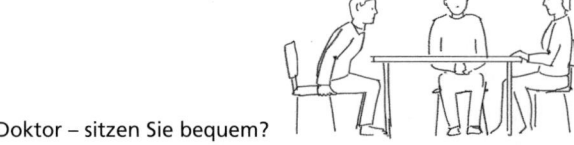

Doktor – sitzen Sie bequem?

- Wie geht es mir? Was kann ich? Was ist mir wichtig? Was bin ich mir wert? Was sind meine Wertvorstellungen? Meine Ziele? Meine Ideale?
- Wie gehe ich mit Enttäuschungen um? Wo liegen meine empfindlichen Seiten, meine Schwachstellen? *Ich bin jederzeit für Sie da.* Helfen zu wol-

len, indem ich ständig eigene Bedürfnisse zurückstelle, führt in einen Kreislauf von Überforderung und dem Wunsch nach Zuwendung und Anerkennung von anderen.
- Was gibt mir Kraft? Wie gestalte ich meinen Beruf und mein Leben? Wieviel Raum nimmt mein Beruf in meinem Leben ein? Halte ich Balance? Wenn ich mir meines eigenen Wertes sicher bin, kann ich anderen mit Wertschätzung gegenübertreten.

Literatur

Berckhan B (2016) Genug geschuftet. Wie Sie weniger tun und mehr erreichen. München: Scorpio Verlag.
Fischer W (1993) Psychologie in der Sprechstunde. Jena: Gustav Fischer.
Gaßner M, Strömer J (2014) Placeboeffekt. „Hokuspokus" auf Rezept. Darf ein Arzt ein Medikament mit dem einzigen Ziel verordnen, bei seinem Patienten „heilsame Zuversicht" zu erreichen? Deutsches Ärzteblatt 111: 304–305.
Häuser W, Hansen E, Enck P (2012) Nocebophänomene in der Medizin. Bedeutung im klinischen Alltag. Deutsches Ärzteblatt 109: 459–465.
Hewer W, Rössler W (1998) Notfallpsychiatrie. München: Urban & Schwarzenberg.
Jütte R, Thürmann P (2014) Placebo. Wirkungen sind messbar. Krankheitsspezifische Ausprägung von Placeboeffekten: Das Ergebnis zweier Expertisen. Deutsches Ärzteblatt 111: 380–382.
Kölfen W (2013) Ärztliche Gespräche, die wirken. Erfolgreiche Kommunikation in der Kinder- und Jugendmedizin. Berlin: Springer.
Korsch E, Berg D, Müller C, Sunder V, Elliger T, Weiß M (2003) Aggressives Verhalten von Eltern und Angehörigen gegenüber Krankenhausärzten in der Kinderheilkunde. Monatsschrift Kinderheilkunde 151: 1291–1297.
Langewitz W (2011) Placebo – Nocebo. In: Adler RH, Herzog W, Joraschky P, Köhle K, Langewitz W, Söllner W, Wesiack W (Hrsg.) Uexküll Psychosomatische Medizin. Theoretische Modelle und klinische Praxis. München: Elsevier, Urban und Fischer. S. 493–498.
Lask B, Fosson A (1989) Childhood illness: The psychosomatic approach. Children talking with their bodies. Chichester: Wiley.
Maguire P, Pitceathly C (2002) Key communication skills and how to acquire them. BMJ 325: 697–700.
Miller WR, Rollnick S (2002) Motivierende Gesprächsführung. Freiburg: Lambertus.
Newton B, Barbier L, Clardy J, Cleveland E, O'Sullivan P (2008) Is there hardening of the heart during medical school? Academic Medicine 83:.244–249.
Stucke W (1991) Die Leitung von Balint-Gruppen. Köln: Deutscher Ärzte-Verlag.
Wehling E (2016) Politisches Framing. Wie sich eine Nation ihr Denken einredet und daraus Politik macht. Edition Medienpraxis Band 14. Köln: Halem.

3 Gespräche altersgerecht führen

Entwicklung sehen und beurteilen

Entwicklung kennen: Neugeborene verständigen sich durch ihr Bewegungsverhalten, durch Blickkontakt und durch Lautäußerungen. Je jünger ein Kind ist, desto größeres Gewicht hat das **Verhalten** für die Kommunikation.

Unter **Meilensteinen der Entwicklung** versteht man Fähigkeiten in den ersten Lebensjahren, deren erstes Auftreten gut erkennbar ist. Wann kann ein Kind die ersten Schritte frei laufen? Wann die ersten Worte sprechen? Wann wird ein Kind sauber und trocken? Gelingt Blasen- und Stuhlkontrolle tagsüber und auch nachts? Diese Orientierungsmarken weisen eine große zeitliche Streuung auf. Sie geben einen Anhalt für das individuelle Entwicklungstempo.

Normative Übergänge beschreiben Veränderungen von Lebenssituationen, die alle betreffen: Die Einschulung. Das Ende der Schulzeit. Den Übertritt in eine weiterführende Schule oder Ausbildung. Die Pubertät ist eine Altersspanne tiefgreifender körperlicher und seelischer Entwicklungsprozesse.

Entwicklung sehen und beschreiben: In der Kindermedizin kommt es darauf an, Verhalten wahrnehmen, entschlüsseln und benennen zu können. In jedem Alter kann man kognitive Entwicklung und Sozialverhalten beurteilen. Eine Beschreibung kann offen, unstrukturiert oder strukturiert erfolgen. Eine strukturierte Beschreibung umfasst Motorik, Sprache, kognitive Fähigkeiten, sozial-emotionale Entwicklung (▶ Anhang: Psychischer Befund).

Entwicklung beurteilen: Voraussetzung für eine Beurteilung ist es, die normale Entwicklung und ihre Variationsbreite zu kennen. Ein Vergleich mit Kindern derselben Altersstufe beruht auf eigener Erfahrung und auch auf standardisierten Tests. Eltern sind die wichtigste Informationsquelle für den Verlauf der Entwicklung. In Ergänzung dazu schätzt man den aktuellen Entwicklungstand ein, indem man mit dem Kind spricht und ihm eine Aufgabe gibt. Sprachentwicklung lässt sich nur beurteilen, wenn ein Kind Gelegenheit zu sprechen bekommt. Die Sprache des Arztes soll verständlich, nicht anbiedernd sein und angepasst an den Entwicklungsstand eines Kindes. Für jede Altersgruppe werden in den folgenden Kapiteln Gesprächsthemen vorgeschlagen.

Die Beispiele zeigen altersgemäß entwickelte Kinder und Jugendliche: Im Rahmen einer systematischen Nachuntersuchung wird die Entwicklung von zwei einjährigen, zu früh geborenen Kindern strukturiert erfragt. Ein dreijähriges Kind erkundet im freien Spiel eine Kasse. Die körperliche Untersuchung ist eine strukturierte Situation. Kinder arbeiten in diesem Alter schon bei der Untersuchung mit. Die Untersuchung zur Schulreife findet in einer standardisierten, strukturierten Situation statt. Gespräche mit Jugendlichen im Rahmen der Jugendgesundheitsuntersuchung sind offen, unstrukturiert. Sie beziehen sich auf die Pubertätsentwicklung, auf Gesundheitsverhalten, auf die psychosexuelle Entwicklung und auf Genussmittel.

Literatur

Baumann T (2007) Atlas der Entwicklungsdiagnostik. Stuttgart: Thieme Verlag.
Molcho S (1992) Körpersprache der Kinder. München: Mosaikverlag.
von Suchodoletz W (Hrsg.) (2005) Früherkennung von Entwicklungsstörungen. Frühdiagnostik bei motorischen, kognitiven, sensorischen, emotionalen und sozialen Entwicklungsauffälligkeiten. Göttingen: Hogrefe.

3.1 Kleinkind (1 Jahr)

Hintergrund: Säuglingsalter bis zum 1. Lebensjahr: Die Kontaktaufnahme mit einem Kind geschieht von Geburt an. Schon ein Neugeborenes folgt mit großen Augen den Kopfbewegungen eines nahen Gegenübers. Es reagiert auf Berührungen, auf Nähe. Es kann sein Befinden durch Körperhaltung und Mimik und durch Lautäußerungen ausdrücken.

Am Ende des ersten Lebensjahres können Kinder greifen, eine differenzierte Mimik zeigen. Sie stehen in der Regel und gehen erste Schritte auf eigenen Beinen. Sie nehmen Blickkontakt auf, können den Blick abwenden und sich wegdrehen. Am Sozialverhalten erkennt man auch ihr Verständnis für Situationen. Sie unterscheiden zwischen bekannten und unbekannten Personen. Wenn sie sich sicher fühlen, gehen sie auf Entdeckungsreise. Sprachverständnis und aktive Sprache entwickeln sich aus Lautieren in Frage und Antwort und zahlreichen Wiederholungen. Über Silbenketten entwickelt sich das Verständnis für einzelne Worte.

Man kann beobachten, wie ein Kind in einer Untersuchungssituation zurechtkommt und wie Eltern mit ihrem Kind umgehen. Die Beziehung des Arztes zu Kind und Eltern lässt sich festigen, indem man begleitend kommentiert, was gerade passiert.

In Kontakt, ins Gespräch kommen: Man sieht, wie sich ein Kind orientiert, an Mutter oder Vater, im Raum. Zeigt es Interesse? Per Blickkontakt kann man Kontakt aufnehmen. Nimmt es ein angebotenes Spielzeug, um es zu untersuchen? Wie lange bleibt es dabei? Lässt es sich darauf ein, es zurückzugeben? Lautäußerungen des Kindes greift man auf, indem man sie wiederholt.

3.1 Kleinkind (1 Jahr)

Nachsorge bei frühgeborenen Kindern: Entwicklungsanamnese

Zwillinge Tina und Hans, 12 Monate alt, sind um zwei Monate zu früh geboren. Das nach dem errechneten Geburtstermin korrigierte Alter beträgt 10 Monate. Die Ärztin verwendet einen strukturierten Anamnesebogen.

Ärztin, Mutter, Vater, Zwillinge Tina und Hans, Dauer des Anamnesegespräches: 13 Minuten

Personen	verbal	nonverbal	Kommentar
Ärztin	So – wie geht es erstmal –	Blickkontakt zu Mutter und Vater. Die Erwachsenen sitzen sich gegenüber. Hans sitzt am Boden. Tina steht. Vater hält ihre Hand.	*Begrüßung, Kontaktaufnahme, offene Frage*
Mutter	Gut.	nickt	
Vater	Ja, gut.	nickt, richtet sich auf. Die Ärztin nickt den Eltern zu. Der Vater wendet sich Tina zu.	
Mutter	So sind wir sehr zufrieden.		*Thema: Entwicklung*
Ärztin	Mit beiden?		
Mutter	Mit beiden. Ja. Eigentlich keine Probleme		
Ärztin	Aha. Das klingt schon mal sehr gut. Am 17.10. wären sie auf die Welt gekommen, gell.	Kurzer Blick zu den Kindern, beginnt zu schreiben. Tina hat einen Schnuller mit Kette im Mund. Sie hält eine kleine Schachtel in der Hand. Die Mutter beugt sich vor, zieht ihr die Jacke aus.	
Mutter	Ja.	legt die Jacke des Kindes zusammen.	
Ärztin	Das heißt, sie sind jetzt 10 Monate alt, korrigiertes Alter.		
Mutter	Hmhm.		*Hörersignal Mutter*
Ärztin	Wir schauen das ja so an, als wären sie zum errechneten Termin geboren.	schaut zur Mutter, nickt dazu.	*verbale Verständigung*
Vater	Wie lange ist das auch körperlich so?	mit Blick zur Ärztin	

I Allgemeiner Teil – Grundlagen

Personen	verbal	nonverbal	Kommentar
Ärztin	Was bedeutet „korrigiertes Alter"? Also mindestens bis zum zweiten Geburtstag.	zu den Eltern, lebhafte Armbewegungen	
Mutter	Also bis dahin darf man die zwei Monate abziehen.	Mutter blickt zur Ärztin	verbale Verständigung
Ärztin	Ja. Die beiden stehen kurz vor dem Laufen?	nickt und schreibt. Beide Eltern schauen zu den Kindern. Man sieht, wie beide Kinder sich am Tisch oder an den Eltern hochziehen und erste Schritte tun.	Beobachtung: Tina steht schon.
Mutter	Ja, gehen an einer Hand. So laufen sie. Tina geht so alleine.		
Vater		Vater lockert seine Schultern, schaut zu den Kindern, lächelt sie an.	
Ärztin	Wie viele Schrittchen sind das dann?	zu Mutter. Mutter überlegt, schaut zu ihrem Mann.	
Vater	Ja, bis da. Zehn Schritte, so ungefähr bis zur gegenüberliegenden Wand.	zeigt mit ausholender Armbewegung.	
Mutter	Ja, so ungefähr.	schaut kurz zu ihrem Mann	
Ärztin	Sehr schön.	schaut der Armbewegung des Vaters nach. Schreibt.	Hörersignal Ärztin
		Stille	
Vater		(leise) spricht Tina an. Tina streckt Vater Schachtel entgegen. Vater beugt sich vor, nimmt sie, spricht leise zu ihr	nonverbale Verständigung Kind – Vater
Ärztin	Und am Ende – muss man sie dann festhalten? Oder kann sie dann so stehen bleiben?	zu Mutter	Wahlfrage
Mutter	Ja, das ist unterschiedlich. Manchmal bleibt sie auch stehen.	lehnt sich zurück. Zeigt mit Armbewegung die Richtung.	

3.1 Kleinkind (1 Jahr)

Personen	verbal	nonverbal	Kommentar
	Sie hat sich auch schon mal gedreht und geht dann wieder zurück.		
Ärztin	Hmhm.	beugt sich über ihre Unterlagen, schreibt. Sie unterbricht dadurch die Mutter. kurze Pause	
Mutter	Aber – das ist, wenn sie ausgeruht ist.	Mutter bewegt eine Handfläche hin und her. Stille – Die Ärztin schreibt. Lautäußerung von Tina. Tina reicht Vater ihre Schachtel. Vater lacht sie an, hält Schachtel gleichzeitig mit dem Kind. Die Mutter schaut zu.	
Ärztin	Entlanglaufen, das machen schon alle beide?	zu Mutter, kreisende Handbewegung	*geschlossene Frage*
Mutter	An Couch, am Schrank, überall. Überall schon.	kreisende Handbewegung, Ärztin schreibt	*gleiche Gestik Ärztin – Mutter*
Ärztin	Und wissen Sie noch, wann sie angefangen haben?	schaut zu Mutter. Vater greift zu Schachtel von Tina und schüttelt diese.	
Mutter	Das Hochziehen? Oje …	mit Blick zu Ärztin, hebt eine Hand, greift sich ins Haar. Eltern überlegen, schauen sich an.	
Vater	Schon lang. Zwei Monate vielleicht.	zu seiner Frau	
Mutter	Ja, mindestens.	zu ihrem Mann. Ärztin rückt sich auf Stuhl zurecht. Mutter zeigt zu Tina.	
	Tina hat ja schon mit sieben Monaten …	halblaut zu Mann	
	auf jeden Fall.	zur Ärztin. Vater wendet sich Tina zu, schüttelt mit ihr die Schachtel.	
Vater	Mit sieben hat sich Hans hochgezogen.	zu Mutter	
Mutter	Sie ist ja schon gelaufen.	zu Vater. Ärztin wartet, hört zu.	*warten, zuhören*
	Tina vielleicht mit sieben und Hans mit acht.	zu Ärztin. Die Mutter beugt sich vor. Tina streckt der Mutter eine Hand entgegen. Die Ärztin nickt und schreibt. Mutter streckt Tina die Arme entgegen, zieht sie zum Stehen hoch, hebt sie zu sich auf den Schoß.	

I Allgemeiner Teil – Grundlagen

Personen	verbal	nonverbal	Kommentar
Vater	Er ist noch gekrabbelt.	zu Mutter, zeigt zu Hans.	
Mutter	Genau. Sie war schon gestanden. Er drei, vier Wochen später.	zu Vater. Tina sitzt auf dem Schoß der Mutter, schaut im Raum herum.	
Mutter	Aber so hat es gepasst.	zu Ärztin	
Ärztin	Hmhm. Wann haben sie zu krabbeln begonnen?	nickt und schreibt. Mutter zuckt mit den Schultern.	Hörersignal
Mutter	Na – vier Wochen vorher ungefähr.	Die Ärztin nickt und schreibt. Tina schaut zum Vater. Der Vater beugt sich zu ihr, streichelt sie an der Wange. Tina schüttelt ihre Schachtel.	nonverbaler Kontakt Vater – Tochter
Ärztin	Sie war in allen Bereichen früher dran?	streckt eine Hand aus	
Mutter	In den Bewegungen – krabbeln und so – schon. Da war sie vier Wochen voraus.	Tina schaut zum Vater und greift nach ihm. Der Vater lächelt, holt sie zu sich.	nonverbale Antwort von Tina
Tina		schaut ihn an, kurze Lautäußerung, auf dem Schoß des Vaters.	
Ärztin	Wechselt das Kind Gegenstände von einer Hand in die andere?	zu Mutter, Tina wechselt die Schachtel gerade von einer Hand zur anderen, klappert damit. Kurze Lautäußerung zu Mutter. Beide Eltern lächeln sie an. Mutter beugt sich zu Tina vor.	Spielverhalten kognitive Entwicklung, Beobachtung: Handwechsel
Ärztin	Können sie schon etwas ineinander stecken?	zu Mutter, zeigt mit den Händen: Ineinanderstecken	verbale
Mutter	Wenn sie einen Becher nehmen, dann stecken sie etwas hinein, damit es dann klappert. Das machen sie schon.	zeigt mit den Händen: Ineinanderstecken	und nonverbale Frage und Antwort
Ärztin	hmhm	schreibt	Hörersignal
Vater	Sie probieren schon, etwas durch ein Loch zu stecken?	zu Mutter, mit Drehbewegung einer Hand	
Mutter	Ja genau, irgendetwas durch ein Loch stecken.	mit Gestik. Hans, am Boden sitzend, klappert	
Ärztin	Wenn man etwas fallen lässt – schauen sie nach?		
Mutter	Ja, ja genau.	nickt	
Ärztin	Können sie „Kuckuck" spielen?		Verstecken spielen
Mutter	Ja, machen sie schon.	nickt	Objektpermanenz

3.1 Kleinkind (1 Jahr)

Personen	verbal	nonverbal	Kommentar
Ärztin	Wenn man vor ihnen etwas versteckt – wissen sie dann, wo es ist?		
Mutter	Ja, die wissen dann genau, wo es ist. Man kann es praktisch nicht mehr verstecken.	nickt. Vater gibt Tina die Schachtel in die Hand und lächelt Hans an.	
Hans	aaaaah.	Mutter beugt sich vor, lächelt ihn an. Der Vater öffnet den Mund. Die Ärztin wendet sich Hans zu, lächelt ihn an.	*Lautäußerung Hans*
Ärztin	Ja, genau.	zu Hans	*Ärztin spricht Kind an*
	Zur Sprachentwicklung: Was sagen sie so?	zu Mutter	
Mutter	Also, was sie bewusst machen: Mama mal sagen. Und ansonsten so halt bababa.	mit Handbewegungen	*Sprachentwicklung*
Ärztin	Hmhmm. Und halt alles zusammen. Paare oder auch Ketten – oder Vokale?	zeigt zum Ohr	*Vertiefungsfrage*
Mutter	Nein eigentlich schon alles querbeet. Ja schon alles so miteinander. Alle Laute.	lehnt sich nach hinten	
Ärztin	Hmhmm.	Tina beschäftigt sich mit ihrer Schachtel, schaut zum Vater. Er zieht sie zum Stehen hoch. Tina streckt sich zur Mutter, wandert zwischen den Armen der Mutter und des Vaters hin und her. Mutter und Vater freuen sich.	
	Fremdeln?		*Fremdeln*
Mutter	Jetzt eher die Tina. Früher mit 8 Monaten war es eher der Hans, der gefremdelt hat.	Hans hat bisher am Boden gespielt. Jetzt zieht er sich am Vater hoch. Er schaut zum Vater und zur Ärztin.	*bekannt-unbekannt*
		Hans streckt einen Arm vor. Er will an der Ärztin vorbei zum Regal mit den Spielsachen. Die Ärztin rückt zur Seite und macht ihm den Weg frei.	*nonverbale Verständigung Hans – Ärztin*

I Allgemeiner Teil – Grundlagen

Personen	verbal	nonverbal	Kommentar
		Hans geht zum Spielzeugregal. Die Mutter stellt Tina neben Hans vor das Regal. Die Ärztin rückt die Spielsachen für Hans zurecht.	
Hans	Äh.	schaut zur Ärztin. Ärztin und Mutter und Vater schauen den Kindern zu.	
Ärztin	Gibt es beim Essen was Besonderes?		*Ernährung*
Mutter	Ja, die essen schon bei uns mit. Je nachdem was es gerade gibt.	nimmt währenddessen Tina hoch zu sich.	
Ärztin	Hmm.	Hans stützt sich an den Knien der Mutter ab, fällt hin. Er gibt jammernde Laute von sich. Mutter und Vater ziehen ihn hoch. Er beruhigt sich sofort.	
Ärztin	Wie klappt es mit dem Schlafen in der Nacht?		*Schlafen*
Mutter	Also, ja. Die wachen mindestens einmal auf. Seit kurzem erst, dass sie nur einmal aufwachen.	Jedes Kind sitzt bei einem Elternteil auf dem Schoß. Hans schaut zum Vater. Der schaukelt ihn auf seinem Knie. Tina schaut ins Spielzeugregal. Die Ärztin schreibt. Die Eltern warten.	
Mutter	Tina war die ganze Zeit sehr, sehr unruhig.	Tina rutscht von der Mutter herunter	
Tina	Uu uu.	Lautäußerungen. Geht an der Hand der Mutter zum Vater. Vater hebt Hans hoch, zeigt ihm ein Bild an der Wand.	
Mutter	Sie ist zuerst aufgewacht in der Nacht. Lange Zeit war der Hans zweimal wach. Ich hab sie dann auch oft zu uns mitgenommen. Und ich war jetzt beim Osteopathen.	zu Ärztin	
Ärztin	Mhmm.	schreibt	
Mutter	Und dann ist es kontinuierlich besser geworden.	Vater spricht Tina an, beugt sich zu ihr vor.	
Mutter	Und jetzt ist es so, dass sie nachts gar nicht mehr isst und nichts mehr braucht. Sie schläft bis vier Uhr.	wartet, bis die Ärztin fertig geschrieben hat. Vater nimmt Tina hoch, hat beide Kinder am Schoß.	
Ärztin	Hmhmm.	Hans schüttelt die Schachtel	

3.1 Kleinkind (1 Jahr)

Personen	verbal	nonverbal	Kommentar
Mutter	Und dann nehm ich sie halt mit ins Bett. Und dann braucht sie manchmal was zum Einschlafen. Aber sie schläft dann wieder ein.	ernster Tonfall. Ärztin nickt der Mutter zu. Tina will zur Mutter.	
Ärztin	Und er bekommt noch eine Flasche?		
Mutter	Aber nur noch einige Milliliter –	begrenzende Handbewegung. Nimmt Tina zu sich.	
Ärztin	Und das Einschlafen abends, wie geht das?		
Vater	Mittlerweile geht es ganz gut.		
Mutter	Zurzeit geht es relativ gut.	Tina steht auf dem Schoß der Mutter. Hans schüttelt geräuschvoll seine Dose. Die Ärztin schreibt. Die Eltern warten. Der Vater zeigt zur Ärztin. Die Ärztin schaut gleichzeitig zur Mutter.	
Vater	Aber Sie muss man eigentlich fragen …	zur Ärztin	*Vater kommt nicht zum Zug*
Mutter	Meistens schläft sie am Arm ein. – Und dann kann man sie reinlegen.	Ärztin nickt der Mutter zu. Hans schüttelt seine Schachtel.	*Steuerung des Gespräches durch Körperhaltung*
Vater		schaut ernst. Tina ergreift Hand der Mutter.	
Tina:	Aaah.		
Ärztin	Impfungen?		*Impfungen*
Mutter	Bei der U6 haben wir sie impfen lassen – 6-fach Impfung		
Ärztin	Haben sie die Impfungen gut vertragen?		
Mutter	Das wollte ich Sie schon mal fragen. Der Hans hat so einen Ausschlag am Rücken. Ich weiß nicht: Kommt das von den Erdbeeren oder kann es sein, dass es von der Impfung ist? Das ist jetzt zwei Wochen her?	hält Tina auf ihrem Arm. Vater hat Hans auf dem Schoß. Beide Eltern schauen zur Ärztin.	*Frage der Mutter*
Ärztin	Kann ich mir nicht vorstellen. Das können wir dann nachher noch mal anschauen. Ich wüßt jetzt auch nicht, wie das mit der Impfung zusammenhängen sollte. – Bei Masern gibt es das manchmal.	überlegt kurz.	*Ärztin denkt laut*
Vater	Jaa.	währenddessen zu Hans: Schaut mit ihm die Schachtel an.	

Personen	verbal	nonverbal	Kommentar
Mutter	Den Impfpass habe ich mitgebracht.	hält Tina bei sich, während sie mit der Ärztin spricht. Die Ärztin schaut in den Impfpass.	
Hans	Lalalala	Hans hat eine Hand im Mund. Tina geht zum Vater. Hans geht auf den Boden herunter. Tina holt sich die Schachtel von ihm.	
Ärztin	Das ist auch nicht untypisch, dass es so was nach einem größeren Zeitraum gibt		
Mutter	Da kann es also sein, dass es noch von der Impfung her kommt.	Ärztin nickt bestätigend. Die Mutter hebt einen Bauklotz vom Boden auf; legt ihn auf das Regal.	
Ärztin	Sind die Kinder sonst krank gewesen?	Vater holt Tina zu sich hoch, schaut zur Ärztin.	*Erkrankungen*
Mutter	Nein, außer zweimal Darminfektion.	beugt sich zurück	
Vater	Überhaupt nicht.		
Mutter	Eigentlich, dass mal die Nase läuft, aber nicht wirklich.	kurze Handbewegung vor dem Gesicht. Ärztin schaut die Mutter an, nickt. Tina will zur Mutter. Hans sitzt am Boden.	
Ärztin	Medikamente?		*Medikamente*
Mutter	Fluorid – und der Hans nimmt zur Zeit Lactulose.		
Hans	Hähää.	Hans geht an der Hand des Vaters	
Ärztin	Hatten Sie schon mal Physiotherapie oder so was ähnliches?	mit Blick auf die Unterlagen.	*Behandlungen*
Mutter	Die Tina hat mal gehabt. ... Hat sich sehr gut gemacht.	streichelt Tina.	
Tina:	Ähh.	Tina ist jetzt am Regal, Hans an der Hand des Vaters. Beide Kinder werden unruhiger.	
Ärztin	Und beim Osteopathen?		
Mutter	Waren beide Kinder – ich hab sie dann anschauen lassen – und beim Hans da war nix, da ist nix. Und die Tina war da, die hat er eben – behandelt.		
Ärztin	Hmm	schreibt. Mutter dreht sich zu Tina am Regal und wartet, bis die Ärztin fertig ist.	

3.1 Kleinkind (1 Jahr)

Personen	verbal	nonverbal	Kommentar
	Und ist es gut geworden?	Vater wendet sich Hans zu, dreht sich in Richtung Türe, spricht halblaut zu Hans.	
Mutter	Erstaunlich – durch Hand auflegen. Ich hab lange überlegt, weil es immer noch nicht besser geworden ist. Aber dann hab ich gedacht, jetzt probier ich's. Erstaunlich!		
Ärztin	Hmm.	Ärztin nickt. Vater dreht sich zurück zu Hans, schüttelt den Kopf. Tina ist am Regal beschäftigt. Der Vater hebt Hans auf seinen Schoß und gibt ihm einen Bauklotz vom Regal.	*Hörersignal*
Hans	Äh äh	Tina geht zum Vater	
Ärztin	Andere spezielle Termine – Augenarzt?	zu Mutter	*Arztbesuche – Augenarzt*
Mutter	Nein, beim Augenarzt waren wir noch gar nicht. Außer den normalen Untersuchungskontrollen beim Kinderarzt haben wir eigentlich gar nichts.	Ärztin blättert in der Akte. Hans lautiert. Tina geht zur Mutter hoch, dann zum Vater. Vater spricht zu Tina, beugt sich vor. Er hat jetzt beide Kinder auf dem Arm. Die Mutter lächelt den Kindern zu. Die Ärztin ist fertig mit dem Durchblättern der Akte.	
Ärztin	Ja, jetzt habe ich es. Die Kinder haben ja auch –	nickt der Mutter zu. Tina geht zur Mutter.	
Mutter	Ja, sind beide nicht beatmet worden.		
Tina	aaaahhh		
Ärztin	Haben Sie spezielle Fragen?		*Haben die Eltern Fragen?*
Mutter	Nein	überlegt kurz – schüttelt Kopf.	
Vater	Die Unruhe von der Tina?		*Unruhe*
Mutter	Ja die Unruhe von der Tina – ist das immer noch von der Frühgeburt her?	führt Tina an der Hand.	
Tina	Ah, ah.	Ärztin schreibt kurz, nickt dann den Eltern zu.	

Personen	verbal	nonverbal	Kommentar
Ärztin	Am Anfang nennt man das hyperexzitabel. Kinder sind unruhig, können sich schlecht wieder anpassen bei neuen Reizen. – Und was man auch sieht bei den Frühgeborenen, dass sie eher Schwierigkeiten haben in der Aufmerksamkeitsspanne. Und dass sie Schwierigkeiten haben, sich zu konzentrieren und mit Ruhe, sich mit was zu beschäftigen.	erklärt mit beiden Händen. Eltern schauen sie an.	Ärztin fasst zusammen: Entwicklung nach Frühgeburt
Mutter	So ist das bei ihr. Und wie ist das mit Trennungsangst? Dass sie ein bisschen anhänglicher ist?	zeigt zu Tina	Mutter bestätigt Beschreibung der Ärztin
Ärztin	Das ist sicher auch Typ abhängig – die Unruhe, – der eine ist aktiver. Und der andere macht das ruhiger.	Tina befasst sich mit einem Greifring	
Hans	Aaaaah.		
Ärztin	Aber ich schaue sie darauf hin jetzt mal an und dann wird man das sehen. Schauen wir mal.		Wie geht es weiter: Ansage Untersuchung

Reflexion: 5 Personen und Dokumentation – Beiträge zum Gelingen: Eine anspruchsvolle Situation – die Ärztin muss vier Personen gleichzeitig gerecht werden und die Untersuchung protokollieren. Die **Rahmenbedingungen** sind für Kinder in diesem Alter passend. Sie können sich am Boden bewegen. Sie finden altersgerechte Spielangebote vor und sind nahe bei den Eltern. Die Ärztin geht sehr routiniert in flottem Tempo vor. Sie gibt den Eltern Bestätigung und Raum zum Nachdenken und Nachfragen. Sie nimmt sich Zeit, um auf die Fragen der Eltern einzugehen: *Was ist korrigiertes Alter?* Sie nimmt Blickkontakt mit beiden Kindern auf und spricht sie auch mit kurzen Bemerkungen an.

Beitrag der Eltern: Die Eltern kommen zu zweit. Jeder Elternteil kümmert sich um ein Kind, sodass ein ruhiger Untersuchungsablauf gewährleistet ist. Sie beraten sich über Details der Entwicklung der Zwillinge. Sie warten, bis die Ärztin mit dem Schreiben fertig ist.

Beide Kinder zeigen fließende gut koordinierte Bewegungen. Sie können sich hochziehen und mit wenig Unterstützung gehen. Sie zeigen ihre Wünsche an und ihr Interesse für die Umgebung. Sie nehmen Blickkontakt auf, können jeweils die Spieleschachtel von einer Hand zur anderen wechseln und untereinander hin- und herreichen. Sie haben engen Kontakt zu den Eltern. Beide Kinder zeigen eine sichere Beziehung zu jedem Elternteil. Die Sorge der Mutter um die langfristige Entwicklung nach Intensivbehandlung ihrer zu früh geborenen Kinder kommt in der Schlussfrage zum Ausdruck: Trennungsangst?

Option: Eine der ersten Fragen an die Eltern war: Beginnen die Kinder zu laufen? Leicht gesagt und schwer getan in dieser Situation: Kurz hochschauen und **Verhalten ansprechen:** *Ich sehe, wie beide Kinder beginnen zu laufen.*

Würdigung: Es ist gut, die Eltern in der Untersuchungssituation und insgesamt zu würdigen. Zwillinge versorgen und großziehen ist eine anspruchsvolle Aufgabe. Die Ärztin beweist in dieser sehr komplexen Situation hohe Kompetenz.

Literatur

Baumann T (2007) Atlas der Entwicklungsdiagnostik. Stuttgart: Thieme Verlag.
Schlack HG (Hrsg.) (2004) Entwicklungspädiatrie. München: Marseille.
Papousek M (1998) Vom ersten Schrei zum ersten Wort. Bern: Huber Verlag.
Papousek M, Schieche M, Wurmser H (Hrsg.) (2004) Regulationsstörungen der frühen Kindheit. Bern: Huber Verlag.
Sarimski K (1999) Frühgeburt als Herausforderung: Psychologische Beratung als Bewältigungshilfe. Göttingen: Hogrefe.
Wolf S (2017) Die „Harl.e.kin-Nachsorge" – ein bayernweites Nachsorgemodell für früh- und risikogeborene Kinder und ihre Familien. Pädiatrische Praxis 87: 273–280.

3.2 Vorschulalter (3–4 Jahre)

Hintergrund: In diesem Alter ist die Verständigung mit dem Kind gut möglich, sein Sprachverständnis ist umfangreich. Beispiele für aktive Sprache sind das Benennen von Bildern, das Aufzählen von Familienmitgliedern, von Lieblingsspeisen, von Situationen im Kindergarten. Kinder können Ereignisse von hier und heute beschreiben. Beispiele für Fein- und Grobmotorik sind die Fähigkeit, sich an- und auszuziehen, Essen mit Besteck und das Hantieren mit Bauklötzen und anderen Materialien. Kognitive Fähigkeiten zeigen sich im Erkennen und Benennen von Farben und in der Unterscheidung von großen und kleinen Formen. Bilder anschauen setzt das Erkennen symbolischer Darstellungen voraus. Die Zuordnung von Katze und Hund zu Tieren ist ein Beispiel für Kategorienbildung.

Ins Gespräch kommen gelingt mit einem Kompliment über den schönen Pulli (*Wer hat den ausgesucht?*) oder mitgebrachte Begleiter, Bär oder Puppe. Wenn man Spielzeug anbietet, nachfragen: *Kennst du das?* Die Standardantwort bei der Frage *Was machst du gern?* lautet: *spielen*. Weiter mit Vorgaben: *Drinnen, fernsehen? Oder draußen, allein oder mit noch jemand? Wen gibt es noch zu Hause? Geschwister? Bruder? Schwester? Wie heißen sie? Älter, jünger? Größer, kleiner? Warst du schon einmal beim Arzt?*

Untersuchung eines Kindes

- Begrüßung, Kontaktaufnahme, erklären, was kommt.
- In kleinen Schritten vorgehen, ermutigen: *Du kannst es!*
- Rückmeldung geben: *Gut gemacht!*
- Ende ansagen: *Danke, fertig.*

3.2 Vorschulalter (3–4 Jahre)

Asthmasprechstunde, Wiedervorstellung

Ärztin, Vater, Mutter mit Säugling, Kind Sonia 3 Jahre, Gesprächsdauer: insgesamt 6 Minuten, davon Anamnese gut 3 Minuten und Untersuchung des Kindes knapp 3 Minuten

Personen	verbal	nonverbal	Kommentar
Ärztin	Grüß Gott. Bitte nehmen Sie Platz.		*Begrüßung*
	Da ist sie ja, die junge Dame. Hallo.	bückt sich zum Kind	*Kontaktaufnahme Ärztin – Kind*
	So. Sie kommen heute zur Kontrolle. Letztes Mal haben wir uns im Januar und dann im April gesehen.		*Thema, Beziehungsaufnahme*
Vater	Ja.		*Vater bestätigt*
Ärztin	Ok. Wie geht es denn jetzt?	Vater überlegt kurz	*offene Frage der Ärztin*
Vater	Besser.		
Ärztin	Besser. Aha. Wunderbar	notiert	*in Arbeitshaltung*
	Hat sie denn überhaupt noch Symptome?		*Erfragen der Symptome*
Vater	Nein, seit eineinhalb Monaten nicht mehr.		
Ärztin	Aha, seit eineinhalb Monaten nicht mehr.		*Hörersignal – Wiederholung*
Vater	Nicht mehr.		
Ärztin	Super. Wie ist es bei Anstrengung? Wenn sie rumläuft, wenn sie aktiv wird?		
Vater	leicht – leicht Ja, dann schon.	bespricht sich mit seiner Frau.	
Ärztin	Hat sie dann auch Husten?		
Vater	Ja.		

I Allgemeiner Teil – Grundlagen

Personen	verbal	nonverbal	Kommentar
Ärztin	Ist der trocken oder feucht?		*geschlossene Fragen*
Vater	Ja, eher trocken.		
Ärztin	Eher trocken. Und wie ist es nachts? Wenn sie schläft, nachts, hat sie da Husten?		
Vater	Nein	mit begleitender Gestik, hält Rücksprache mit seiner Frau	
	Nein		
Ärztin	Und kalte Luft, macht ihr das etwas aus?		
Vater	Nein.	zuvor Rücksprache mit seiner Frau	
Ärztin	Gut. Hat sie Fieber oder Infekte gehabt?		*Hörersignal Ärztin*
Vater	Nein.		
Ärztin	Aha. Schön. Und wie ist es mit der Inhalation?		*Behandlung Inhalation?*
Vater	Das hat sie seit einem Monat nicht mehr gemacht.		
Ärztin	Hat sie nicht mehr.		*Hörersignal*
Vater	Also ich hatte keine Zeit mehr gehabt.		
Ärztin	Mhmh. Gut. Und Sie haben bis drei (Jahre) inhaliert?		
Vater	Ungefähr. Ja. Ungefähr.		
Ärztin	Und da hat sie zweimal am Tag das Cortisonpräparat bekommen?		
Vater	Und zwar das mit dem Spray.	zeigt es an	
Ärztin	Und hatten Sie mal das Notfallpräparat gebraucht, irgendwann mal?		
Vater	Nein, überhaupt nicht.		
Ärztin	Gut. – Sie ist noch zu Hause, nicht in der Kinderkrippe?		*Lebenssituation*
Vater	Nein. Sie fängt dieses Kindergartenjahr an.		
Ärztin	Aah, im Herbst fängt sie an.		*Wiederholung als Hörersignal*
Vater	Sie hat schon mal einen Schnuppertag gehabt.	redet spontan weiter	

3.2 Vorschulalter (3–4 Jahre)

Personen	verbal	nonverbal	Kommentar
Ärztin	Aah. Und es hat dir gefallen?	schaut zum Kind	Kontaktaufnahme Ärztin – Kind
Vater	Ja, super. Der ist gleich um die Ecke.	lacht	
Ärztin	Aah. Du wolltest bleiben – im Kindergarten?	Die Erwachsenen freuen sich und schauen zum Kind.	
	Ok, sehr schön. Und Erbrechen, hat sie da mal Probleme gehabt?		
Vater	Nein, auch nicht.		
		Die Ärztin notiert und ist fertig mit der Anamnese.	Klärung

Neuer Untersuchungsabschnitt: Körperliche Untersuchung eines 3-jährigen Kindes

Personen	verbal	nonverbal	Kommentar
Ärztin	Ok. Wunderbar. Dann schau ich mir sie an, die junge Dame.		Strukturierung durch Ansage
	(zum Kind) Darf ich mal telefonieren mit dir? Bitte das T-Shirt ausziehen. Ok. Dann schaun wir mal.	Das Kind ist zögerlich. Der Vater schiebt das Mädchen auf die Ärztin zu. Die Ärztin wartet.	Warten
	Ooh. Hängengeblieben.	Der Vater zieht dem Kind den Pulli aus. Das Mädchen jammert. Der Pulli hängt am Kopf.	
	(zum Kind) Schau mal, wen ich hier hab. Olala!		Nähe und Kontakt durch Spielangebot

I Allgemeiner Teil – Grundlagen

Personen	verbal	nonverbal	Kommentar
	(zum Vater) Hat sie einen Body an?	Das Kind schaukelt die Maus.	Wechsel der Gesprächebene
	(zum Kind) Darfst Dich mal hier rauf setzen. Hier rauf setzen. Ja, genau.	Der Vater hebt das Kind hoch und setzt es auf die Untersuchungsliege.	Kontakt Kind – Ärztin, Ansage, was kommt
	(zum Kind) Sollen wir mal hallo hallo sagen? Ist das ok? Ja? Hallo, hallo sagen.	Ärztin setzt das Stethoskop an, hört lange ab (36 Sekunden)	Einverständnis des Kindes einholen
	Super, tief einschnaufen.	Ärztin dazwischen zum Kind, macht es vor. Kind macht es ansatzweise nach.	gute Mitarbeit des Kindes
	Gut.	tastet den Bauch ab	Bestätigung Kommunikation verbal und nonverbal
	(zum Vater) Bauchschmerzen oder irgendetwas?		
Vater	Nein, hat sie nicht gehabt.		
Ärztin	Stuhlgang ist regelmäßig?		
Vater	Ja, zeitweise schon.		
Ärztin	Aha. Waren Sie schon mal beim HNO-Arzt?	nimmt den Ohrenspiegel in die Hand	Kommunikation Ärztin – Vater
Vater	Nein, nicht.		

3.2 Vorschulalter (3–4 Jahre)

Personen	verbal	nonverbal	Kommentar
Ärztin	(zum Kind) Darf ich mal in die Ohren schauen?	Kind nickt. Als die Ärztin zur Lampe greift, macht das Kind von selbst den Mund auf.	*Ansage Ärztin und Einverständnis Kind, Antizipation des Kindes zeigt seine guten kognitiven Fähigkeiten an*
	Den Mund – erst die Ohren. Erst in die Ohren kucken. Gut machst Du es. Und jetzt den Mund. Zeigst Du ihn mir einmal?	Kind öffnet den Mund	*Bestätigung des Kindes*
	Fertig! So.	hebt das Kind flott von der Untersuchungsliege herunter	*Ansage zum Kind: fertig*
		Auf dem Weg zu den Eltern zieht sich das Kind selbst den Pulli zurecht.	*Kind zeigt Eigenaktivität*

Reflexion: Warum läuft es gut? Die Ärztin ist freundlich und routiniert. Sie spricht langsam und deutlich. Die Ärztin wartet nach ihrer Ansage der körperlichen Untersuchung, bis das Kind dazu bereit ist. Sie gibt dem Vater und dem Kind fortlaufend positive Rückmeldungen. Die Ärztin stellt sich in ihrem Sprachstil auf den jeweiligen Gesprächspartner – Kind oder Erwachsener – ein. Der Vater antwortet zügig auf alle Fragen. Wenn er sich nicht sicher ist, bespricht er sich mit seiner Frau. Er unterstützt die Ärztin, als sie seine Tochter untersuchen will. Das Kind kennt die Ärztin und die Untersuchungssituation. Es sitzt während des Anamneseteils von drei Minuten ruhig auf seinem Stuhl. Es lässt sich ohne weiteres abhören und macht bei der Untersuchung gut mit. Mutter und Säugling verhalten sich die ganze Zeit ruhig. Sie tragen damit zum Gelingen der Untersuchung bei.

Option: Die Stärken des Kindes hervorheben und seine Eigenaktivität frühzeitig fördern. Einen Augenblick warten und dem Kind zuschauen, wie es selbst von der Untersuchungsliege herunterklettert. Die Ärztin bestärkt es damit und bestätigt den Eltern, was ihr Kind kann. Beim Abhören das Kind fragen, ob es selbst merkt, wie gut es Luft bekommt. Schon bei einem Vorschulkind kann man Körperbewusstsein fördern und aktive Beteiligung aufbauen.

Entwicklungsuntersuchung 3 Jahre

Ziele: In Kontakt mit dem Kind kommen, Material anbieten, ins Gespräch kommen. Beurteilung von Motorik, Sprache, Sozialverhalten, Kognition.

Am Kindertisch – ein strukturierendes Spielangebot: Das Kind schaut sich die Spielzeug-Kasse an, ohne dass es einer besonderen Aufforderung bedarf. Zur Kasse gehören drei Münzen mit unterschiedlicher Größe und Farbe. Teilschritte sind Farben zuordnen, dazugehörige Bilder erkennen und benennen, mechanische Abläufe erkennen und anwenden. (Münze mit der Taste in den Schacht in derselben Farbe und passender Größe im Schlitz versenken. Hebel unterhalb des Schlitzes drücken. Seitlich einen von zwei Hebeln drücken. Die Münze rollt seitlich heraus oder fällt nach unten in die Schublade. Diese muss durch Drehen der seitlich angebrachten Kurbel geöffnet werden.)

Fragestellung: in der motorischen Entwicklung langsamer als andere Kinder?
Ärztin, Vater, Kind Klara 3 Jahre, Gesprächsdauer: 8 Minuten

Personen	verbal	nonverbal	Kommentar
		Dem Kind einen Platz geben, Angebot Spielzeugregal	*Beziehungsaufnahme zum Kind*
Ärztin	Gibt es außer dem Laufen noch etwas, was Ihnen Sorge macht?	2 Minuten Anamnese mit dem Vater	*offene Frage*
Vater	Sie ist in der Kinderkrippe. Da hab ich den Vergleich mit fünf oder sechs anderen Kindern. Da ist sie gut dabei. Nur beim Klettern, mit der Motorik ist sie hinten dran.		*Klärung der Fragestellung*

3.2 Vorschulalter (3–4 Jahre)

Personen	verbal	nonverbal	Kommentar
		In den folgenden zwei Minuten Gespräch der Ärztin mit dem Kind. Unterhaltung auf Distanz: Wo ist … (Spielzeugtiere)? *Zeig mir:* … Kind gibt gestische Antwort.	Kontakt und Sprachverständnis
Ärztin	Was ist das? Eine Ente?	wartet	dem Kind Zeit geben, warten
	Quak, Quak	spricht in höherer Stimmlage	
	Was gibt's denn da noch? Ein Bär?	wartet	
	Siehst du auch eine Kuh?	Kind zeigt auf die Kuh	nonverbale Antwort
	Richtig. Siehst Du noch eine?	wartet, nickt	Bestätigung, Erweiterung der Frage, Vorgehen in kleinen Schritten!
		Nach 4 Minuten am Kindertisch mit Kasse: Das Kind steckt eine blaue Münze in den passenden Schacht und drückt den Hebel darunter.	
	Hooih. Ok, ganz klasse! Ja so schnell, wie Du das kannst. Wo steckt es?	begleitend	begleitende Lautäußerung der Ärztin
Kind	Dann die gelbe Münze	drückt einen Hebel an der Seite, Münzen rollen auf der Gegenseite heraus	
Ärztin	Hallo!	Kind holt sich die Münzen	
Kind	(zu Ärztin) Du nimmst das rote.	Kind dreht sich zur Seite	Kind ergreift Initiative gegenüber Ärztin
Ärztin	Ich muss das rote nehmen?		
Kind	(zum Vater) Ja. Du musst das blaue.	Kind gibt dem Vater eine Münze, zieht ihn zu sich heran	Kind bleibt bei der Aufgabe, zeigt sichere Bindung zum Vater

Personen	verbal	nonverbal	Kommentar
Ärztin	Ja, und der Papa nimmt das blaue. Ok.		Wiederholung, Bestätigung
Vater	Da muss ich es reintun? In den rechten Schacht.	Kind zeigt mit dem Finger die Richtung an, Vater gibt die blaue Münze	
Kind	Ja. So. Und ich nehm das gelbe.	Kind drückt die Hebel	eine altersgerechte Entscheidung für das Kind, es bezieht beide Erwachsene ein
Ärztin	Du nimmst das gelbe.	Münze bleibt am Rand hängen	
	Schau! Da schiebt man es wieder rein.	greift langsam zur Münze	Bestätigung durch Wiederholung
Kind		Kind greift schneller	
	Jetzt.	drückt unten auf einen Hebel	alle Münzen kommen heraus
Ärztin	Da sind sie alle wieder.		
Kind	So		
	Das blaue	nimmt die blaue Münze und gibt sie dem Vater	
Ärztin	Wer kriegt das? – Der Papi.		Wahlmöglichkeit und Entscheidung des Kindes
Vater	Und wo soll das hin?		
Kind	(zum Vater) Und Du – sollst das da rein – beim Eis	zeigt	dirigiert den Vater
Vater	beim Eis		
Kind	Und jetzt das gelbe da rein.	steckt die gelbe Münze ein	
Ärztin	Ok.		
Kind	So.	Drückt fest auf die Münze, die hängengeblieben ist. Dann gelingt es ihm, sie einzuschieben, ächzt.	
Vater	So.		
Ärztin	Ja. So. Prima.		
Kind	Und jetzt das rote.	gibt der Ärztin die rote Münze	

3.2 Vorschulalter (3–4 Jahre)

Personen	verbal	nonverbal	Kommentar
Ärztin	Danke schön. Ich soll das bei dem Luftballon reintun?	Das Kind drückt auf den Hebel. Die Ärztin schaut zu.	*Kasse bedienen: den richtigen Hebel drücken*
			Feinmotorik flüssig, zielgenau, Ergebnis: was passiert jetzt?
	Den sieht man schon nicht mehr.	Kind schaut, holt dann Münze heraus. Die Ärztin schaut zu.	*Verständnis*
		Kind drückt auf den Hebel rechts unten. Alle Münzen kommen wieder heraus.	*Wiederholung*
Kind	So. Da ist der rote – Der blaue	dreht sich zum Vater, gibt ihm die blaue Münze	
Vater	Der blaue. Mhmh.		
Kind	Und du kriegst das rote.	wendet sich der Ärztin zu	
Ärztin	Danke schön.		
Kind	Bitte. Ich selber wieder. Ja.	steckt gelbe Münze ein, korrigiert sich	
Ärztin	Ja. Und das rote.	Ahmt Geräusch nach: Kick	
Vater	Und das blaue.	reicht dem Kind seine Münze, Kind übernimmt	*Wechselspiel*
Kind	Da.	Kind drückt rechts, alle Münzen rollen heraus	
Ärztin	Bravo!		*Bestätigung*

I Allgemeiner Teil – Grundlagen

Personen	verbal	nonverbal	Kommentar
Kind	Fertig!	nimmt sich die Münzen heraus	Kind ist jetzt schneller
	So. Die blaue, die da. Da. Oder die da.	gibt zuerst dem Vater, dann der Ärztin die Münze, nimmt selbst die gelbe Münze, steckt sie in einen unpassenden Schlitz.	
Vater	Passt die da rein?		Frage als Hilfestellung des Vaters
Kind	Nein. Da rein. Deins passt da rein.	wählt jetzt das richtige Fach, nimmt die blaue Münze von Vater	
Ärztin	Und meins?		
Kind	Da.	Kind nimmt die rote Münze und steckt sie in den passenden Schacht	
Ärztin	Ok.		
Kind	Beim Apfel.		Bilder als weitere Eigenschaften der Kasse
Vater	Wo ist der Apfel?		
Ärztin	Wo ist der Apfel?	Kind zeigt mit dem Finger auf die Kasse	
Kind	Da.		
Ärztin	Genau. Der rote Apfel bei dem gelben Geld.		Bestätigung
Kind	Und das?	Kind zeigt auf die andere Abbildung	
Ärztin	Das war mal ein Luftballon.		
Kind	Ja. Ein grüner Luftballon		
Ärztin	Ein grüner Luftballon. Richtig.		Bestätigung
Kind	Ooh. Daa.	Münzen fallen zu Boden	
Ärztin	Bitte sehr.	Ärztin hebt sie auf, gibt dem Kind die Münzen	
Kind	(zum Vater) Was ich da hab:	Kind zeigt Vater die Münzen, gibt ihm die blaue	

3.2 Vorschulalter (3–4 Jahre)

Personen	verbal	nonverbal	Kommentar
Vater	Ja, danke.		
Kind	(zu Ärztin) Dein rotes.	verteilt wieder Münzen	
Ärztin	Danke.		
Kind	Und mein gelbes.	versenkt alle Münzen	
Ärztin	Willst du noch mal schauen, was passiert da?	Ärztin zeigt auf weiteren Hebel rechts oben. Kind drückt auf den Hebel. Es schaut auf die Öffnung links. Überraschte Reaktion.	neue, schwierigere Aufgabe: das Kind soll es selbst herausfinden.
	Huch, weg!	Kind schaut wieder an die linke Seite der Kasse	
Vater	Und was willst du jetzt machen?	dreht die Kasse, sodass das Kind rechts eine Kurbel sieht	Hilfestellung
Kind	Ja!	Kind dreht an der Kurbel, Schublade springt auf, Münzen sind darin	
Ärztin	Ah. Da hast du es reingezaubert.		
Kind	Du – Ich die gelbe.	Kind holt die Münzen aus der Schublade, will zuerst die gelbe Münze zureichen, gibt dann der Ärztin die rote	
Ärztin	Ich denk, das ist ok.	nimmt die Münze, Blickkontakt Ärztin – Vater	
Kind	Ääää das muss erst da rein.	gibt Vater die blaue Münze, schiebt die gelbe Münze in den Schacht, Ärztin und Vater geben ihre Münzen dazu, Kind versenkt alle drei	
Ärztin	Und noch mal auf die grüne Taste.	Kind drückt auf die grüne Taste	höherer Schwierigkeitsgrad: nur Ansage ohne begleitende Gestik
	Prima.		sofort Bestätigung
	Ui. Perfekt. Ha, jawohl. In der grünen Schublade. Dankeschön.	Kind sucht nach den Münzen, findet die Kurbel wieder, dreht, bis die Schublade aufgeht, gibt der Ärztin die rote Münze	
Kind	Du kriegst das blaue und ich die gelbe.	Gibt dem Vater die blaue Münze.	
Ärztin	Immer, immer. Und ich?	Kind versenkt die Münzen, erst die eigene, dann die des Vaters, dann die der Ärztin. Kind muss	Erwachsene warten

I Allgemeiner Teil – Grundlagen

Personen	verbal	nonverbal	Kommentar
		sich orientieren, was es als nächstes tun soll.	
Kind	Da.	dann drückt es die obere Taste, alle Münzen kommen links heraus	
Ärztin	Jawohl.	Kind verteilt die Münzen	
Kind	Du musst das, und du musst das.	zuerst zum Vater, dann zur Ärztin	
Ärztin	Ah, ich krieg jetzt die gelbe. Wie schön.	Das Kind probiert	
Kind	(zur Ärztin) Du musst das wieder dahin.		
Ärztin	Ok.	Kind versenkt rot	*Kind bewältigt eine Variation der Zuordnung*
Kind	Und ich das. Eins, zwei, drei.	Kind nimmt die Münze vom Vater, versenkt sie	
Ärztin	Prima.	Alle freuen sich.	*Lob, Erfolgserlebnis*

Reflexion: Warum läuft es gut? Mit ihrer Sitzposition am Kindertisch ist die Ärztin auf Augenhöhe mit dem Kind und sie hat Blickkontakt mit dem Vater. Die Ärztin nimmt während einer Anwärmphase auf Distanz Kontakt mit dem Kind auf. Sie lässt dem Kind viel Raum, bei einem Spielangebot, das man nicht ablehnen kann. Sie antwortet auf Bemerkungen des Kindes und gibt fortlaufend Bestätigung. Wenn das Kind nach Wiederholungen sicherer wird, geht sie zu einem etwas höheren Schwierigkeitsgrad weiter. Über ihr Kommentieren – in höherer Stimmlage – entwickelt sich ein Gespräch mit dem Kind.

Das Kind taut nach vier Minuten auf und kann sich auf die Beschäftigung mit der Spielzeugkasse und eine begleitende Unterhaltung einlassen. In den nächsten eineinhalb Minuten spricht das Kind flüssig und viel, in ganzen Sätzen. Einige Wortanfänge sind noch nicht ausdifferenziert: *bau* = blau. Das Kind erfasst die verschiedenen Abläufe des Spielgerätes. Es weist den Erwachsenen Aufgaben zu. Der Vater greift aktiv nur wenig in das Geschehen ein. Er gibt während der Spielsituation passende Hilfestellungen.

Gesprächsanteile: Ärztin mit dem Vater 2 Minuten, Ärztin mit dem Kind 6 Minuten.

Aus den Spielangeboten und der Beobachtung des Explorationsverhaltens des Kindes kann der **Entwicklungsstand** gut eingeschätzt werden: geschickt in der Feinmotorik, lange Ausdauer, gesellig, sprachliches Verständnis und aktive Sprache gut. Zeigt Verständnis für Abläufe, das heißt, gute kognitive und soziale Fähigkeiten.

Literatur

Baumann T (2007) Atlas der Entwicklungsdiagnostik. Stuttgart: Thieme Verlag.
Schauerte G, Petermann F (2011) Selbstmanagement bei Asthma bronchiale. In: von Hagen C, Schwarz HP (Hrsg.) Selbstmanagement im Kindes- und Jugendalter. Stuttgart, Kohlhammer. S. 163–188.
Schlack HG (Hrsg.) (2004) Entwicklungspädiatrie. München: Marseille Verlag.
von Suchodoletz W (Hrsg) (2005) Früherkennung von Entwicklungsstörungen. Frühdiagnostik bei motorischen, kognitiven, sensorischen, emotionalen und sozialen Entwicklungsauffälligkeiten. Göttingen: Hogrefe.
von Suchodoletz W (2012) Früherkennung von Sprachentwicklungsstörungen. Der SBE-2-KT und SWBE-3-KT für zwei- bzw. dreijährige Kinder. Stuttgart: Kohlhammer.
von Suchodoletz W (2013) Sprech- und Sprachstörungen. Informationen für Betroffene, Eltern, Lehrer und Erzieher. Göttingen: Hogrefe.

3.3 Einschulung (6 Jahre)

Hintergrund: Im Alter von sechs bis sieben Jahren kommen Kinder in die Schule. Die Altersspanne innerhalb einer Klasse kann bis zu einem Jahr betragen. An alle werden die gleichen Anforderungen gestellt: Still sitzen, aufpassen, sich in einer großen Gruppe zurechtfinden, lernen. Die Variationsbreite normaler Entwicklung bedingt, dass nicht alle Kinder sich im gleichen Tempo entwickeln. Bei den jüngeren Kindern ist die Aufmerksamkeitsspanne noch kürzer (Berndt 2015; Schlack 2004; Wuppermann et al. 2015). Sich auf eine neue Lebenssituation einzustellen, die in einer Altersstufe alle betrifft, erfordert eine Anpassungsleistung. Man spricht von einem **normativen Übergang**. Die **Einschulungsuntersuchung** hat die Funktion, Eltern und Lehrern eine Orientierung über den Stand der Entwicklung zu geben.

Ziel: Mit einem 6-jährigen Kind in Kontakt und ins Gespräch kommen:

- **Beschäftigung anbieten:** Beteiligung und Ergebnis würdigen! Offen, unstrukturiert: Spielzeug, etwas malen, strukturiert: Aufgaben geben.
- **Themen, um ins Gespräch zu kommen:** Familie, Freunde im Kindergarten; Lebenssituation: Wer gehört zu deiner Familie? Was machst du gern? (Standardantwort: *spielen*) – nachfragen: drinnen oder draußen; Fernsehen – welche Sendungen? Was magst du gern, nicht so gern? Freunde benennen, aufzählen – Qualität der Beziehungen: Wen magst Du gern, nicht so gern? Jungen, Mädchen?
- **Frage nach Problemen:** Gibt es jemand, der nicht so nett ist? Bist Du manchmal auch nicht nett? Gibt es Ärger?

3.3 Einschulung (6 Jahre)

Einschulungsuntersuchung

Untersucherin des schulärztlichen Dienstes, Mutter, Kind Klaus 6 Jahre, Gesprächsdauer: 5 Minuten, Rahmenbedingungen: Alle drei sitzen am Tisch. Untersucherin über Eck zu Kind und Mutter. Das Kind hat einen Stift in der Hand. Vor ihm liegt ein Block.

Personen	verbal	nonverbal	Kommentar
Untersucherin	Wir machen jetzt die Einschulungsuntersuchung miteinander.	Mutter nickt	Thema
	Wie heißt du?	Untersucherin wendet sich dem Kind zu	Kontaktaufnahme mit Kind
Kind	Ich bin der Klaus.	schaut Untersucherin kurz an	
Untersucherin	Schau mal her Klaus. Da hast du vier Formen.	zeigt auf den Block, Kind schaut auf den Block	
	Ich möchte, dass du den Stift nimmst und dass du diese vier Formen in der zweiten Reihe abzeichnest.	zeigt die Formen, Kind beugt sich vor und zeichnet einen Kreis nach, kurzer Blick zur Mutter	Ansage einer strukturierten Aufgabe, Kind holt sich nonverbal Bestätigung
	Sehr schön hast du es gemacht – wunderbar. Es schaut genauso aus wie das obere.	zeigt auf das Blatt	Lob der Untersucherin
	Und als nächstes …	zeigt auf das Blatt, Kind schaut zu Untersucherin, dann zur Mutter	
Mutter	Mach nur …	nickt, leise zum Kind, Kind zeichnet die nächste Figur	
Untersucherin	Wunderbar. Sehr gut machst du das. Jetzt kommt was ganz Schwieriges.		Bestätigung, Ansage: höhere Schwierigkeit
Kind	Kann ich nicht so gut.		Selbsteinschätzung des Kindes

I Allgemeiner Teil – Grundlagen

Personen	verbal	nonverbal	Kommentar
Untersucherin	Kannst du nicht. Dann schau mal her. Ich zeig Dir was. Nimm doch mal den Stift bitte auf die Seite.	lehnt sich zur Seite, zeigt auf den Tisch	Hörersignal Hilfestellung
Kind	Da?	legt Stift neben den Block	
Untersucherin	Ja genau. Da legst du jetzt den Stift hin. Und schau: Nimm mal den Finger. Ich zeig Dir das jetzt. Dann fahr mal mit dem Finger diese Form einfach mal nach.	Kind fährt mit dem Finger nach	Bestätigung
	Genau. Probier es mal. Schau mal daher. Genau.	Kind blickt kurz zur Mutter, Untersucherin zeigt kurz aufs Blatt	Bestätigung
	Die Mama schaut auch zu. Wunderbar, sehr gut. Fahr noch einmal entlang. Probier es. Sehr gut. Wunderbar. Genau auf dem Strich. Und jetzt versuch es noch mal. Nimm noch mal den Stift.	zum Kind, Mutter beugt sich vor, um es genau zu sehen	Untersucherin bezieht Mutter ein
	Und jetzt versuch es noch mal da unten. Schau, ich zeig es Dir. Da diesen Punkt. Und jetzt versuch mal, nachzuziehen.	Kind nimmt den Stift in die Hand, Untersucherin zeigt die Stelle auf dem Blatt	Wiederholung der Aufgabe
		Kind zeichnet die Figur nach, Mutter schaut zu, Untersucherin schaut dem Kind zu, hat die Hände auf dem Tisch	
	Wunderbar – sehr gut.	zum Kind	Bestätigung
	Sehr gut. Also Sie haben es gesehen: mit ein bisschen Hilfe kriegt man die Dinge sehr gut hin.	hebt den Blick zur Mutter, energisch, mit Kopfbewegung, Kind schaut zur Untersucherin, dann zur Mutter, Untersucherin zeigt auf das Blatt	
	(zum Kind) Jetzt darfst du die Sachen hinlegen. Du bist mit allem durch. Wunderbar.	Kind legt Stift auf den Tisch	fertig, Aufgabe gelöst
	(zur Mutter) Das war jetzt die Einschulungsuntersuchung.	zeigt auf das Blatt, Kind beginnt auf dem Stuhl zu wippen	sagt Wechsel der Gesprächssituation an
	Eventuell könnten Sie Hilfen geben, was die Stiftführung angeht. Weil es doch so wichtig ist für den Schreiblernprozess, diese Formen wahrzunehmen.	zeigt noch mal auf das Blatt.	Beratung: Tipps
Mutter	Ja, das können wir schon machen. Aber er malt halt nicht so gern.	nickt, Kind schaut zur Mutter	

3.3 Einschulung (6 Jahre)

Personen	verbal	nonverbal	Kommentar
Untersucherin	Ja. – Ja, er ist ja ein Bub.	nickt mehrmals, bewegt Hände auseinander und zusammen	
Mutter	Ja.	nickt	
Untersucherin	Das sind in der Regel Grobmotoriker. Worauf Sie bitte achten sollten, ist, dass er ganz einfach auch zu Hause bei den Hausaufgaben eine ruhige Situation hat,	zeigt zum Kind, Kind schaut nach unten. Untersucherin betont mit Stimme und den Händen, mit schwungvoller Armbewegung, Mutter nickt.	
	dass die Hausaufgabe kurz gemacht wird, und dass er sich vorher ein bisschen austoben kann.	Kind beugt sich vornüber und legt Kopf auf den Tisch.	*nonverbales Zeichen des Kindes: es ist genug*
	Ach ja, jetzt ist er aber fertig.	Untersucherin lächelt, streicht Kind über die Schulter, Kind schaut zur Untersucherin, dann zur Mutter	
Mutter	Ja, er hat schon Angst gehabt vor der Untersuchung.	beugt sich zum Kind	
Untersucherin	Für Sie: Haben Sie Fragen dazu? Oder kann ich Ihnen…?	streckt Hand Richtung Mutter	*Gibt es Fragen?*
Mutter	Denken Sie, dass er …? Was ist jetzt das Ergebnis von der Untersuchung heute?	Kind wendet sich der Mutter zu, tippt sie am Oberschenkel an. Die Mutter führt unter dem Tisch die Hand des Kindes zurück.	*Klärungsbedarf: Untersuchungsergebnis?*
	Wir sind gleich fertig.	zum Kind	
Untersucherin	Genau.	lächelt dem Kind zu	
	Möchten Sie, dass wir uns hinterher noch kurz unterhalten? Dass Sie das Kind erst in die Kindergartengruppe bringen? Oder – Wie wollen wir das machen?	zur Mutter, ernst, streckt eine Hand vor	
Mutter	Nein, er kann dabeibleiben.		
Untersucherin	Kann dabeibleiben. Wunderbar. Sehr schön. Gut.	nickt deutlich	
	Also, die Untersuchung als solche war eher unauffällig.	kurze Pause, schüttelt den Kopf	*Ergebnis*
	Oder was ist Ihre Meinung?	streckt eine Hand zur Mutter	*Sichtweise der Mutter?*

I Allgemeiner Teil – Grundlagen

Personen	verbal	nonverbal	Kommentar
Mutter	Ja, ich bin mir noch nicht ganz sicher, ob ich ihn noch ein Jahr zurückstellen kann, und er ist noch recht ängstlich.	beugt sich leicht vor	*Klärungsfragen über das Kind, das mit am Tisch sitzt*
	Und er traut sich noch nicht so recht.	Untersucherin nickt	*Hörsignal*
Untersucherin	Zieht er sich zu Hause schon selbständig an?	Kind nickt der Mutter lebhaft zu	*nonverbale Antwort des Kindes*
Mutter	Ja manchmal muss ich schon noch nachhelfen.	Kind schüttelt den Kopf	
Untersucherin	Übernimmt er schon manchmal so bisschen eine Aufgabe zu Hause, die er selbständig betreuen kann, so wie Tisch decken?		
Mutter	Ja, schon …	Gedehnt, Kind schaut zur Mutter, dann zur Untersucherin	
Untersucherin	Ja, so schon in der Richtung. Traut er sich schon mal alleine zum Bäckerladen? Selbständig eine Brezel kaufen vielleicht?	wendet sich kurz dem Kind zu	
Mutter	Nein. Das haben wir noch nicht gemacht.	Kind zieht die Schultern zusammen, Mutter schaut zum Kind	
Untersucherin	Das wäre jetzt zum Beispiel etwas, was Sie als nächstes angehen können. So mal Schritt für Schritt immer wieder ermutigen, einfach eigenständig was anzugehen.	lebhafte Handbewegungen	*Tipp*
Mutter	Hmhm, ja.	nickt, Kind greift nach dem Stift, beginnt zu malen	
Untersucherin	Dann muss man natürlich bedenken, wir haben ja gerade erst Dezember. Es wird noch vieles kommen in den nächsten Wochen und Monaten. Also bevor Sie darüber nachdenken, ob Sie zurückstellen oder nicht – das wäre mir jetzt zu früh – wäre es besser, dass Sie abwarten, dann mit der Erzieherin vor Schulanmeldung kurz noch einmal sprechen.	Mutter nickt, Untersucherin zeigt per Hand Entwicklungsschritte, Mutter nickt	*Perspektive*
	Und dann macht Ihr Kind ja auch noch Schulspiele mit. Da können Sie auch noch mit der Lehrkraft sprechen, die Schulspiele betreut. Da haben Sie noch mal viele weitere Meinungen. Ja?	Kind spielt mit dem Stift, schaut zur Mutter. Untersucherin zeigt zum Kind, nickt der Mutter zu.	

68

3.3 Einschulung (6 Jahre)

Personen	verbal	nonverbal	Kommentar
Mutter	Ja, genau.	Nickt. Kind schaut zur Untersucherin, dann zur Mutter.	
Untersucherin	Gut. Dann bedanke ich mich.	Mutter streichelt ihr Kind. Das Kind lächelt.	

Reflexion: Es ist eine ruhige Situation. Auf dem Tisch gibt es keine Ablenkungen. Die Sitzposition ermöglicht guten Kontakt zwischen allen Beteiligten.

Die Untersucherin ist freundlich und zugewandt. Sie sagt und sie zeigt dem Kind, was sie von ihm möchte. Sie geht in kleinen Schritten vor und gibt jedes Mal positive Rückmeldung. Sie kündigt einen höheren Schwierigkeitsgrad an. Sie greift die Bemerkung des Kindes auf: *Kann ich nicht.* Als Hilfestellung zeigt sie Nachfahren mit dem Finger. Sie wiederholt die Aufgabe, um dem Kind Sicherheit zu geben, und ermuntert zu einem neuen Versuch. Sie bezieht die Mutter mit ein: *Die Mama sieht es auch.* Im zweiten Teil fragt sie nach der Sichtweise der Mutter und gibt als Entscheidungshilfe eine Perspektive bis zur Einschulung.

Das Kind ist bei der Untersuchung aufmerksam und konzentriert. Es holt sich per Blickkontakt Rückversicherung bei der Mutter. Es kann der Untersucherin sagen, wann es schwierig wird (*kann ich nicht*). Das Kind bewältigt die Aufgabe erfolgreich. Beim Gesprächsteil zwischen der Untersucherin und der Mutter äußert sich das Kind nonverbal.

Die Mutter sitzt ruhig dabei. Sie hält Blickkontakt. Sie gibt einmal einen kurzen bestätigenden Kommentar zum Kind. Ihre Hilfe besteht darin, sich nicht einzumischen.

Die Untersucherin stellt eine **gemeinsame Basis** her, indem sie die Mutter nach deren Erfahrungen mit dem Kind fragt. Die Mutter erwartet eine Rückmeldung zum Ergebnis. Sie beschreibt ihr Kind als ängstlich. Das kann man auch in dieser Situation beobachten.

Option: Das Kind im Gespräch mit einbeziehen. Was kannst du alles? Anziehen? Tischdecken? Einkaufen? Rückmeldung an das Kind nach der Untersuchung: *Du hast gut mitgemacht. Ich habe gesehen, dass du immer wieder zu deiner Mama geschaut hast. Du hast genau sagen können, was für dich schwierig war. Und du hast es alleine geschafft.* Der Mutter erläutern, dass sie Hilfe gegeben hat, indem sie sich zurückgehalten hat.

Achtung Tipps! (Lösungsvorschläge vor Klärung) Die Untersucherin sagt das Ende der Untersuchung des Kindes an. Unmittelbar danach gibt sie Empfehlungen zur Stiftführung und zur Gestaltung einer Hausaufgabensituation. Die Mutter reagiert etwas irritiert. Es ist nicht klar, ob sich die Vorschläge auf eventuelle Auffälligkeiten ihres Kindes beziehen. Die Beobachtung, dass das Kind nach der Untersuchung müde wirkt, gibt hingegen der Mutter Gelegenheit, ihre Sicht des Kindes einzubringen. Es ist besser, Tipps erst am Ende einzubringen oder ganz wegzulassen.

Literatur

Baumann T (2007) Atlas der Entwicklungsdiagnostik. Stuttgart: Thieme. S. 532 ff.

Berndt C (2015) In der ADHS-Falle. Einer Studie zufolge erhalten Kinder, die mit knapp sechs Jahren eingeschult werden, besonders häufig die Diagnose der Hyperaktivität. Dabei sind sie nur die jüngsten in der Klasse – und keines falls therapiebedürftig, sagen Fachleute. Süddeutsche Zeitung, 11.08.2015, S. 8.

Schlack HG (Hrsg.) (2004) Entwicklungspädiatrie. München: Marseille Verlag.

Wuppermann A, Schwandt H, Hering R, Schulz M, Bätzing-Feigenbaum J (2015) Die Aufmerksamkeitsdefizit-Hyperaktivitätsstörung (ADHS) bei Kindern und Jugendlichen in der ambulanten Versorgung in Deutschland. Teil 2 – Zusammenhang zwischen ADHS-Diagnose- und Medikationsprävalenzen und dem Einschulungsalter. Zentralinstitut für die kassenärztliche Versorgung in Deutschland (ZI), Versorgungsatlas-Bericht Nr. 15/11. Berlin, 2015. http://www.versorgungsatlas.de/themen/alle-analysen-nach-datum-sortiert/?tab=6&uid=61 (Zugriff am 20.07.2018).

von Suchodoletz W (Hrsg.) (2005) Früherkennung von Entwicklungsstörungen. Frühdiagnostik bei motorischen, kognitiven, sensorischen, emotionalen und sozialen Entwicklungsauffälligkeiten. Göttingen: Hogrefe.

von Suchodoletz W (Hrsg.) (2007) Prävention von Entwicklungsstörungen. Göttingen: Hogrefe.

Siehe auch ▶ Kap. 5 Verhaltensprobleme, ▶ Kap. 5 Entwicklungsrückstand, ▶ Kap. 9 Überbringen schlechter Nachrichten

3.4 Jugendliche (13–14 Jahre)

Hintergrund: Pubertätsentwicklung – Im Übergang von der Kindheit zum Erwachsenenalter finden große Veränderungen statt. Der Wachstumsschub ist augenfällig. Anhand der Entwicklung der sekundären Geschlechtsmerkmale lassen sich **Pubertätsstadien** zuordnen. Bei Jungen vergrößern sich Glied und Hoden, bei Mädchen setzt die Brustentwicklung ein. Gegen Ende der Pubertätsentwicklung treten bei Jungen der Stimmbruch und der erste nächtliche Samenerguss, bei Mädchen die erste Periodenblutung auf (Tannerstadien, nach dem englischen Kinderarzt Tanner; siehe Dörr und Rascher 2002). Das Entwicklungstempo weist eine große Streubreite auf. Die Sorge, nicht in Ordnung zu sein, nicht der Norm zu entsprechen, beschäftigt viele Jugendliche. In Anfragen vor allem im Internet (Jugendgesundheitsuntersuchung, loveline.de) formulieren Jugendliche ihre Bedenken: *Ich finde mich hässlich. Bei mir ist eine Brust kleiner als die andere. Ist das normal? Ist mein Glied groß genug? Bin ich normal?*

Adoleszenz – Entwicklungsaufgaben: Die körperlichen Veränderungen erfordern eine innere Neuorientierung. Die Anpassung des Selbstbildes ist eng verknüpft mit dem Übergang der Geschlechtsrolle vom Jungen zum Mann, vom Mädchen zur Frau. Der Umgang mit Gleichaltrigen und Freunden nimmt zunehmend größeren Raum ein. Eine Anpassung an Wertvorstellungen im Freundeskreis ergibt sich aus dem Wunsch, dazuzugehören. Verhaltensweisen von Erwachsenen werden erprobt: Gebrauch der Genussmittel Zigaretten und Alkohol. Es entwickeln sich Partnerschaften. Zukunftsorientiert sind die Vorbereitung auf einen Beruf und eine Ablösung aus der Herkunftsfamilie. Eine langfristige Perspektive ist die Gründung einer eigenen Familie. Die Entwicklung emotionaler Unabhängigkeit und eines eigenen Wertesystems gelingt, wenn Jugendliche sich ihrer Interessen und Stärken bewusst sind.

Gesundheitsverhalten entwickelt sich im Jugendalter und setzt sich im Erwachsenenalter fort. Gesundheitsrelevantes Verhalten bezieht sich auf Bewegung (zu wenig), Ernährung (zu viel, zu salzig, zu süß), Genussmittel (Zigaretten, Alkohol), Sozialverhalten (sozial verträglich, riskant – Unfälle). **Gesundheitsförderung** bedeutet das Herausheben von Stärken. Jugendliche suchen selten, vorwiegend bei akuten Erkrankungen, einen Arzt auf. Arztbesuche bieten die Chance, Gesundheitsverhalten zu einem frühen Zeitpunkt zu thematisieren.

Die Jugendgesundheitsuntersuchung J1

J1 wendet sich an die Altersgruppe der 13- bis 14-Jährigen (plus/minus 1 Jahr). Die Richtlinie zur Jugendgesundheitsuntersuchung (2016) definiert **Zielkrankheiten und Vorgehen:** Dazu gehören eine differenzierte Anamneseerhebung und eine klinisch-körperliche Untersuchung. Die ärztlichen Maßnahmen richten sich im Rahmen der **Anamnese** auf auffällige seelische Entwicklung/Verhaltensstörungen, auffällige schulische Entwicklung (zum Beispiel Schulleistungsprobleme), gesundheitsgefährdendes Verhalten (Rauchen, Alkohol- und Drogenkonsum), das Vorliegen chronischer Erkrankungen.

Im Zentrum der **klinisch-körperlichen Untersuchungen** stehen unter anderen die Erhebung der Körpermaße (Körperhöhe und -gewicht), verfrühte oder verzögerte Pubertätsentwicklung (Doerr et al. 2011). Schließlich ist bei jedem Jugendlichen der Impfstatus zu erheben und dieser gegebenenfalls zur Nachimpfung zu motivieren. Ferner ist auf eine ausreichende Jodzufuhr zu achten.

Ergebnisgespräch: „Nach Abschluss der Maßnahmen hat der Arzt den Jugendlichen über das Ergebnis der durchgeführten Untersuchung zu informieren und mit ihm die möglichen Auswirkungen im Hinblick auf die weitere Lebensgestaltung zu erörtern. Dabei soll der Arzt insbesondere das individuelle Risikoprofil des Jugendlichen ansprechen und diesen auf die Möglichkeiten und Hilfen zur Vermeidung und zum Abbau gesundheitsschädigender Verhaltensweisen hinweisen". Nach der Neufassung der Richtlinie von 2016 soll der Arzt Empfehlungen für eine „verhaltensbezogene Primärprävention auf den Handlungsfeldern Bewegung, Ernährung, Stressmanagement, Suchtmittelkonsum und Sonstiges" geben. Konkrete Informationen über geprüfte und anerkannte Präventionsangebote und die Fördervoraussetzungen sind bei den Krankenkassen einzuholen (Richtlinie 2016).

Gesprächsführung: Mit Jugendlichen sprechen

Das Gespräch hat das Ziel, den Stand der sozial-emotionalen Reife im Verlauf der Pubertätsentwicklung einzuschätzen und darauf abgestimmt zu beraten. Gespräche über die Schulsituation sind unproblematisch. Gespräche zu den pubertätstypischen Themen – psychosexuelle Entwicklung und Erfahrungen mit den Genussmitteln Nikotin und Alkohol – kurz: Sex und Drogen – gelingen, wenn Ärzte sich in der Begegnung mit Jugendlichen wohlfühlen. Eine Themenliste trägt dazu bei, Gespräche zu strukturieren. Die **Arztrolle** ist nicht die Rolle eines Mahners mit erhobenem Zeigefinger, sondern die eines Zuhörers und Beraters für gesundheitsrelevantes Verhalten. Ausdrücklich sind Vertraulichkeit und Schweigepflicht anzusprechen: Gibt es Fragen? Sorgen? Was wissen die Eltern von den jeweiligen Gesprächsthemen? Was darf in deren Anwesenheit besprochen werden, was nicht? Das Angebot, dass Jugendliche ihre Fragen ohne Scheu stellen können, beruht darauf, wie glaubwürdig Ärzte ihre Bereitschaft zum Zuhören signalisieren (Gille 2015).

Gesprächsziele: Wichtigstes Ziel ist es, ins Gespräch zu kommen. Der oder die Jugendliche soll sich wohl fühlen können.

- Stand der Pubertätsentwicklung erkunden – Wissen und Einstellungen, Gelegenheit zum Nachdenken geben, motivieren: Was sind meine Stärken? Wer bin ich? Was will ich?
- Untersuchungsbefund erläutern, Rückmeldung geben. Stärken herausheben und bei Bedarf Probleme benennen. Die entscheidende Rückmeldung lautet „Du bist (als Person) in Ordnung!"
- Für Empfehlungen gilt: Es muss für die Person Sinn machen und machbar sein.

Psychosexuelle Entwicklung: Die Beschreibung des Untersuchungsbefundes nach der körperlichen Untersuchung leitet dazu über, die psychosexuelle Entwicklung anzusprechen. **Freundschaften** lassen sich in Abstufungen erfragen: Wieviele Freunde? Wieviele gute, feste Freunde. Welche gemeinsamen Unternehmungen gibt es? Eher mit Jungen oder eher mit Mädchen?

Einverständnis einholen: Es empfiehlt sich, die Erlaubnis zu weitergehenden Fragen einzuholen. Besonders bei Jugendlichen aus anderen Kulturkreisen ist es angebracht, nachzufragen, ob das Thema für die Person und für die Familie akzeptabel ist. Wieviel weiß mein Gesprächspartner? Wieviel möchte er/sie wissen? Wieviel darf er/sie wissen? Darf man „darüber" sprechen? Gibt es einen festen Freund oder eine feste Freundin? Orientierung zu welchem Geschlecht? Ist eine Partnerschaft von Zuneigung geprägt, von Liebe, Zärtlichkeit, Intimität? Sind die bisherigen Erfahrungen positiv oder auch negativ? Wird man vom Küssen schwanger?

Fragen zu Schwangerschaft und zu Empfängnisverhütung können besprochen werden, wenn von Seiten der Jugendlichen dazu Interesse und Bereitschaft besteht. Informationen beziehen sich auf Möglichkeiten der Verhütung, ihre Handhabung, Sicherheit und Annehmbarkeit, auf Nebenwirkungen, Kosten und Beschaffbarkeit (Eichholz et al. 1994; Gille 2015; Jungensprechstunde 2015, loveline.de, Portal Sexualaufklärung).

Ins Gespräch kommen mit einem Jugendlichen

Arzt, Jugendlicher Tobias, Gesprächsdauer: 4 Minuten

Personen	verbal	nonverbal	Kommentar
Arzt	Na, wie geht's?		*Begrüßung*
Jugendlicher	Gut.	nickt, hebt die Schultern kurz an	

I Allgemeiner Teil – Grundlagen

Personen	verbal	nonverbal	Kommentar
Arzt	Gut. Prima. Was macht die Schule?	nickt	Anwärmphase, offene Frage
Jugendlicher	Ja. Gut – gut.	überlegt kurz	
Arzt	Kommst du zurecht?		geschlossene Frage
Jugendicher	Ja, gut.	nickt	
Arzt	Warum kommst du heute zu mir?	lehnt sich nach vorne, Jugendlicher bewegt die Hände, schaut nach unten	Fragestellung
Jugendlicher	Ja, wir haben den Zettel gekriegt da. Dass ich zu Ihnen – Wie heißt sie? – zu dieser Untersuchung kommen soll.	legt Zettel auf den Tisch	Einladungsmodell
Arzt	Ah ja Das ist das – J1, genau. Das ist die Jugendlichenuntersuchung.	nickt, lehnt sich zurück, streckt die Füße aus, kurze Handbewegung	Thema
	Sag mal. Was macht die Schule momentan?		offene Frage Schule
Jugendlicher	Ja. Geht gut.	schüttelt den Kopf, nickt dann	
Arzt	Bist du zufrieden?	setzt sich gerade hin	
Jugendlicher	Ja. Doch.		
Arzt	Zu Hause?		
Jugendlicher	Ja, doch.	bewegt die Schultern, nickt lächelnd	
Arzt	Prima. Ähh. Was machen Freunde? Und?	schluckt, schüttelt Kopf	Freunde
Jugendlicher	Ja. Ich hab viele Freunde. Ja.	schaut kurz nach oben, nickt	
Arzt	Viele Freunde. Prima. Ja. Du bist größer geworden – und ich will dich erst einmal untersuchen. Und dann sprechen wir wieder. Ok.	räuspert sich	Ansage Untersuchung und weiterer Verlauf
		steht auf, misst unter anderen Blutdruck, hört Herz und Lunge ab (tief ein- und ausatmen), schaut in den Mund, setzt sich wieder hin	

3.4 Jugendliche (13–14 Jahre)

Personen	verbal	nonverbal	Kommentar
	Also die Untersuchung ist fertig. Ok.		
	Ich hab mal –	holt tief Luft, bewegt kurz beide Hände	*Anspannung des Arztes*
	Was hast du zuletzt gemacht? Was hast du für Hobbies? Oder – was interessiert dich? Außerhalb der Schule – was machst du da normalerweise?	Jugendlicher schaut in die Luft	*Interessen*
Jugendlicher	Zu Hause – ?	blickt zur Seite und zum Boden, dann wieder zum Arzt	
	Computer spielen, Fernsehen schauen	spricht langsam, Arzt wartet, nickt	*warten!*
	Ja. Das was man halt normal so macht.	hebt die Schultern und nickt dabei	
Arzt	Und essen und trinken – ist alles normal?		*Ernährung*
Jugendlicher	Jaa.	antwortet sofort, nickt, bewegt die Schultern	
Arzt	Ok. Hast du mal Schmerzen – oder		*gesundheitliche Probleme*
Jugendlicher	Nein.	schüttelt den Kopf	
Arzt	Gut.	wechselt seine Sitzposition, beugt sich nach vorne und zur Seite	
	Ähh – Was interessiert dich jetzt momentan?	streckt einen Arm zum Jugendlichen, Jugendlicher überlegt, zieht die Stirne hoch, schaut zur Seite	*Interessen – offene Frage*
	Also mehr oder weniger – bestimmte Spiele?	Jugendlicher wirkt etwas ratlos	*Antwortvorgabe*

Personen	verbal	nonverbal	Kommentar
	Oder, sagen wir – was machst du mit deinen Freunden in der Freizeit?	Arzt hebt kurz beide Arme an	*Freizeit*
Jugendlicher	Ja – Fußball spielen.		
Arzt	Fußball spielen – ja, das ist gut.	nickt	
		Pause	
	Ganz dumme Frage: Hast du eine Freundin? Jetzt momentan?	schaut kurz zur Seite, hebt eine Hand an, lächelt den Jugendlichen an.	*psychosexuelle Entwicklung*
Jugendlicher	Nein.	weicht kurz zurück und streckt sich, murmelt	
Arzt	Hast du nicht.		
Jugendlicher	Nein.	presst die Lippen zusammen, zuckt die Schultern	
Arzt	Warum? Also, das ist doch auch …	streckt einen Arm vor	
Jugendlicher	Bis jetzt nicht.	unterbricht	
Arzt	Aha. Hast Du nicht.	Murmelt, hebt die rechte Hand kurz an	
		Pause	
	Hast du bis jetzt nicht. Ok. Ach vielleicht ganz eine blöde Frage: Ich weiß nicht – heutzutage rauchen viele Jugendliche unter sich und gehen in eine Disco. Und so weiter.	schaut zur Seite, hebt kurz beide Hände, hebt noch mal kurz die Hände	*Rauchen*
	Hast du so etwas – vielleicht – ausprobiert?	schaut den Jugendlichen an, lehnt sich zurück	
Jugendlicher	In Discos dürfen wir noch nicht reingehen. Aber. Ja mei, Zigaretten – hab ich schon probiert, ja.	hebt kurz die Schultern, verzieht den Mund, kurze Handbewegungen	*Antwort mit zwei Sätzen hintereinander*
Arzt	Aha – wann war das?		
Jugendlicher	Ach ja. In der Schulpause.	hebt die Schultern an	
Arzt	Schulpause – Nur einmal? Oder ist das?	kurze Handbewegung	*Wie viel?*
Jugendlicher	Nein. Wenn wir halt zusammen sind.	schüttelt den Kopf, nimmt die Arme kurz auseinander	
Arzt	Ah ja. Das ist Freundschaft, so gesehen, wenn ihr zusammen seid.	lehnt sich nach vorne, hebt kurz die Arme.	
Jugendlicher	Ja.	nickt	

3.4 Jugendliche (13–14 Jahre)

Personen	verbal	nonverbal	Kommentar
Arzt	Und trinken? Wenn du mit deinen Freunden weggehst? Also – Also Alkohol?	einladende Handbewegung	*Alkohol*
Jugendlicher	Ach so. Alkohol. Ja, haben wir schon mal probiert.	schaut nach oben, gedehnt, zieht Schulter hoch, streckt die Arme	
Arzt	Hmhm. Wissen deine Eltern davon? Also, ganz unter uns. Ich sage es nicht deinen Eltern.	beugt sich nach vorne, streckt Arme aus, Jugendlicher verzieht das Gesicht, schüttelt den Kopf	*Vertraulichkeit*
Jugendlicher	Nein. Die wissen das nicht.	kurze Pause	
Arzt	Ja, ja, also – wie ist das zu Hause mit deinen Eltern?	schaut vor sich hin, nickt	*Familiensituation*
	Mit deiner Mutter und deinem Vater?	streckt die Arme aus, lehnt sich zurück, streckt die Beine	
Jugendlicher	Jaa – Normal.	gedehnt, mit Handbewegung	*beruhigende Antwort*
Arzt	Normal.		*Wiederholung als Hörersignal*
Jugendlicher	Normal.	leise	
		Pause	
Arzt	Ok. Ok, Tobias. Also, wir sehen uns noch einmal. Dann kriegst du auch ein Rezept.	setzt sich gerade hin	
Jugendlicher	Ja.	greift sich kurz an die Nase	
Arzt	Bis jetzt bin ich mit dir zufrieden.	kurze Handbewegung	*positive Rückmeldung*
	Und wenn es Probleme gibt, kannst du immer zu mir kommen.	Jugendlicher nickt	*Perspektive*
		beide stehen auf	

Reflexion: Was läuft gut? Der Arzt spricht alle relevanten Themen an: Gesundheit, Ernährung, Interessen, Schule, Freunde/Freundin, Rauchen, Alkohol. Er gibt häufig Hörersignale und Bestätigung. Der Arzt setzt viel Gestik ein, um mit dem Jugendlichen ins Gespräch zu kommen. Er verweist auf die

I Allgemeiner Teil – Grundlagen

Vertraulichkeit der Angaben des Jugendlichen. Am Schluss fasst er zusammen: *Bin mit Dir zufrieden.* Der Jugendliche ist der Einladung zur Jugenduntersuchung gefolgt. Er gibt auf alle Fragen des Arztes unverbindliche Antworten: *alles gut, normal.* Er hält sich auf geschickte Weise bedeckt. Beim Thema rauchen spricht er mehr als zwei Sätze.

Option: Offene Fragen stellen. Pausen im Gespräch zulassen.

Ins Gespräch kommen mit einer Jugendlichen

Ärztin, Jugendliche Moni, Gesprächsdauer: 6 Minuten

Personen	verbal	nonverbal	Kommentar
Ärztin	Du kennst dich ja schon aus hier.	Begrüßung, Platz nehmen, beide setzen sich	*Beziehungsaufnahme*
	Wir haben heute diese U vor uns. Wer hat dich denn geschickt? Oder bist du selber gekommen?	beugt sich vor	*Thema, geschickt oder von selbst?*
Jugendliche	Nee, meine Mama.		
Ärztin	Die Mama hat dich geschickt.	lehnt sich zurück	
Jugendliche	Sie hat gesagt, ich soll hierherkommen.		
Ärztin	Ah so. Also dir ist das eigentlich egal. Bist halt jetzt gekommen.	nickt, lacht kurz	
	Probleme hast du körperlich nicht, nä?		*Gesundheit*
Jugendliche	Nein. Ich hab nur neulich beim Handball, da eine Abschürfung gehabt.	gedehnt zeigt zum linken Knie	
Ärztin	Ok. Du machst immer noch Handball? Aber –		*Interessen*

3.4 Jugendliche (13–14 Jahre)

Personen	verbal	nonverbal	Kommentar
Jugendliche	Ja.	hebt beide Hände kurz hoch, signalisiert: nicht so schlimm	
Ärztin	Das find ich toll. Wie spielt Ihr denn jetzt? Bezirksliga? Oder seid Ihr schon weitergekommen?	kurze Handbewegung, legt dann den Arm auf den Tisch.	*Anwärmphase*
Jugendliche	Ja, wir sind weiter.	verzieht kurz das Gesicht	
Ärztin	Aber –	hält inne	
Jugendliche	Ja.	nickt	
Ärztin	– machst du noch. Bist du noch immer in der gleichen Clique?	Gestik beider Arme, Jugendliche beugt sich kurz vor	*geschlossene Frage wird zur Wahlfrage*
		kurze Pause	
	Oder hat sich das ziemlich geändert?		
Jugendliche	Nein, das sind immer noch die gleichen.		
Ärztin	Die Gleichen. Das hat sich nicht geändert. Und bleibt ihr manchmal am Wochenende weg? Über Nacht?		*Wiederholung als Hörersignal*
Jugendliche	Nein.	schüttelt Kopf	
Ärztin	Das macht ihr nicht. Und wer fährt euch? Ist das ein Bus? Oder machen das die Eltern?	kurze Handbewegungen,	*Wahlfragen*
		wechselt ihre Sitzposition, kurze Pause	
	Wie sieht es da aus bei euch?		
Jugendliche	Das – machen immer die Eltern.		
Ärztin	Ach, die sind dann immer dabei und die bringen euch wieder heim.		
Jugendliche	Ja, also – Es fährt mal der Vater oder die Mutter, und die nimmt immer paar mit.	nimmt Kopf und Oberkörper zurück: zählt auf mit Armbewegungen	

Personen	verbal	nonverbal	Kommentar
Ärztin	Ich erinnere mich noch. Wir haben früher Basketball gespielt.	lebhafte Armbewegung, mit Kopfbewegung	*eigenes Erleben der Ärztin*
	Und wir haben dann oft in Jugendherbergen übernachtet. Da ging es manchmal ganz schön hoch her da.	beugt sich nach vorne	*indirekte Frage*
Jugendliche	Nein.	schüttelt den Kopf	
Ärztin	Das macht ihr nicht. Ah ja, gut.	lehnt sich wieder zurück	
	Ja, diese Untersuchung, diese Jugenduntersuchung hat eigentlich zwei Komponenten. Das Körperliche. Aber ich hab dich ja letztens – Das haben wir ja schon abgeklärt – Größe, Gewicht und so weiter. Da ist ja alles in Ordnung bei dir.		*Erläuterung der Untersuchung*
			Rückmeldung: in Ordnung
	Dann gibt es noch ein paar Dinge, die man besprechen muss in dem Alter. Zum Beispiel: Wie ist es mit der Periode?		*Stand der Pubertätsentwicklung*
	Hast du schon deine Periode?	leiser	
Jugendliche	Ja.		
Ärztin	Regelmäßig? Oder?		
Jugendliche	Ja.		
Ärztin	Probleme damit?		
Jugendliche	Na. Also – manchmal ein bisschen Bauchweh.	holt Luft, gedehnt	
Ärztin	Und was machst du dann?		
Jugendliche	Höchstens –	bewegt Kopf etwas hin und her	
Ärztin	Wärmflasche auf den Bauch. Und dann klappt es schon. Ja. Medikamente brauchst du so weiter nicht nehmen?	unterbricht, kurze Handbewegung	*Tipp*
Jugendliche	Nein.	schüttelt den Kopf	
Ärztin	Wenn man denn Sport macht, ist man nicht so ein Weichei.	ausholende Armbewegung rechts, beugt sich kurz vor	
	Dann ist man schon hart im Nehmen. Und es wird mit der Zeit auch besser. Nä?	Handbewegung links	

3.4 Jugendliche (13–14 Jahre)

Personen	verbal	nonverbal	Kommentar
	Und du weißt ja, was das bedeutet, wenn du Periode hast?	nickt, lächelt, wartet	vertiefende Frage zum Verständnis
Jugendliche	Ja, dann kann man auch Kinder kriegen.	blickt kurz zur Seite, leise	
Ärztin	Kann man auch Kinder kriegen. Und eigentlich kann man auch recht stolz sein, wenn man in dem Alter das nachweisen kann.	lächelt, nickt mit dem Kopf	psychosexuelle Entwicklung
	Ach ja. Ich bin eigentlich schon ein bisschen eine Frau. Das ist eigentlich das erste Zeichen dafür.	Ärztin breitet die Arme aus, Jugendliche dreht ihre Daumen	
	Und irgendwann kommt es dann, dass man einen Freund hat. Und darüber sollte man eigentlich mit seiner Mutter sprechen, wenn es soweit ist.		Freundschaft, Liebesbeziehung
Jugendliche	Ich habe noch keinen Freund.	schüttelt kurz den Kopf	klare Antwort
Ärztin	Du hast noch keinen Freund. Das ist gut, denn dann sage ich das heute gerade zum richtigen Zeitpunkt.	lächelt und legt den Kopf schief	
	Denn da sollte man vorher dran denken. Kannste jetzt ruhig mal vergessen.	hebt kurz eine Hand	
	Aber wenn es mal soweit ist, wenn du dich traust, dich mit deinem Freund zu verabreden, dann solltest du dich auch trauen, es mit deiner Mama zu besprechen.	breitet die Arme aus	
	Oder aber – ich kenn dich schon seit dem Kindergarten – kannst auch zu mir kommen.	zeigt mit einer Hand die Größe an	
Jugendliche	Hmhm.	nickt	
Ärztin	Das ist einmal das eine, was ganz wichtig ist.	mit einer Handbewegung	Themenwechsel
	Gut. Ich freu mich, wenn ihr viel unterwegs seid und in deiner Clique, wenn du dich wohl fühlst.	ausladende Armbewegung	

I Allgemeiner Teil – Grundlagen

Personen	verbal	nonverbal	Kommentar
	In dem Alter, wenn ich mich so zurückerinnere, hab ich mal angefangen, so Zigaretten auszuprobieren, zu rauchen.	führt Hände zusammen, blickt nach oben	Rauchen
	Wie sieht es bei euch aus in der Gruppe? Magst darüber reden? Oder ist das so ganz heimlich, ein Geheimnis?	bewegt die Finger auf dem Tisch, streicht sich übers linke Knie	
Jugendliche	Hhmm – Nein. Manche machen das. Aber ich mach das nicht. Ja. Mhmh.	schüttelt leicht den Kopf, hebt kurz die Hände	klare Antwort
Ärztin	Machst du nicht.		
Jugendliche	mhmh	schüttelt weiterhin den Kopf	
Ärztin	Ja, dann wirst du aber leicht gehänselt und ausgelacht. Ich kann mich noch gut daran erinnern, dass es heißt: Was, du bist ein Gesundheitsapostel.	hört zu, bewegt ihre Daumen gegeneinander, hebt den Kopf	Gruppendruck
Jugendliche	Nein, mmh. Nee, meine Freundinnen machen das auch nicht.	schüttelt den Kopf, verzieht den Mund, hebt die Hände an	
Ärztin	Machen das auch nicht. Ist gut. Es ist eben so. Man liest es überall. Hast es ja auch in der Familie gesehen, wenn jemand viel raucht, was dabei herauskommen kann. Aber es ist einfach so. Wenn man erst einmal angefangen hat, ruckzuck hängt man dran. Deswegen ist es wichtig, darüber nachzudenken und irgendwie für sich zu entscheiden.	gestikuliert mit beiden Armen	
	Zu sagen, nein, ich will das nicht. Es gehört nicht zu mir. Das Rauchen. Ich lass das, ganz unabhängig davon, was man hört und liest. Ich lass das bleiben. Fang das gar nicht erst an. Das würde ich dir gerne mit auf den Weg geben.	hebt zur Betonung die Hände, bewegt den rechten Arm zu sich.	
	Das gehört einfach auch dazu. Gut. Und die nächste Frage ist natürlich nach dem Alkohol.	Jugendliche nickt, Ärztin breitet die Arme aus, schüttelt Kopf und lächelt	Alkohol
Jugendliche	Ich hab das mal probiert. Aber das schmeckt mir nicht.	überlegt, schaut zur Seite, knetet die Finger	klare Antwort
Ärztin	Schmeckt dir nicht. Naja. Weil – ich weiß, mit 13, wenn so Feten in der Familie sind, zum Beispiel,	holt Luft	

3.4 Jugendliche (13–14 Jahre)

Personen	verbal	nonverbal	Kommentar
	dann bleiben manchmal so kleine Gläschen abends stehen. Die Eltern räumen das nicht gleich weg, dann kann man schon mal naschen. Davon.	zeigt mit zwei Fingern die Größe an	
	Und kann gucken, wie das schmeckt.	schaut die Jugendliche jetzt direkt an	
Jugendliche	Nee. Meine Mama trinkt auch keinen Alkohol.		
Ärztin	Ach, deine Mama.		
Jugendliche	Mir schmeckt das nicht.		
Ärztin	Muss man auch nicht unbedingt. Aber du hast es sicher schon bei Klassenkameraden gesehen, wie das ist mit dem Alkohol, welche Wirkungen das macht.	breitet die Arme aus, Geste mit der linken Hand, schaut erwartungsvoll zur Jugendlichen. Pause.	*welche Wirkungen*
Jugendliche	Ich weiß nicht.		
Ärztin	Gut. Jetzt haben wir auch noch das Drogenproblem angesprochen in dieser Art und Weise. Dich aufmerksam gemacht dazu.	breitet die Arme aus, Jugendliche nickt	
	Also Moni, ich hab den Eindruck, dass du körperlich gesund bist und auch entsprechend von der geschlechtlichen Entwicklung altersentsprechend bist.		*Zusammenfassung: insgesamt in Ordnung*
	Und – wenn irgendwas ist, kommst du wieder vorbei.		*Perspektive*

Reflexion: Was läuft gut? Der Ärztin gelingt ein guter Einstieg mit der Nachfrage, ob die Jugendliche geschickt wurde oder freiwillig kam. Anwärmphase über das Interesse für Handball. Die Ärztin benennt die zwei Komponenten der J1: Untersuchung und Gespräch. Die körperliche Untersuchung war in Ordnung. Die Ärztin setzt viel Gestik ein, um Kontakt aufzubauen. Zum Thema Pubertätsentwicklung fragt sie nach der Periode und vertiefend nach deren Bedeutung. Periode bedeutet Abschluss der Pubertätsentwicklung: *Dann kann man auch Kinder kriegen.* Die Jugendliche ist zur Untersuchung gekommen. Sie beantwortet alle Fragen der Ärztin. Sie zeigt Bewegung, als sie auf ihre Knieverletzung hinweist und als sie die Fahrgemeinschaft zu Sportveranstaltungen anspricht. Während des übrigen Gesprächs verhält sie sich ruhig. Mit Fragen nach Konsummustern hat die Ärztin die Jugendliche erreichen können. Die Jugendliche antwortet mit zwei Sätzen hintereinander. Rauchen: *Manche machen das. Ich mach es nicht. Nein.* Wenig später: *Meine Freundinnen machen das auch nicht.* Alkohol: *Ich habe es probiert. Es schmeckt mir nicht.*

Option: Offene Fragen stellen; klare Haltung der Jugendlichen würdigen.

Die Formulierung „körperliche" Gesundheit ist eng gefasst. Die Zielgrößen Verhaltensauffälligkeiten und Suchtfragen sind Teil der psychischen Gesundheit. Also besser: *Gibt es gesundheitliche Sorgen?*

Verwendung von: „wir" und „ihr": Wer ist damit gemeint? Für Jugendliche ist ein Arzt oder eine Ärztin in der Regel nicht ein nahestehender Erwachsener. Die Verwendung von „wir" – du und ich – von Seiten des Arztes kann als eine unangemessene Anbiederung verstanden werden. Auch die Verwendung von „ihr" – du und deine Freunde – verleitet zu pauschalisierenden Aussagen.

Aufklärung und Haltung zur Impfung

Hintergrund: Impfungen sind das Paradebeispiel erfolgreicher Primärprävention (Arzneimittelbrief 2017). Lebensbedrohliche Infektionskrankheiten wie Tetanus, Diphterie und Poliomyelitis haben durch Impfungen ihren Schrecken verloren. Voraussetzung für den Erfolg ist eine ausreichend hohe Teilnahme der Bevölkerung. Eine gesetzlich vorgegebene Impfpflicht gibt es nicht mehr. Impfempfehlungen setzen auf Überzeugungskraft und Freiwilligkeit auf der Basis von informiertem Einverständnis (Wiese-Posselt et al. 2011). Für Ärzte ist es nicht immer leicht zu akzeptieren, wenn ihre Empfehlungen nicht angenommen werden. Es entlastet, die Entscheidung dem Patienten, der Familie zu überlassen.

Eine **Impfberatung** muss über Nutzen und möglichen Schaden informieren. Einen geschlechtsspezifischen Schwerpunkt der Aufklärung haben die Röteln- und die HPV-Impfung. Seit 2007 gibt es die **HPV-Impfung** (HPV = Humane Papillom-Viren). Nutzen: Die Impfung kann langfristig Frauen vor einem Gebärmutterhalskrebs schützen. Unerwünschte und unmittelbar auftretende Wirkungen sind Schmerzen, Rötungen oder Schwellungen an der Einstichstelle sowie Kopfschmerzen, Muskelschmerzen und Müdigkeit (Hosse 2018). Die Wirksamkeit der HPV-Impfung beruht auf dem früh- und rechtzeitigen Zeitpunkt der Impfung – vor dem ersten Geschlechtsverkehr. Die HPV-Impfung wird nur zögerlich umgesetzt. Die Teilnahme an Impfungen weist große regionale Unterschiede auf. Das spricht für eine uneinheitliche Durchführung durch Ärzte (Büsching 2016, Werle 2014, Wieland 2017). Für Jugendliche gibt es weder für die erwünschte Wirkung noch für unerwünschte Wirkungen Langzeiterfahrungen (http://www.familie.de/gesundheit/hpv-impfung-531911.html, Wieland 2017).

Ins Gespräch kommen: Bei Jugendlichen stellt sich die Frage, an wen sich die Aufklärung zu richten hat: an den oder die Jugendliche oder an die Eltern, meist die Mutter. Informationen sollen eine informierte Entscheidung möglich machen. Aufklärung bezieht sich auf den Zusammenhang zwischen Impfung und psychosexueller Entwicklung.

3.4 Jugendliche (13–14 Jahre)

Beratung einer Jugendlichen: HPV-Impfung vor erstem Geschlechtsverkehr

Praxisassistentin = Assistentin, Jugendliche Nina, Gesprächsdauer: 2 Minuten

Personen	verbal	nonverbal	Kommentar
Assistentin	Jetzt hätte ich noch was – bezüglich Impfungen … Bezüglich Impfungen passt alles. Tetanus muss noch aufgefrischt werden. Da geb ich dir noch Unterlagen mit.	Jugendliche sitzt nach vorne gebeugt, nickt	*Thema, nonverbales Verhalten beachten!*
	Hast du schon mal was von einer HPV-Impfung gehört? Weißt du da irgendwas?		*Wissensstand, Aufklärung HPV*
Jugendliche	Keine Ahnung.	schüttelt Kopf	
Assistentin	HPV, das ist so ein Erreger, ein Virus, der kann Gebärmutterhalskrebs auslösen … und die HPV-Impfung ist eigentlich die erste Impfung, die erfolgreich gegen Krebs wirkt.		*Information*
	Sonst gibt es eigentlich keine solchen Impfungen, und wir raten das allen Jugendlichen		*Haltung zum Impfen*
	Und die Impfung sollte eigentlich durchgeführt werden – vor dem ersten Geschlechtsverkehr.	Jugendliche schwenkt den Kopf und dreht den Oberkörper zur Seite	*überraschte Reaktion*
	Es sind drei Teilimpfungen, nach 8 Wochen und 9 Monaten.	Jugendliche sitzt wieder gerade	

I Allgemeiner Teil – Grundlagen

Personen	verbal	nonverbal	Kommentar
Jugendliche	Hmmm.	hat die Hände im Schoß	
Assistentin	Und ist eigentlich recht gut verträglich. Ich hätte auch noch eine Infobroschüre, falls dich das interessiert.	Jugendliche lehnt sich zurück, sitzt entspannter.	Information
Jugendliche	Aja, ok.	nickt	
Assistentin	Die kann ich dir dann mitgeben. Was hältst du so von Impfungen?		Nachfrage nach Meinung der Jugendlichen
Jugendliche	Ja, wenn es sein muss, dann lass ich mich schon impfen.	Schulterzucken	
Assistentin	Also sinnvoll wäre es auf alle Fälle.		Haltung zum Impfen
Jugendliche	– ja – kann ich mir ja mal überlegen.	Schulterzucken	
Assistentin	Genau.		

Reflexion: Die Praxisassistentin fragt nach dem Wissensstand. Sie informiert über die HPV-Impfung. Die Jugendliche hört zu. Sie äußert ihre Überraschung nonverbal durch Körperhaltung und Haltungsänderung.

Option: Nachfragen zu Wissen und Einstellungen: Hast du eine Vorstellung, wo Gebärmutter und Gebärmutterhals sind? Gibt es schon eine engere Beziehung? Planendes Verhalten für einen ersten Geschlechtsverkehr?

Genußmittel – Konsummuster, Wirkungen

Hintergrund: Das Ausprobieren von Nikotin und Alkohol hat die Funktion, sich Verhaltensweisen von Erwachsenen anzueignen. Erwachsene sollen zu einem kontrollierten Umgang fähig sein. Erfahrungen mit Alkohol (*schon mal getrunken*) haben in diesem Alter 90 % der Jugendlichen (Hagen und Strauch 2011). Ein Drittel der Jugendlichen im Alter von 14 Jahren raucht. Der Anteil der Jugendlichen, die rauchen, ist nach den Ergebnissen der KiGGS-Studien zurückgegangen (Mautz et al. 2018). Von den Jugendlichen, die im Alter von 11 bis 17 Jahren rauchten, rauchten jedoch etwa 80 Prozent der Mädchen und etwa 90 Prozent der Jungen als Erwachsene im Alter von 19 bis 24 Jahren weiter (Zeiher at al. 2018, Raucherquote bei Jugendlichen). Tabakprävention kann durch Maßnahmen der Verhältnisprävention wie Besteuerung und Werbeverbote noch wirksamer gestaltet werden (Mautz et al. 2018). Erfahrungen mit Alkohol (*schon mal getrunken*) gaben 90 % der Jugendlichen an, die an der J1 teilgenommen hatten (Hagen und Strauch 2011).

> Beratung, die nur auf die Gefahren von Zigaretten und Alkohol hinweist, ist wirkungslos.

Gesprächsziel Genussmittel: Im Gespräch geht es darum, Konsummuster der verschiedenen Genussmittel zu erfragen.

- Wieviel wovon? Positiv ansprechen: *Wie viel verträgst Du? Wann hast du Alkohol zu dir genommen oder geraucht? In welcher Situation?* Ärzte bringen ihre Stärke ein, indem sie die Pharmakologie der Psychopharmaka Nikotin und Alkohol besprechen (Blutspiegel, Wirkungsdauer). Ein Austausch über Wirkungen aus eigener Erfahrung gibt Jugendlichen einen Expertenstatus und führt zu einem Gespräch auf Augenhöhe.
- Wie wirkt es? Was ist die erwünschte Wirkung: Entspannung, Abbau von Stress (welcher?), Geselligkeit, Gefühl von Stärke. Wie lange wirkt es? Was sind Nachwirkungen, unerwünschte Wirkungen? War es schon mal zu viel? Hat die/der Jugendliche schon einmal einen Rausch gehabt? Einen Kater/„Nachbrand"? Vor- und Nachteile zum Thema zu machen, ermöglicht eine eigene Abwägung. Ein erster Schritt besteht darin, durch Fragen die Aufmerksamkeit (awareness) für das Thema zu fördern.
- Abhängigkeit: Ein hoher Konsum zählt als riskanter Gebrauch, ist aber (noch) nicht gleichzusetzen mit Sucht. Hinweise auf mögliche Abhängigkeit geben orientierende Fragen über Entzugserscheinungen als Folge eines Absinkens des Blutspiegels. Sie sind nach einem längeren Intervall nach der letzten Einnahme zu erwarten. Deshalb fragt man für Nikotin und Alkohol nach der ersten Einnahme morgens – für Alkohol die CAGE-Fragen (Mayfield et al. 1974), für Zigaretten der Fagerström-Test (Fagerström und Schneider 1989; ▶ Kap. 12 Sucht).
- Jugendliche, die noch gar keine Erfahrungen mit Zigaretten und Alkohol haben, bilden eine Minderheit. Die spannende Frage an sie lautet: Wie schaffst du das? Wie kann Abstinenz weiter erhalten werden? (Bundeszentrale für gesundheitliche Aufklärung o. J.: „Förderung des Nichtrauchens", „Gesund aufwachsen in rauchfreier Umgebung"; Miller und Rollnick 2004.)

I Allgemeiner Teil – Grundlagen

Rauchen Konsummuster – Hinweise auf Abhängigkeit?

Praxisassistentin = Assistentin, Jugendlicher Alex 13 Jahre, Ausschnitt, Gesprächsdauer: 3 Minuten

Personen	verbal	nonverbal	Kommentar
Jugendlicher	Rauchen ist cool.		
Assistentin	Wie ist es von der Ausdauer? Kriegst du da manchmal Husten oder so was? Oder merkst du, dass dir das Rauchen nicht so gut tut?		Ausdauer
Jugendlicher	Ich merk das, wenn ich in der Schule die Treppen hochgehe, da fühl ich mich manchmal so wie ein alter Mann.		
Assistentin	OK. Wie lange rauchst du denn schon und wie viel am Tag?		Konsummuster, welche Situation?
Jugendlicher	Das kommt halt darauf an, ob ich Stress hab. – Ja, so eine halbe Schachtel kommt schon hin.		Wie viel?
Assistentin	Kommt schon hin. Und wann die erste – in der Früh?		Hörersignal, erste Zigarette
Jugendlicher	Ich muss erstmal wach werden. Dann geh ich auf den Balkon raus und zünd mir eine an. Und ich schau auf die Straße und rauch nebenbei.	lächelt, bewegt Oberkörper und linken Arm	Emotion: Stolz
Assistentin	Hast du schon mal überlegt, wie es ohne Zigarette wäre?	Jugendlicher unterbricht, lebhaft, wendet sich kurz zur Seite	Pause einlegen – Dosis vermindern?
Jugendlicher	Nein, das geht nicht, das geht überhaupt nicht.	schnell dazwischen, schüttelt den Kopf	
Assistentin	Ob du das uncool findest?		

3.4 Jugendliche (13–14 Jahre)

Personen	verbal	nonverbal	Kommentar
Jugendlicher	Das ist völlig uncool.		
Assistentin	Das ist uncool. Da gibt es – keine Geschichte, wo du so sagst – Äh, jetzt müsste ich was anderes finden?		*Hörersignal, Alternativen*
Jugendlicher	Da hab ich nicht drüber nachgedacht.	wirkt ernst	
Assistentin	Nicht darüber nachgedacht. OK. Ich würd dir einfach so ein paar Flyer mitgeben. Wenn du wirklich mal Interesse hättest, kannst du gerne …	mit begleitender Handbewegung	
Jugendlicher	Da müsst ich ja wieder was lesen. Gibt es nicht was anderes?	dazwischen, wirkt genervt	*zeigt Interesse*
Assistentin	… wieder her kommen. Ich hab auch ein kleines Filmchen, das ich dir mitgeben kann.	fährt fort	
Jugendlicher	Ja, das würde gehen.	nickt	
Assistentin	Das ist eher cool. Bei youtube gibt es die bestimmt. Genau. Nein. Also ne kleine DVD, wo alles draufsteht, worauf man achten kann. Wie man eher reduzieren könnte – zum Beispiel nur in der Gruppe …	beide lachen, wieder ernst	
Jugendlicher	Könnt ich mir eher vorstellen.		
Assistentin	Dass man zumindest sagt, man findet ein vernünftiges Level.	mit begleitender Handbewegung	
Jugendlicher	Kann ich mir ja mal anschauen.		
Assistentin	Ok. Wie ist das, wenn wir über das Thema sprechen? Ist dir das unangenehm?		
Jugendlicher	Nein, ist ganz gut – so locker, deswegen. Ist mal was anderes.		
Assistentin	Ist mal was anderes. Und deine Eltern – wissen die Bescheid?		
Jugendlicher	Nee, gar nicht.	schüttelt den Kopf	
Assistentin	Wir werden es auch nicht weitergeben. Wegen der Schweigepflicht. Ist so ne Sache zwischen uns. Aber du kannst ja doch, natürlich jederzeit, wenn du sagst, das ist jetzt doch so was, das entgleitet mir jetzt alles. Ich weiß nicht, wie ich von dem ganzen wegkommen soll. Da gibt's da Informationen.	mehrfache Armbewegungen, seitwärts	*Vertraulichkeit*

Personen	verbal	nonverbal	Kommentar
Jugendlicher	Also Zigaretten kann ich mir dann reinziehen. Aber Alkohol, das muss nicht sein.		Alkohol
Assistentin	Ja, wenn das nur ab und an ist, und du sagst, du hast es im Griff, ist es auch völlig in Ordnung. Das gehört ja auch zum Erwachsenwerden dazu, dass man Sachen ausprobiert.		Rückmeldung zum Gespräch
	Das ist eine supervernünftige Einstellung. Bitte dabei bleiben.		Würdigung
	Du wirst jetzt noch zum Arzt zur körperlichen Untersuchung kommen. Und das andere geb ich dir dann noch.		Perspektive

Reflexion: Die Assistentin erfragt orientierend Konsummuster und fragt nach Hinweisen auf Abhängigkeit: rauchen, obwohl krank, Erste Zigarette morgens nach dem Aufwachen? Ärgerlich, wenn man darauf angesprochen wird? Sie weist auf Vertraulichkeit und Schweigepflicht hin. In ihrem Informationsangebot zeigt sie sich flexibel: Wenn nicht Faltblatt, dann Film. Der Jugendliche antwortet offen und vertrauenswürdig. Im Wechsel zwischen Lachen und ernsthaftem Gespräch entwickelt sich eine gute Beziehung. Die Rückmeldung ist konstruktiv: Ausprobieren gehört zum Erwachsenwerden dazu. Perspektive: Du kannst wiederkommen.

Ausblick: Jugendgesundheitsuntersuchung

Eine breit angelegte Präventionsmaßnahme braucht eine systematische Auswertung und Berichterstattung. Die Jugendgesundheitsuntersuchung wurde vom Zentralinstitut für die kassenärztliche Versorgung in der Bundesrepublik Deutschland bundesweit ein einziges Mal ausgewertet (Altenhofen und Olivera 1998). Im Rahmen der ersten KiGGS-Studie wurden auch Ergebnisse der J1 Untersuchungen ausgewertet. Bei den teilnehmenden Jugendlichen wurden als Gesundheitsrisiken hohe Cholesterinspiegel festgestellt (Hagen und Strauch 2011). Zur Häufigkeit von riskantem Verhalten und von Auffälligkeiten der Entwicklung gab es keine Daten.

Riens und Mangiapane (2013) errechneten auf der Basis von kassenärztlichen Abrechnungsdaten der Jahre 2007 bis 2010 für das Jahr 2010 eine Teilnahmerate der Fünfzehnjährigen von 43 % dieser Altersgruppe. Sie fanden große regionale Unterschiede. Einladungsmodelle und schulbezogene Informationsveranstaltungen wirkten sich in einer erhöhten Beteiligung aus. Fortlaufende Auswertungen der Inhalte der J1 wurden schon nach der ersten Auswertung aus Kostengründen eingestellt. Eine Chance für Qualitätssicherung bleibt ungenutzt.

Literatur

Altenhofen L, Olivera J (1998) Ergebnisse der Jugendgesundheitsberatungen in der Bundesrepublik Deutschland 1996. Kurzfassung: Zentralinstitut für die kassenärztliche Versorgung in der Bundesrepublik Deutschland.

Arzneimittelbrief (2017) Nebenwirkungen und Komplikationen von Impfungen in Deutschland im Jahr 2015. 51, 38–39.

Bundeszentrale für gesundheitliche Aufklärung (2015) Portal Sexualaufklärung: Verhütung und Familienplanung, Jugendsexualität. https://www.sexualaufklaerung.de/ (Zugriff am 31.07.2018).

Bundeszentrale für gesundheitliche Aufklärung (o. J.) Alkoholprävention. https://www.bzga.de/infomaterialien/alkoholpraevention/ (Zugriff am 29.07.2018)

Bundeszentrale für gesundheitliche Aufklärung (o. J.) Förderung des Nichtrauchens. https://www.bzga.de/infomaterialien/foerderung-des-nichtrauchens/ (Zugriff am 29.07.2018).

Bundeszentrale für gesundheitliche Aufklärung. Gesund aufwachsen in rauchfreier Umgebung. Leitfaden für Kinder- und Jugendärzte, Hebammen und Praxisassistenten. https://www.dkfz.de/de/rauchertelefon/download/BZgA_Aufwachsen_in-rauch freier_Umgebung.pdf (Zugriff am 29.07.2018).

Bundeszentrale für gesundheitliche Aufklärung Raucherquote bei Kindern und Jugendlichen. Nichtrauchen – Bei Jugendichen im Trend. https://www.rauchfrei-info.de/informieren/verbreitung-des-rauchens/raucherquote-bei-kindern-jugendlichen/ (Zugriff am 29.07.2018).

Büsching U (2016) Umsetzung der HPV-Impfempfehlung. Auswertung einer Umfrage in Kinder- und Jugendarztpraxen. Pädiatrische Praxis 85: 535–544.

Dörr H-G, Rascher W (2002) Praxisbuch Jugendmedizin. München: Urban und Fischer.

Dörr H-G und Netzwerk Hypophysen- und Nebennierenerkrankungen e. V. (2011) Störungen der Pubertätsentwicklung. Information für Eltern, Kinder und Jugendliche. http://docplayer.org/8283192-Stoerungen-der-pubertaetsentwicklung.html (Zugriff am 29.07.2018).

Eichholz C, Niehammer U, Wendt B, Lohaus A (1994) Medienpaket zur Sexualerziehung im Jugendalter. Göttingen: Verlag für angewandte Psychologie.

Fagerström K, Schneider N (1989) Measuring nicotine dependence: A review of the Fagerstöm Tolerance Questionnaire. J Behav Med 12: 159–181.

Gille G (2015/2016) „Overnewsed and underinformed" Ist die Sexualaufklärung eine ärztliche Aufgabe? Pädiatrische Praxis 85: 23–34.

Hagen B, Strauch S (2011) Jugendgesundheitsuntersuchung J1. Auswertung von Daten aus der KiGGS-Umfrage. (The J1 adolescent health check-up J1: analysis of data from the German KiGGS survey.) Dtsch Arztebl Int 108(11): 180–186. DOI: 10.3238/arztebl.2011.0180.

Hosse E (2018) Die HPV-Impfung – was dafür spricht. HPV-Impfung: Risiken und Nebenwirkungen. zeitschrift-familie-co. http://www.familie.de/gesundheit/hpv-imp fung-531911.html (Zugriff am 29.07.2018).

Jugendgesundheitsuntersuchung J1-Richtlinie des Bundesausschusses der Ärzte und Krankenkassen vom 26. Juni 1998, zuletzt geändert am 21.07.2016, veröffentlicht im Bundesanzeiger AT 12.10.2016 B4, in Kraft getreten am 1. Januar 2017.

Jungensprechstunde (2015) Deutsche Gesellschaft für Urologie e. V. und Berufsverband der Deutschen Urologen e. V. (Hrsg.) Informationen zur körperlichen und emotionalen Entwicklung in der Pubertät, zur Sexualität, über gesundheitsbewusstes Verhalten, zu urologischen Erkrankungen und altersgerechten Impfungen. Pdf-Broschüre zum Download unter www.jungensprechstunde.de (Zugriff am 20.07.2018).

Loveline.de. Das Jugendportal der Bundeszentrale für gesundheitliche Aufklärung. https://www.loveline.de/startseite.html (Zugriff am 29.07.2018).

Mauz E, Kuntz B, Zeiher J, Vogelgesang F, Starker A, Lampert T, Lange C (2018) Entwicklung des Rauchverhaltens beim Übergang vom Jugend- ins junge Erwachsenenalter – Ergebnisse der KiGGS-Kohorte. Journal of Health Monitoring 3(1), Robert Koch-Institut, Berlin. DOI 10.17886/RKI-GBE-2018-012.

Mayfield D, McLeod G, Hall P (1974) The CAGE questionnaire: validation of a new alcoholism screening instrument. Am J Psychiatry 131: 1121–3.

Miller WR, Rollnick S (2004) Motivierende Gesprächsführung. Freiburg: Lambertus.

Peschel T, Twork S, Kugler J (2011/2012) Mit welchen Beschwerden gehen Jugendliche zum Arzt? Ergebnisse einer Schülerbefragung in Sachsen. Pädiatrische Praxis 78: 631–641.

Riens B, Mangiapane S (2013) Teilnahme an der Jugendgesundheitsuntersuchung J1 – Eine retrospektive Kohortenstudie. Zentralinstitut für die kassenärztliche Versorgung in Deutschland. Versorgungsatlas.de https://www.versorgungsatlas.de/fileadmin/ziva_docs/42/J1_Bericht_Final_20130426.pdf (Zugriff am 29.07.2018).

von Hagen C, Koletzko B (Hrsg.) (2013) Alkoholmissbrauch im Kindes- und Jugendalter. Stuttgart: Kohlhammer.

Werle J (2014) IMPFEN UND J1. Fragebogenaktion für die 7. Klassen in den Schulen im Ostalbkreis. Ergebnisse der Jahre 2008 bis 2013. https://www.ostalbkreis.de/sixcms/media.php/26/2014_Bericht_Impfen_und%20J1.pdf (Zugriff am 29.7.2018).

Wieland U (2017) Die prophylaktische HPV-Impfung: Aktuelle Daten und mögliche zukünftige Indikationen. Pädiatrische Praxis 87: 223–231.

Wiese-Posselt M, Tertilt C, Zepp F (2011) Impfempfehlungen für Deutschland. Dtsch Arztebl Int 108: 771–780. DOI 10.3238/arztebl.2011.0771.

Wittkamp V (2016) Fit im Schritt. Wissenswertes vom Urologen. München: Piper

Zeiher J, Starker A, Kuntz B (2018) Rauchverhalten von Kindern und Jugendlichen in Deutschland – Querschnittergebnisse aus KiGGS Welle 2 und Trends. Journal of Health Monitoring 3(1), Robert Koch-Institut, Berlin. DOI 10.17886/RKI-GBE-2018-008.

Siehe auch ▶ Kap. 4.4 Früherkennung, ▶ Kap. 4.5 Verhaltensprobleme, ▶ Kap. 6 Bauchschmerzen, ▶ Kap. 7 Chronisch krank, ▶ Kap. 8 Schulversäumnis, ▶ Kap. 12 Sucht

4 Gespräche mit mehreren Personen

Mehrpersonengespräche nehmen mehr Zeit in Anspruch als Einzelgespräche. Die Herausforderung besteht darin, jeder Person mit ihrer eigenen Sichtweise gerecht zu werden. In der Ambulanz einer englischen Kinderklinik wurden anhand von Tonaufnahmen die jeweiligen Gesprächsanteile von Ärzten, Eltern und Kindern untersucht. Das Alter der Kinder lag zwischen 4 Wochen und 14 Jahren. Der Redeanteil der Ärzte betrug 61 %, der Anteil der Kinder am Gespräch lag bei 3 % (Wassmer et al. 2004). Bei Videoaufnahmen mit Kindern von 4 bis 12 Jahren in der Sprechstunde von holländischen Hausärzten betrug der Redeanteil der Ärzte 52 %, der Anteil der Mütter 38 % und der der Kinder 10 %, mit einer Spanne zwischen 2 und 14 %. Ärzte bemühten sich bei Kindern vorwiegend um eine gute Beziehung, etwa indem sie Späße machten. Je älter Kinder waren, desto mehr wurden sie auch als Informanten in das Gespräch mit einbezogen. Bei den Gesprächen über Behandlungsempfehlungen sollten Kinder mehr mit einbezogen werden (Tates et al. 2002).

Warum läuft das Gespräch gut? – der Beitrag des Arztes

Den Behandlungsraum als einen Platz für Kinder gestalten! Kinder wollen wahrgenommen werden. Zur Strukturierung der Gesprächssituation gehören eine für Kinder und Jugendliche passende Ausstattung an Sitzgelegenheiten und Materialien und Ansagen: Was darfst du? Was nicht? Um Kindern einen Platz einzuräumen, muss man zwischen kindgerechter und erwachsenengerechter Sprache wechseln. Die Steuerung des Gesprächs kann verbal oder nonverbal erfolgen. Verbal durch einen Vorschlag oder eine Ansage zur Tagesordnung, etwa: *Nur einer auf einmal: Erst das Kind, dann die Mutter*. Wirksam ist eine nonverbale Steuerung durch Blickkontakt und Körperhaltung. Indem ich mich einer Person zuwende und einer anderen Person die Schulter zeige, fordere ich mein Gegenüber nachdrücklich zum Reden auf.

I Allgemeiner Teil – Grundlagen

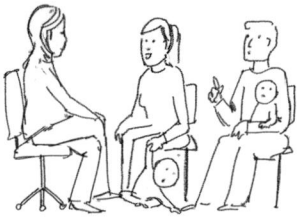

Die Ärztin steuert nonverbal das Gespräch durch ihre Körperhaltung. Der Vater will eine Frage stellen. Er kommt nicht zum Zuge. Die Ärztin ist in diesem Augenblick der Mutter zugewandt.

Wenn einer gar nicht redet, nachfragen: *Sie haben die ganze Zeit zugehört und nichts gesagt. Mich würde Ihre Sichtweise interessieren. Was denken Sie?* Kinder und Jugendliche: *Was denkst du? Möchtest du etwas sagen?*

Warum läuft das Gespräch gut? – der Beitrag der Eltern

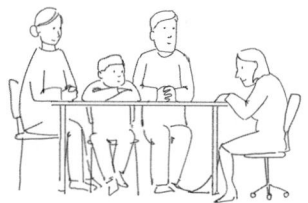

Einschulungsuntersuchung

Die Ärztin spricht mit dem Kind. Sie wartet auf Antworten des Kindes. Die Eltern sagen nichts und tragen dadurch zum Gelingen des Gesprächs bei. Sie signalisieren, dass sie ihrem Kind und auch der Ärztin vertrauen. Es ist wichtig, den Beitrag der Eltern zu würdigen.

Warum läuft das Gespräch gut? – der Beitrag der Kinder

Situation: beide Eltern und zwei Kinder. Alle Familienmitglieder sitzen nebeneinander. Der Vater als Wortführer sitzt der Ärztin am nächsten. Das Kind, um das es geht, also der Patient, sitzt am weitesten entfernt. Die Mutter, die Kinder – das Mädchen und der Säugling – verhalten sich die ganze Zeit über – 10 Minuten – ruhig. In dieser Situation ist es gut, die Kinder zu loben!

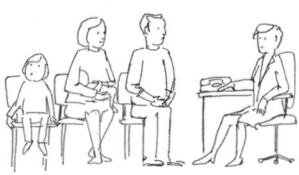

Eine ganze Familie in der Sprechstunde

Im Mittelpunkt steht der Patient. Passt diese Sitzordnung dazu? In Abhängigkeit vom Temperament des Kindes kann das passend sein. Sie gibt dem Kind die Möglichkeit, sich hinter den Eltern zu verstecken und sich auf die Situation einzustellen. Insgesamt geht es darum, Nähe und Distanz zu beachten. Ein lebhaftes Kind würde aufspringen, aktiv werden und auf sich aufmerksam machen.

Die folgenden Kapitel thematisieren unterschiedliche klinische Situationen: Ein akut krankes Kind, eine nächtliche Notfallsituation, die zunächst vor allem nonverbal geregelt wird, ein Kind mit Handicap in einer Rehabilitationsbehandlung, ein Gespräch aus der Früherkennung und ein Kind mit Verhaltensproblemen.

An den Gesprächen nehmen jeweils drei oder mehr Personen teil. Es finden Dialoge in verschiedenen Paarungen statt mit Unterbrechungen und mit Themenwechseln. Verbale und nonverbale Verständigungen laufen gleichzeitig und nebeneinander ab.

Literatur

Nemetschek P (2006) Systemische Familientherapie mit Kindern, Jugendlichen und Eltern. Lebensfluss-Modelle und analoge Methoden. Stuttgart: Klett-Cotta.

Steininger C (2002) Familiäre Beziehungsmuster von Kindern und Jugendlichen mit einer internalisierenden und externalisierenden Störung: Eine Beobachtungsstudie. Berlin: Reihe Psychologie, Lehmanns Media.

Steininger C (2010) Videogestützte Interaktionsbeobachtung von Familien. Praxis der Kinderpsychologie und Kinderpsychiatrie 59: 174–192.

Tates K, Meeuwesen L, Bensing J, Elbers E (2002) Joking or decision-making? Affective and instrumental behaviour in doctor-parent-child communication. Psychology and Health 17: 281–295.

Wassmer E, Minnaar G, Abdel Aal N, Atkinson M, Gupta E, Yuen S, Rylance G (2004) How do paediatricians communicate with children and parents? Acta Paediatr 93: 1501–1506.

I Allgemeiner Teil – Grundlagen

4.1 Ein Arztbesuch – „Mein Kind ist krank"

Die Erstvorstellung eines neuen Patienten ist für den Arzt eine Routinesituation. Für Kind und Mutter ist es eine neue Situation, mit einem neuen Arzt.

Akut krankes Kind

Arzt, Mutter, Kind Annette, 4 Jahre alt, Krankenschwester = Assistentin, nur zeitweise anwesend, Dauer der Konsultation: 20 Minuten

Personen	verbal	nonverbal	Kommentar
		Arzt hat Mutter und Kind begrüßt. Jeder bekommt einen Platz. Die Mutter sitzt. Der Arzt setzt sich.	*Begrüßung*
Arzt	Du darfst dich einfach neben Deine Mama setzen. Kannst einfach noch ein bisschen näherkommen. So.	zum Kind, zeigt. Mutter schaut zu Kind. Arzt beugt sich über den Schreibtisch vor.	*Gesprächsbeginn, dem Kind einen Platz geben*
	Sie sind in der Notfallambulanz.	zur Mutter	*Fragestellung*
Mutter	Also eigentlich – ich denke es ist nichts Dramatisches, aber wir waren im Urlaub. Und am Montag früh fing es an, dass es ihr schlecht ging, dass sie schlapp war, ich denke auch ein bisschen Fieber hatte, es ihr einfach nicht gut ging.	zum Arzt. Arzt hört zu, mit Blickkontakt. Mutter wendet sich während der Schilderung dem Kind zu. Arzt schaut weiterhin Mutter an, hört zu.	*Anlass zur Vorstellung Vorgeschichte Blickkontakt, zuhören*
	Dann bin ich in Österreich in die Apotheke gegangen. Das –	Mutter dreht sich nach hinten, holt zwei Medikamenten-Packungen aus ihrer Tasche, legt sie auf den Schreibtisch, wendet sich dem Arzt zu	
Arzt	hmm		*Hörersignale*
Mutter	– und das.		
Arzt	hmm		
Mutter	Und wir haben es ihr gegeben am Montagabend und am Diens-	Arzt nickt, Mutter greift zum Hals	*begleitende Gestik*

4.1 Ein Arztbesuch – „Mein Kind ist krank"

Personen	verbal	nonverbal	Kommentar
	tag dreimal, weil das auch entzündungshemmend ist,		
Arzt	hmm	Arzt lehnt sich zurück, greift zum Kugelschreiber in der Brusttasche	
Mutter	und ich auch nicht so genau wusste, was sie am Hals hat. Und dann ging es ihr gestern noch einigermaßen. Heute Vormittag hab ich es ihr nicht gegeben, und dann ist es ihr richtig schlecht gegangen. Also da lag sie wirklich da, hatte 38,5 Fieber, war richtig schlapp, hat viel geschlafen. Und wir sind dann zurückgefahren im Auto. Es war ganz schlimm. Ich wollte eigentlich ständig anhalten. Ständig frische Luft schnappen.	Mutter legt erst eine Packung auf den Tisch, dann die andere Packung. Mutter blickt zur Seite, zum Kind, wendet sich dann dem Arzt zu. Arzt nickt. Mutter schaut zum Kind. Arzt äußert gelegentlich „hmm", unterbricht, stützt den Kugelschreiber auf den Tisch.	hohes Sprechtempo als Hinweis auf Sorge, Arzt hat länger als eine Minute zugehört, wiederholte Hörersignale
Arzt	Also Sie sind jetzt direkt aus dem Urlaub hier.		Arzt fasst zusammen
Mutter	Wir sind aus dem Urlaub hier.		
Arzt	Hmm. Und wann ging das los? Montag, das war dann der …?	nickt der Mutter zu und beginnt zu schreiben, spricht zur Mutter mit Blick zur Aufzeichnung	Klärungsphase
Mutter	Der 9., glaube ich.		
Arzt	Fieber hatte sie da – ja?	während des Schreibens	
Mutter	Ich denke ja, wir haben noch nicht gemessen.		Symptome: Fieber
Arzt	Sie hatten kein Thermometer dabeigehabt?	schaut hoch, schaut die Mutter an	
Mutter	Wir hatten dann eins in der Apotheke geholt. Da hab ich dann heute gemessen.	Arzt schreibt	
Arzt	Ok. Und Sie sagten Halsschmerzen – oder?	blickt hoch, schaut die Mutter an, Mutter hebt Hand zur Nase, Arzt schreibt	Halsschmerzen
Mutter	Schnupfen sowieso. Es lief die ganze Zeit. Über Halsschmerzen	schüttelt beide Schultern, Arzt schreibt und nickt	Schnupfen

I Allgemeiner Teil – Grundlagen

Personen	verbal	nonverbal	Kommentar
	hatte sie geklagt. Sie hatte dieses ganze Erkältungsprogramm.		
Arzt	Husten auch?		*Husten*
Mutter	Ein bisschen Husten hast du auch. Schon.	dreht sich zum Kind	
Arzt	Gut. Erbrechen und Durchfall war nicht dabei?	zur Mutter, schreibt, Pause von 10 Sekunden	
Mutter	Nein.	schaut zum Arzt.	
Arzt	Gut, und – äh – das war Montag. Sie waren im Urlaub.	mit Blick auf die Aufzeichnung, schreibt.	
Mutter	Genau, und dann sind wir Montag am Nachmittag, oder Spätnachmittag zur Apotheke.	schaut ihm zu	
Arzt	Wo waren Sie denn?	schaut hoch	
Mutter	(nennt Urlaubsort)	nimmt den Kopf hoch, Blick zum Arzt	
Arzt	Ok.		
Mutter	Nicht weit.	Mutter schüttelt kurz den Kopf während er schreibt.	
Arzt	Ähm – und dann – Apotheke – Und da haben Sie dann das fiebersenkende Mittel bekommen und Hustenpastillen.	schaut jetzt zu den Packungen, schreibt weiter	*Medikamente*
Mutter	genau		
Arzt	Und das fiebersenkende Mittel haben Sie regelmäßig genommen?	nickt mehrfach, schreibt weiter	*Einnahme*
Mutter	Montagabend und gestern – in der angegebenen Dosierung, für ihr Alter und ihre Gewichtsklasse.		
Arzt	Hmm.	nickt während er schreibt	
Mutter	Und dann hab ich es heute nicht mehr gegeben, weil wir heute nach Hause fahren sollten. Ich finde es nicht so gut, einfach auf Verdacht was zu geben. Und dann ging es ihr schlagartig schlecht heute Vormittag.		
Arzt	Hmm. Was heißt richtig schlecht?		*Klärungsfrage*
Mutter	Ja im Sinne von: sie lag halt dann nur noch im Bett und hatte 38,5 Fieber, hat nur noch geschlafen, richtig schlapp, ja so richtig darnieder lag sie.	nickt mehrfach	

4.1 Ein Arztbesuch – „Mein Kind ist krank"

Personen	verbal	nonverbal	Kommentar
	Ich wär sonst auch zu meinem Kinderarzt gegangen. Aber der hat heute leider geschlossen. Und die Vertretungsärzte auch.	Das Kind beugt sich vor, Mutter schaut zum Kind, wendet sich dem Arzt zu	
Arzt	Ja – Mittwoch!	schaut zur Mutter hoch	
Mutter	Genau.		
Arzt	Ok. Annette, du darfst dich schon ausziehen.	Zum Kind. Mutter schaut auch zum Kind. Arzt schaut und wartet. Mutter dreht sich dem Kind zu und nickt.	*Blickrichtung Arzt – Kind Blickrichtung Mutter – Kind*
Mutter	Ja.		
Arzt	Damit ich dich jetzt angucken kann. Damit wir schauen, warum du so Fieber hast.	zum Kind, Arzt neigt den Kopf zur Seite, Mutter sitzt, dreht sich in Richtung Untersuchungsliege	*Ansage der Untersuchung*
Mutter	Kannst Dich da raufsetzen.	zeigt dem Kind	
Kind	Ah-ah	ablehnend	
Mutter	Schau mal – was ist denn das? Was ist das für ein Foto, für ein Bild? Das kennst du doch. Toll oder was?	rasch: deutet zur Wand, lächelt zum Kind hin, beugt sich runter und flüstert zum Kind, dann laut	*Mutter unterstützt den Arzt, freundlicher Ton zum Kind*
	Ja. Hör mir mal zu: Heute ging es dir so schlecht. Willst du, dass es dir heute Abend auch wieder so schlecht geht? Nee, oder? Also, mach mal.		*Mutter strenger im Ton*
Kind	Nnaah	protestiert	
Mutter	Mausilein. Manche Sachen muss man halt machen.	beugt sich zum Kind, fasst es an	
Kind	Äh-ähm	protestiert	
Mutter	Das gehört dazu: Abhören, in die Ohren schauen, in den Mund schauen.		
Kind	Äh-ääh äh-ääh	lauter	
Arzt		Setzt an, das Kind mit Namen anzusprechen. Als die Mutter weiterspricht, notiert er noch etwas.	
Mutter	Hier unten ist das schlecht. Das ist keine gute Idee. Ok!	zum Kind, schüttelt den Kopf, strenger im Ton, Arzt wartet	
		Mutter energisch, greift zu und hebt das Kind hoch, das sich zurückbäumt, sich an die Mutter	

I Allgemeiner Teil – Grundlagen

Personen	verbal	nonverbal	Kommentar
		klammert und jetzt ganz laut schreit	
Kind	Nein!	Mutter steht auf mit dem Kind und trägt das Kind zur Untersuchungsliege.	
Mutter	Schau, du kannst dir da oben die Sachen angucken.		*Ablenkungsversuch durch Themenwechsel*
Kind	Nein!	protestiert laut, jammert	
Mutter	Geht ganz schnell – aber manches muss mal eben. Mir wärs lieber, wenn du mithilfst.		
Arzt	Ne chronische Erkrankung hat sie nicht?	schaut vom Schreibtisch hoch, wendet sich der Mutter zu	
Mutter	Nee.	zum Arzt	
Arzt	Keine Medikamente?		*ergänzende Informationen*
Mutter	Keine Medikamente, keine Allergie.		
Arzt	Hmm. Und sie ist geimpft?	schreibt	
Mutter	Komplett durchgeimpft, auch gegen Zecken und Windpocken. Alles was es so gibt.		
Mutter	Sitzt du bitte anders.	Zum Kind, zieht dem Kind das Hemd über den Kopf. Kind jammert laut. Arzt greift zu dem neben ihm auf dem Schreibtisch liegenden Stethoskop, schaut auf seine Aufzeichnungen.	*Schreiben, Gelegenheit zur Reflexion*
		Arzt wendet sich von seinem Stuhl aus dem Kind zu	*Arzt mit Distanz zum Kind*

4.1 Ein Arztbesuch – „Mein Kind ist krank"

Personen	verbal	nonverbal	Kommentar
Kind	Nur Schuhe.	zur Mutter	
Mutter	Ja, nur Schuhe (ausziehen).	zum Kind	
Arzt	Annette, wie alt bist du eigentlich? Bist du so?	zum Kind, zeigt drei Finger	*Beginn mit nonverbaler Verständigung*
Kind	Vier.	zum Arzt, in normalem Ton	
Arzt	Schon vier!		
Kind	Ja.		
Arzt	Gehst du auch in den Kindergarten?		
Kind	Ja.		
Arzt	Und was hast du im Urlaub am liebsten gemacht?	wartet	
	Wart ihr wandern? Wart ihr auf den Bergen?	wartet 10 Sekunden	
	Und schau mal Annette: Kennst du das hier? Was macht man damit?	zeigt Stethoskop, Kind nickt, Pause	*Ankündigung der Untersuchung und nonverbale Antwort*
	Steckt man sich das in die Ohren? – Und dann? Und was macht man damit? Horch ich damit auf dein Herz – oder?	macht es vor, zeigt das untere Ende, Pause	
Mutter	Das machen wir, gell. Das hat unser Kinderarzt ja auch.	zum Kind	*unterstützt den Arzt: antwortet für das Kind*
Arzt	Ok?	zum Kind, steht auf und geht zum Kind, sitzt jetzt auf Hocker vor der Liege	*Annäherung für Untersuchung des Kindes*
Mutter	Erst der Rücken, gell Annette?	zum Kind	
Arzt	Da hat sie ja Mückenstiche.	zu Mutter	*Befundbeschreibung*
Mutter	Auch an der Wange. Es war ganz schlimm heute Nacht. Da ist sie überall gestochen worden. Zwei links, zwei rechts, überall.	zum Arzt	*Zustimmung, Emotion der Mutter*

101

I Allgemeiner Teil – Grundlagen

Personen	verbal	nonverbal	Kommentar
Arzt	Ok.		
Mutter	Das war schlimm, heute nacht, gell Annette	zum Kind	
Arzt		Arzt untersucht, hört ab, Stille (40 Sekunden)	
	Das ist doch super. Darf ich kurz zupacken?	zum Kind, tastet Hals nach Lymphknoten ab, Stille (15 Sekunden)	Einverständnis vom Kind einholen
Mutter	So.		
Arzt	Dann darfst du dich umlegen – so mit dem Kopf auf dem Schoß von der Mama, so dass ich auf den Bauch gucken kann.	zum Kind, Kind ablehnend, quengeliges Geräusch, schreit.	Arzt, Kind und Mutter auf engem Raum
	Schau mal – so.	zum Kind, Kind schreit	Bauch untersuchen
Mutter	Annette – er will nur deinen Bauch gucken.	zum Kind	Mutter versucht zu beruhigen
Kind	Nein!	schreit lauter und schrill	
Mutter	Wenn du schreist, dauert es noch länger.		
Kind	Nein!	Arzt steht vom Hocker auf, Kind schreit	
Mutter	Annette!	zum Kind	
Arzt	Annette, setz dich mal kurz so hin, ganz normal. So – ok. Noch mal gucken.	zum Kind, Kind wird leiser	Ansage des Arztes, Kind beruhigt sich
Mutter	Schau mal auf das Bild – echt cool.	lenkt Kind ab, Blick auf das Wandbild	Mutter gibt dem Arzt ein Stichwort
Kind	Findus!	in ruhiger Tonlage, Mutter lacht	Themen und Stimmungswechsel
Arzt	Wie heißt der Freund von Findus?	zum Kind	
Kind	Petterson.	zum Arzt	
Arzt	Echt? Welche anderen Abenteuer kennst du? Kennst du das, wo sie zelten? Habt ihr das mit Zelt im Kindergarten?		Gespräch zu dritt
Kind	Zu Hause.		
Mutter	Das mit Zelt haben wir nicht zu Hause. Das Buch, wo die Ärzte – wo erzählt wird, wie Findus und Petterson zum Arzt kommen.	zum Arzt	

4.1 Ein Arztbesuch – „Mein Kind ist krank"

Personen	verbal	nonverbal	Kommentar
Arzt	Das ist doch total nett.	zur Mutter, fällt ins Wort	
Mutter	Ach, das ist der Zahnarzt. Mit den kleinen …, die dann alles verstecken. Wie er Angst bekommt – und schnauft.	zum Kind	Geschichte zur Angstbewältigung
Arzt	Hmhm. Ja, er bekommt richtig Angst. Annette – jetzt schauen wir noch in die Ohren rein. Legst dich einfach mit dem Kopf zur Mama hin. Super.	zum Kind, Stille, Mutter sagt was	nächster Schritt der Untersuchung
Kind	Aua.	Stille	
Arzt	Jetzt darfst du noch den Mund ganz weit aufmachen. Prima! Zunge rausstecken. Ok. Prima.	Untersucht mit Spatel	
Mutter	Super gemacht.	zum Kind	Ende der Untersuchung des Kindes
Arzt	Hat sie schon häufiger Mandelentzündung gehabt?	zur Mutter, Kind hustet	
Mutter	Mandelentzündung – das weiß ich gar nicht. Wir hatten im Kindergarten öfters mal Streptokokken. Aber da war sie ja jetzt 10 Tage nicht.	zum Arzt	
Arzt	Die Mandeln sind ganz rot, aber keine Stippchen drauf, kein Eiter, wie es typisch wäre für eine Mandelentzündung.		Befundbeschreibung
Mutter	Ja.		
Arzt	Die Mandeln sind schon groß und zerfurcht, wie es aussieht, als ob sie schon mal Mandelentzündung gehabt hätte. Ok.	hängt sich das Stethoskop um	zeigt gestisch das Ende der Untersuchung
	Dann messen wir noch Fieber. Wie viel Temperatur du hast.	zu Kind, wäscht sich die Hände, setzt sich hin	Fiebermessung
Assistentin	Annette, setz dich zu Mama.	Assistentin ist kurz zuvor ins Zimmer gekommen, zum Kind, Kind protestiert	Krankenschwester
Mutter	Annette, das geht jetzt nicht anders.	zum Kind	
Assistentin	Mach mal die Hose bisschen runter.		
Kind	Nein, ich mag das nicht.	weinerlich, protestiert	
Mutter	Ich weiß, dass du das ganz unangenehm findest, das versteh ich auch. Aber es geht nicht anders.		

Personen	verbal	nonverbal	Kommentar
Kind	Will nicht da liegen.		
Mutter	Geht so am allerbesten.		
Assistentin	Das ist dann das letzte, was wir machen müssen.	wendet sich dem Kind zu	
Arzt	Und wiegen.	Arzt dazwischen, zur Krankenschwester	
Mutter	Dann haben wir nur noch zwei Sachen.	zum Kind	
Assistentin	Lass mich erstmal Fieber messen. Dann darfst du auf die große Waage steigen. Und dann bist Du fertig.	zum Kind	
Kind	Nein.	zu Assistentin	
Assistentin	Sollen wir das so machen? Möchtest du bei Mama auf dem Arm bleiben?		
Kind	Ich möchte das nicht.		
Assistentin	Wie willst Du's dann machen?		
Kind	Nein, nein ich will das gar nicht.	schreit laut, Durcheinander von Stimmen	
Assistentin	So. Das Thermometer arbeitet jetzt. Was ist denn das? Jetzt noch auf die Waage, dann bist du fertig.	ruhige Tonlage, spricht Bild an der Wand an, Kind wird ruhiger	Ansage des nächsten Schrittes
Arzt	Und heute hat sie noch kein fiebersenkendes Medikament genommen?	zu Mutter, Kind hustet	
Mutter	Nein – gestern abend um 7 etwa das letzte Mal. Die große Waage – schau mal. Da oben kommen die Zahlen. Vielleicht erkennst du eine.	hebt das Kind von der Liege herunter, gleichzeitig mit Blick zum Arzt: begleitet das Kind zur Waage	wiegen
Assistentin	Super. Zwanzig.		
Arzt	Hmm, ok. Annette, jetzt bist du schon fertig, schau. Jetzt kannst du deine Jacke anziehen. Darfst deine Puppe wieder nehmen.	schaut hoch, zum Kind Mutter zieht Kind wieder an, beide setzen sich	Fertig!
Mutter	Super hast du's gemacht. Ziehen wir dich ganz schnell wieder an.	zum Kind, Arzt schreibt, Mutter zieht dem Kind die Jacke an	Lob, Zeit zur Reflexion für den Arzt
	Ich hab da noch ne Kleine zu Hause, die hat ne Rotznase,	zum Arzt	neues Thema: Geschwisterkind

4.1 Ein Arztbesuch – „Mein Kind ist krank"

Personen	verbal	nonverbal	Kommentar
	macht sonst nen ganz fidelen Eindruck.		
Arzt	Hmm.	schaut zur Mutter	*Hörersignal*
Mutter	Ich denke, da muss man auch ein bisschen aufpassen.		
Arzt	Wie alt ist denn die Kleine?	zur Mutter	
Mutter	7 Monate.	richtet die Schuhe des Kindes, schaut kurz zum Arzt hoch	
Arzt	Die wird wahrscheinlich das gleiche haben.	zu Mutter, hebt rechte Hand an	*kurze Antwort*
	Wenn wir jetzt mal zusammenfassen, ist es so, dass sie höchstwahrscheinlich eine virale Infektion der oberen Luftwege hat, das heißt, es ist – in Anführungszeichen – nur ein Virusinfekt.		*Zusammenfassung*
Mutter	Ja.	schaut jetzt den Arzt an	
Arzt	Die Trommelfelle sind beide leicht gerötet, der Rachen ist rot.		*Befundbeschreibung*
Mutter	Hmm.		
Arzt	Aber kein Eiter. In dem einen Ohr ist ein bisschen Erguss.		
Mutter	Hmm.		
Arzt	Da würd ich Ihnen so Nasentropfen aufschreiben, damit Sie die die nächsten 3, 4 Tage geben, weil zwischen dem Mittelohr und dem Rachen hat es eine Verbindung.	bewegt den rechten Arm, zeigt mit beiden Zeigefingern zu seinen Ohren, führt Zeigefinger nach unten	*Problemlösung*
Mutter	Ja, ja.	richtet die Jacke des Kindes zurecht	
Arzt	Wenn man da was Abschwellendes gibt, dann kann das Sekret besser ablaufen.		
Mutter	Hmm – ja. Können wir dann vielleicht einen Spray haben?	mit kurzem Blick zum Arzt	
Arzt	Ja, genau.		
Mutter	Super.		
Arzt	Ansonsten, dieses Mittel gegen Fieber hier, das ist gut. Das würd ich Ihnen auch geben. Allerdings würde ich es nur –	nimmt eine der beiden Packungen der Mutter in die Hand	*Beratung*

Personen	verbal	nonverbal	Kommentar
Kind	Kann ich das haben, wo die Männchen drauf sind?	dazwischen zu Mutter	*Unterbrechung, Initiative des Kindes*
Mutter	Gleich, Schatz, gleich.	zum Kind, Mutter wendet sich dem Arzt zu	
Arzt	Welche Männchen?	zum Kind	
Mutter	Was meinst du? Du meinst die Lutschbonbons. Ja.	zum Kind	
Kind	Kann ich die haben?	zu Mutter	
Mutter	Ja.	nickt	
Arzt	Ja, die kannst du haben, ja.	zum Kind	
Mutter	Ich muss mal gucken, ob ich die dabei hab. Ok. Ich schau gleich nach. Ja?	zum Kind, wendet sich dem Arzt zu	
Kind	Ich will nachschauen.		
Mutter	Dann schau mal nach, wo die Tasche steht. Steh auf und schau nach.	dreht sich zum Kind, Kind steht auf und geht nach hinten, Mutter wendet sich wieder dem Arzt zu, beugt sich nach vorne	
Arzt	Also. Das Mittel gegen Fieber würd ich ihr nur geben, wenn die Temperatur über 38,5 ist oder wenn die Temperatur schlagartig steigt.	zu Mutter, hebt die Packung an, deutet Grenze mit dem rechten Arm an.	*Fortsetzung der Beratung*
Mutter	Ok.		
Arzt	Ja, dann haben wir wie gesagt die abschwellenden Nasentropfen. Und ansonsten viel trinken.	zählt auf mit Fingerzählen	
Mutter	Hmm.	nickt	*Hörersignal der Mutter*
Arzt	Letzten Endes geht so ein Virusinfekt von alleine vorbei.		*Prognose und Antwort auf die Fragestellung der Mutter*
Mutter	Ja –	lehnt sich zurück, Kind unterbricht, hat eine Tüte in der Hand	
Kind	Da, Mama.	zur Mutter, lebhaft	
Mutter	Dann nimm eins.	dreht sich zum Kind, lächelt	
Arzt	Die sind prima, die mag ich auch gern	zum Kind, Kind schaut kurz zum Arzt	

4.1 Ein Arztbesuch – „Mein Kind ist krank"

Personen	verbal	nonverbal	Kommentar
	Und die kleine Hexe hast du auch dabei. Bist du die kleine Hexe?	zum Kind, Kind setzt sich, zeigt dem Arzt ihr Buch	*Zufriedenheit des Kindes*
Kind	Nein.	Mutter lächelt, streicht Kind über den Kopf	
Arzt	Perfekt. Also wir haben gesagt: Fiebersenkender Saft bei Temperaturen über 35 Grad, äh über 38,5.	zur Mutter, mit Blick auf seine Aufzeichnung, schreibt und spricht dabei	*weitere Beratung*
Mutter	Hmm, über 38,5.	zum Arzt	
Arzt	Ansonsten im Prinzip symptomatisch. Trinkmenge, Lutschbonbons	blickt hoch und schaut die Mutter an, öffnet eine Hand	
Mutter	Kann man die auch geben?	Mutter nimmt Packung mit Lutschbonbons in die Hand	
Arzt	Die kann man auch geben. Die anderen schmecken halt besser.	schaut auf die Packung	
Mutter	Aber die wirken auch in so einem Fall?	mit Blick zum Kind	
Arzt	Ja.	bestätigende Kopfbewegung	
Mutter	Es ist eigentlich Wurst, Hauptsache was zum Lutschen.	greift sich an den Hals	
Arzt	Zum Lutschen, genau. Und man kann alle möglichen pflanzlichen Mittel geben, aber wenn das schon ein paar Tage geht, dann hilft es meistens nicht. Es hilft meistens, wenn man es in der Anfangsphase gibt.	breitet kurz die Hände aus, bewegt die Arme	
			Ende der Beratung
Mutter	Hmm. Und war das dann jetzt richtig oder eher nicht?	beugt sich vor und greift zu ihrer Packung	*verunsichert?*
Arzt	Ja, das ist richtig, das ist wie das andere fiebersenkende Mittel.	zeigt auch auf die Packung	
Mutter	Bloß mit Entzündungshemmer.		
Arzt	Ok.		

107

Personen	verbal	nonverbal	Kommentar
Mutter	Und was Sie mir aufschreiben, ist was anderes?		
Arzt	Ich wollt Ihnen bloß das Nasenspray aufschreiben. Das da können Sie für Fieber nehmen.	zeigt auf Packung	
Mutter	Gut. Ist alles klar.	nimmt ihre Packung an sich und beugt sich zurück	
	Bei der Kleinen, was machen wir denn da? Auch ein paar Nasentropfen geben?	schaut auf ihre Packung und dreht sich langsam zum Arzt	neues Thema: das zweite Kind
Arzt	Ja.	schaut hoch	
Mutter	Weil die ganz starken Schnupfen hat.		
Arzt	Genau. Ich schreib Ihnen das Nasenspray auf. Zum Abschwellen. Und sonst kann man auch Meersalz oder ein bisschen Kochsalz geben.	lehnt sich zurück, erklärt mit begleitenden Handbewegungen, schreibt	
Mutter	Hmm. Wenn du Fieber hast, darfst du die noch mal nehmen, aber nur wenn du Fieber hast. Ansonsten Lutschbonbons und trinken. Dann darfst du dir beim Einkaufen was Leckeres aussuchen zum Trinken. Ok?	spricht das Kind an	verstanden: die Mutter wiederholt das Vorgehen
Arzt	Mag sie lieber kalte Sachen oder warme Sachen, jetzt, wenn sie so Halsschmerzen hat?	ist fertig mit Schreiben, zu Mutter	
Mutter	Also Zimmertemperatur.	zum Arzt, nach hinten zum Kind gelehnt	
Arzt	Manche Kinder mögen halt lieber was Warmes – warmen Tee.		
Mutter	Eher so Wasser oder Schorle mal.		
Arzt	Ok. Jetzt bräuchten wir noch Ihre Krankenkassenkarte.		
Mutter	Ja.		
Arzt	Schmecken die Bonbons?	zum Kind	
Kind	Ja. Mein Kuscheltier – das liegt da.	zum Arzt, zu Mutter, zeigt zur Untersuchungsliege	Kind hat Überblick
Mutter	Ja, das holen wir noch.	gibt es dem Kind	
Arzt	Wie heißt Ihre Kinderärztin? Dann bekommen Sie noch den Durchschlag für die Kinderärztin mit.	zu Mutter, Mutter nennt Name und Adresse, Arzt gibt Mutter den Durchschlag	
Mutter	Danke.		

4.1 Ein Arztbesuch – „Mein Kind ist krank"

Personen	verbal	nonverbal	Kommentar
Arzt	Und dann würde ich Sie noch bitten, hier zu unterschreiben.	Mutter setzt sich noch mal hin	
Kind	Können wir jetzt gehen, jetzt.	zu Mutter	*Kind möchte gehen*
Mutter	Ja, gleich.	zum Kind	
Arzt	Ihr seid fertig.	zu beiden	
Mutter	Jetzt kaufen wir noch etwas zu trinken. Und noch etwas zu essen. Bei nem Baby, ab wann gibt man da so Fiebersachen? Auch bei 38,5 – oder fängt man da früher an?	zum Kind, räumt ihre Sachen in die Tasche, schaut zum Arzt	*Mutter noch mal mit zweitem Thema: ihr zweites Kind*
Arzt	Ab 38,5 sagen wir, es ist Fieber. Wenn die Temperatur wahnsinnig schnell ansteigen sollte, dann kann man auch früher. Wenn es 38,4 hat – dann muss man nicht warten –	zu Mutter, zurückgelehnt, mit begleitender Armbewegung nach oben	
Mutter	Genau.		
Arzt	– bis es bis zum Abend hochgeht.	Mutter beugt sich vor	
Mutter	Darf ich mir das mit 38,5 kurz aufschreiben?	Mutter schreibt es auf die Packung.	
Arzt	Ja. Darf ich Sie bitten, hier noch zu unterschreiben? Ok. Haben Sie den Urlaub abbrechen müssen?	Mutter unterschreibt, Arzt räumt auf, steht auf.	
Mutter	Nee, wir wären heute sowieso zurückgefahren.		
Arzt	(zum Kind) Gut, also Tschüss.	gibt Kind die Hand	
Kind	Tschüss.	zum Arzt, Arzt gibt der Mutter die Hand	

Reflexion: Warum läuft es gut? Welche Techniken setzt der Arzt ein? Der Arzt hört zu. Er wiederholt das Gehörte, bevor er es aufschreibt. Übereinstimmung mit der Mutter entsteht bei der Untersuchung (Mückenstiche) und in der Bewertung der Situation *nicht so schlimm*. Er bezieht das Kind mit ein, indem er es mehrfach mit seinem Namen anspricht. Er spricht zum

Kind in kurzen Sätzen. Er kennt altersentsprechende Literatur: Findus, kleine Hexe. Er bleibt ruhig und fest in der Sache, als das Kind protestiert. Er gibt dem Kind nach jedem Untersuchungsschritt positive Rückmeldung. Mit der Krankenschwester verständigt er sich in knappen Worten. Der Arzt fasst zusammen, teilt den Befund mit und berät zum Thema Infekt der oberen Luftwege. Er akzeptiert das Zusatzthema des kranken Babys zu Hause.

Das Kind, die vierjährige Patientin, zeigt ein gutes Situationsverständnis. Sein Verhalten in einer neuen Situation ist adäquat, auch sein Protest. Die Stimmung wechselt mit dem Themenwechsel von der Untersuchung auf das Kinderbuch Findus. Nach der Untersuchung beginnt das Kind spontan zu sprechen. Es fragt die Mutter nach Bonbons und drängt darauf zu gehen. Die Mutter unterstützt das Kind und den Arzt. Sie ist besorgt. Sie holt sich vom Arzt Rückversicherung, ob sie es richtig gemacht hat. Am Schluss wiederholt sie das vom Arzt empfohlene Vorgehen und zeigt damit, dass sie es verstanden hat.

Die Krankenschwester spricht das Kind an, erklärt, lobt. Sie gibt dem Arzt Rückmeldungen zu Temperatur und Gewicht. Mit der Mutter findet nonverbale Verständigung statt. **Es findet viel verbaler und nonverbaler Austausch zwischen allen statt.**

Redezeiten: Zu Beginn kommt die Mutter ausführlich zu Wort (1 Minute Redezeit zum Anlass der Vorstellung), dann ausführlich die Vorgeschichte. Am Schluss bringt die Mutter ihr zweites Kind zur Sprache. Wie oft kommt das Kind zum Zug? Der Arzt spricht das Kind zu Beginn an, dann nach etwa 4 Minuten und am Schluss. Die Untersuchung des Kindes durch den Arzt dauert vier Minuten, das Fiebermessen und Wiegen durch Schwester drei Minuten.

4.2 Notfall nachts – Krupphusten

Hintergrund: Bei Kleinkindern kann sich im Rahmen eines Infektes eine Entzündung des Kehlkopfes entwickeln. Die Kinder husten hell klingend, heiser, wie „bellend", und ziehen geräuschvoll die Atemluft ein. In schweren Fällen entwickeln sie Atemnot. Für Kind und Eltern handelt es sich um ein beängstigendes Ereignis. Kinder mit Krupp sind typische nächtliche Notfallpatienten einer Kinderklinik. Nach der Erstbehandlung werden Kinder in der Regel für eine Nacht zur Beobachtung aufgenommen.

Szenario: Eltern kommen nachts mit ihrem dreijährigen Kind in die Kinderklinik und werden von der diensthabenden Schwester empfangen. Das Kind hat Krupp. Die Eltern sind sehr aufgeregt. Sie sind Privatpatienten. Sie fragen sofort nach dem Chefarzt.

Erstversorgung – Wie bringt man Ruhe rein?

Diensthabende Schwester im Nachtdienst = Schwester, Vater, Mutter, Kind Toni, 3 Jahre, Gesprächsdauer: 3 Minuten

Personen	verbal	nonverbal	Kommentar
		Begrüßung, Schwester stellt sich vor. Das Kind hustet schrecklich laut und bellend. Es wird von den Eltern hereingebracht.	*Kontaktaufnahme*
		Die Schwester dirigiert das Kind auf die Untersuchungsliege.	*Strukturierung der Situation: zuerst dem Kind einen Platz geben*

Personen	verbal	nonverbal	Kommentar
		Hoher Geräuschpegel. Der Vater erläutert die Beschwerden des Kindes, auch gestisch.	
Schwester	Das ist Pseudokrupp. Das haben wir relativ oft. Jetzt machen wir erstmal das Fenster auf, …	zum Vater, mit Kontakt zum Kind, gleichzeitig Blickkontakt zum Vater	*Strukturierung nonverbal, dann verbal*
Vater	Ich glaube, der braucht Sauerstoff.	zeigt zum Kind	
Schwester	… dass frische Luft hereinkommen kann. Wir überprüfen erstmal mal die Sauerstoffsättigung. Sehen Sie mal. Die Werte sind alle in Ordnung	spricht weiter, schaut zuerst auf das Kind, spricht dann zur Mutter, senkt beruhigend Handflächen	*Beruhigen*
	zuerst … schauen wir das Kind an, wie es ist.		*das Kind sehen*
Vater	Braucht das Kind nicht eine Sauerstoffmaske?	zeigt bei sich: nimmt Hände vor den Mund	
Schwester	Nein.	zum Vater, Mutter sagt etwas (unverständlich)	
	Bleiben Sie mal bei Ihrem Kind sitzen am offenen Fenster. Die Sauerstoffsättigung ist ganz normal. Ich hol mal kurz ein Zäpfchen …	zu Mutter, zeigt die Richtung	
Vater	Wir brauchen wahrscheinlich (unverständlich).	zu Schwester, Kind hustet ganz laut	
Schwester	Bleiben Sie ganz ruhig bei Ihrem Kind.	zu Mutter, Mutter sagt etwas (unverständlich)	
Vater	Das Fenster öffnen, das hätten wir auch zu Hause machen können.	zu Schwester	*Einwand des Vaters*
Schwester	Ja, aber das gehört zur Erstversorgung. Und ich hol kurz noch ein Cortisonzäpfchen. Das geben wir dann gleich. Bis die Ärztin kommt. Und dann –	zum Vater, geht im Husten des Kindes unter, wie auch der Einwand des Vaters	
Vater		streckt den Arm zum Kind	
Schwester	Ganz kleinen Moment. Ich bin sofort wieder da.	Schwester macht ein Stoppzeichen zum Vater	*zuerst Versorgung des Kindes*
Vater	Ok.		
		kurze Pause, Schwester kommt zurück	
Schwester	Also ich hab jetzt das Zäpfchen. Ich hab mit der Ärztin gesprochen. Die braucht noch einen		*Erläuterung und Strukturierung*

4.2 Notfall nachts – Krupphusten

Personen	verbal	nonverbal	Kommentar
	Moment bis sie kommt. Wie gesagt, die Sauerstoffsättigung ist stabil.		
	Das Zäpfchen ist cortisonhaltig. – Und ähm, da wird die Atmung gleich wieder besser.	erklärende Armbewegung	
Vater	Ja aber wir brauchen doch einen Arzt.	zeigt zum Kind	
Schwester	Ok, dann legen wir sie mal hin. Geben mal das Zäpfchen. Das haben wir gleich.	zu Mutter, das Kind hustet, die Schwester verabreicht das Zäpfchen	*Emotionen:*
Vater	Er braucht doch eine Sauerstoffmaske.		*Vater hohe Anspannung*
Schwester	Jetzt darfst du dich gleich wieder hinsetzen.	zum Kind	
	Jetzt bleiben wir alle mal ganz ruhig.	hält Kind am Arm, die Mutter setzt sich jetzt auch	*Kind und Mutter sitzen*
	Es ist wichtig, dass Sie jetzt auch ein bisschen ruhig bleiben.	zur Mutter, der Vater hält die Hände vors Gesicht	*beruhigender Zuspruch*
	Es dauert ein bisschen, bis das Cortison wirkt. Das Fenster bleibt offen, bis er sich stabilisiert hat.	zu Mutter, spricht langsam, nickt bei jedem Satz	
	Es hört sich sehr eindrucksvoll an. Aber wie gesagt: Es wird gleich besser.	Schwester zeigt zu ihrem Hals, streichelt das Kind am Rücken	
Vater	Wir sind jetzt bestimmt schon eine Viertelstunde da. Wo bleibt denn die Ärztin?		*Ungeduld und Sorge des Vaters*
Schwester	Ja, es ist nur ein Arzt für das ganze Haus zuständig. Und – äh – es geht nach Prioritäten. Ich kann die Situation schon sehr gut einschätzen.	zum Vater	
Mutter	Aber wir sind doch Privatpatienten.	zur Schwester	
Schwester	Ich hab mit Privatversicherten nichts zu tun. Wie gesagt: Ich	zur Mutter	

Personen	verbal	nonverbal	Kommentar
	kann die Situation sehr gut einschätzen.		
	Es hört sich für Eltern sehr eindrücklich an. Dieses Atemgeräusch ist sehr massiv. Aber Sie sehen ja, Ihrem Kind geht es schon besser. Ich denke, es ist wichtig, dass Sie als Eltern ruhig bleiben, Ihr Kind beruhigen, ein bisschen ablenken, damit es sich schon entspannen kann, ein bisschen.	blickt kurz zum Vater, streichelt Kind am Arm, während sie zur Mutter spricht	noch mal: bitte ruhig, Kind beruhigt sich
	Der Arzt wird dann auch da sein. Dann kommt Ihr Kind auf Station zur Überwachung, damit man weiterhin Vitalwerte überwachen kann.		Strukturierung: nächste Schritte
	Es geht schon besser – ja. Jetzt beruhigen wir uns erst mal alle ein bisschen, gell.	spricht das Kind an, hält Kind am Arm, streichelt Rücken, Kind hustet kaum noch	beruhigende Ansprache an das Kind, vermittelt Zuversicht
Vater	Da braucht man viel Erfahrung?	zur Schwester, ruhiger in der Stimme, entspanntere Haltung	
Schwester	Nä, find ich auch.	wendet sich dem Vater zu	
Mutter	Jetzt ist es schon besser.	mit ruhiger Stimme zum Kind, Kind lächelt verhalten	
Schwester	Geht schon besser. Das kriegen wir hin. Genau.		Beruhigung der Situation

Reflexion: In den ersten 40 Sekunden hoher Geräuschpegel: Im Vordergrund ist das Husten des Kindes. Alle reden durcheinander. Die Eltern sind sehr in Sorge. Hoher emotionaler Druck.

Die Schwester hält den Arm des Kindes, um Puls zu messen. Dadurch bleibt sie mit dem Kind im Kontakt. Sie spricht kurz nacheinander Vater und Mutter an. Die Schwester benennt und erklärt in kurzen Worten die Symptomatik. Sie vermittelt ein klares Konzept. Sie misst die Sauerstoffsättigung und verabreicht rasch ein Cortison haltiges Zäpfchen. Sie spricht zunehmend langsamer, und wird damit leichter verständlich. Sie fordert die Eltern auf, beim Kind zu bleiben und sich zu beruhigen. Sie beschreibt den

Zustand des Kindes (wird schon besser!). Die nächsten Schritte sind die Untersuchung durch die Ärztin und eine stationäre Aufnahme zur Beobachtung. Der Vater fragt nach einer Sauerstoffmaske für sein Kind. Er lässt sich beruhigen. Die Mutter hat engen Kontakt zu ihrem Kind. Indem sie sich zum Kind setzt, wird sie selbst ruhiger. Das Kind steht im Mittelpunkt. Es kommuniziert durch seinen Husten. Es gelingt ihm, sich zu entspannen. Die Situation beruhigt sich innerhalb von 3 Minuten.

4.3 Schwer zu steuern – Rehabilitation bei einem Kind mit Handicap

Hintergrund: Kind mit zentraler Koordinationsstörung (Athetose) – Bedingt durch die motorische Beeinträchtigung ist die Sprache langsam, kloßig und schwer verständlich. Was sind Fähigkeiten des Kindes? Wie selbständig ist das Kind in welchen Bereichen? Was kann erreicht werden? Es ist sehr anspruchsvoll, die kognitive Entwicklung einzuschätzen. Die Mühen und Anstrengungen des Kindes, der Mutter und der Familie insgesamt verdienen hohe Anerkennung.

Ins Gespräch kommen: Ein Gespräch mit mehreren Akteuren ist besonders schwierig, wenn einer der Beteiligten eingeschränkte Fähigkeiten hat. Das Tempo des Langsamsten bestimmt den Gesprächsverlauf.

Vorbereitung der Einschulung

Ärztin, Mutter, Kind Eva, 6 Jahre, Gesprächsdauer: 16 Minuten

Kontaktaufnahme: Begrüßung auf dem Gang. Das Mädchen zeigt, wie gut es mit seinem angepassten Dreirad fahren kann. Die Mutter geht hinter dem Kind ins Zimmer. Sie hält das Kind an beiden Händen und führt es ins Zimmer. Das Kind kann seine Haltung nicht eigenständig beibehalten. Die Beine sind angebeugt. Die Ärztin übernimmt die Führung des Kindes von der Mutter. Sie stützt das Kind zuerst mit ihren Händen am Rumpf, dann ergreift sie die Hände des Kindes und legt ihm die Arme an den Körper, sodass der Rumpf stabilisiert ist.

Personen	verbal	nonverbal	Kommentar
Ärztin	Super. Ich hab dich schon! Ok. Du hast heute diese tollen, schönen Schuhe an.	zum Kind, beide gehen Schritt für Schritt ins Zimmer	
Kind	Ah!	zur Ärztin, mit hoher Stimmlage, schaut beim Eintritt ins Zimmer zur Seite, dann wieder nach vorne	
Ärztin	Das kann ich mir vorstellen, dass man mit diesen Schuhen viel besser marschieren kann. Pass	führt das Kind in Richtung des Kinderstuhles, spricht begleitend zu jedem Schritt	*Hereinkommen und Platz nehmen*

4.3 Schwer zu steuern – Rehabilitation bei einem Kind mit Handicap

Personen	verbal	nonverbal	Kommentar
	auf: Auf – den – tol-len – Ses-sel – hin-set-zen.		*dauert 50 Sekunden*
	Ja. Ok?	Kind gibt einen Freudenlaut von sich.	
Kind	Ja.		
Ärztin	Und – eins – zwei – angekommen. Klasse! Klasse! Ich hol dann den Tisch?	hilft dem Kind beim Hinsetzen, Kind schaut erst zur Seite, hält sich an den seitlichen Lehnen fest und sitzt dann selbständig	
Kind	Ja.	mit Blick hoch zur Ärztin	
Ärztin	Du zum Tisch oder der Tisch zu dir? Oder – sollen wir dich zum Tisch schieben?	zeigt mit beiden Armen die Richtung an	*Wahlfrage*
	Du zum Tisch?	geht in die Hocke, zeigt mit dem Finger, wartet	*auf Augenhöhe, Entscheidung*
	Nein. Tisch hierher?	Kind schaut die Ärztin an, schüttelt den Kopf, Ärztin mit begleitender Armbewegung	*mit dem Kind zusammen einen Platz wählen*
Kind	Ja.	lacht	
Ärztin	OK.	Hohe Stimmlage, steht auf und holt den Tisch. Kind schaut lächelnd zu seiner Mutter. Kind und Ärztin sitzen über Eck am Kindertisch. Kind hat beide Hände am Tisch, hebt den Unterarm kurz hoch.	
	Also. Erzähl. Was hast du gemacht in den Ferien?	Kind schaut kurz zur anderen Seite, wo die Mutter sitzt, lächelt	*kurze Sätze mit begleitender Gestik, Gespräch mit Kind, offene Frage*
Kind	Ää-ää-äh	hebt beide Arme in die Höhe, die sich unruhig in der Luft bewegen, legt die Hände wieder auf den Tisch	

117

I Allgemeiner Teil – Grundlagen

Personen	verbal	nonverbal	Kommentar
Ärztin	Wo wart ihr?		
Kind	Äähjaa	schaut zur Mutter, bewegt dabei Kopf und Oberkörper	
		Ärztin blickt kurz fragend zur Mutter, dann wieder zum Kind	
Mutter	Wo waren wir?	zum Kind, Kind beugt sich vor, nimmt einen Handrücken vors Auge	Mutter unterstützt die Verständigung
Ärztin	Wart ihr in einem anderen Land?	zum Kind	
Kind	Ja. „Talien".	schaut die Ärztin an, antwortet sofort, schaut geradeaus	
Ärztin	In Italien?		
Kind	Ja.		
Ärztin	Gut. Hast du da die Sonne gesehen?		
Kind	Äähja.		
Ärztin	War da schönes Wetter? Du siehst – hoppla	das Kind bewegt den Kopf rückartig zur Seite und stößt sich dabei am Griff des hinter ihr stehenden Kastens an, schaut kurz über die Schulter nach hinten	
	– so braun aus. So. Da ist dieser blöde Griff da.	Mutter und Ärztin schieben Stuhl mit Kind und den Tisch ein Stück seitwärts, Kind lacht, schaut zuerst zur Mutter, dann zur Ärztin, dann nach hinten	Mutter und Ärztin rücken Sitz zurecht
Kind	Ahaa.	dreht sich auf die andere Seite und klopft gegen den Kasten, schaut die Mutter an	
Ärztin	In Italien warst du?	währenddessen zum Kind	
Kind		schaut zur Ärztin, Antwort mit Verzögerung	
	(J)aaa.		
Ärztin	Was habt ihr gemacht in Italien?	Mutter rückt den Stuhl des Kindes zurecht	offene Frage
Kind	Ähähäh	Kind macht kreisende Armbewegungen	nonverbale Verständigung
Ärztin	Spaghetti gegessen? So? Spaghetti? Oder?	Ärztin macht auch kreisende Armbewegungen, Kind wiederholt kreisende Armbewegungen, legt den Kopf schief.	Wahlangebote

118

4.3 Schwer zu steuern – Rehabilitation bei einem Kind mit Handicap

Personen	verbal	nonverbal	Kommentar
	Geschwommen?	Kind macht nochmal kreisende Armbewegungen, mit Blick zur Mutter, Mutter deutet dem Kind, zur Ärztin zu schauen	
Kind	Ähjaa.	Blick zur Ärztin	
Ärztin	Ja. Und Rad gefahren bist?	mit hoher Stimmlage	
Kind	Ähja.	setzt erneut zu kreisenden Armbewegungen an, lächelt	*gelungene Verständigung*
Ärztin	Mit diesem tollen Rad?	zeigt auf das Rad, Kind schaut kurz zur Mutter, dann wieder zur Ärztin	
	Habt ihr das große Rad mit dabeigehabt?		*geschlossene Fragen*
Kind	Äähja.		
Ärztin	Das große Rad war mit in Italien?		*nach konkreten Inhalten*
Kind	Ähja.		
Ärztin	Habt ihr einen Lastwagen daheim?		
Kind	(N)ein.	Kind lächelt, schüttelt den Kopf	
Ärztin	Oder einen Wohnwagen?		
Kind	(N)ei(n).	Kind schüttelt den Kopf	
Ärztin	Nicht.		*Hörersignal*
	Flori, hast du Durst? Traust du dich bei der Eva auf den Schoß?	an der Mutter und dem Kind vorbei zur mitgebrachten Puppe, Kind schaut in die gleiche Blickrichtung	*Puppe als Gesprächspartner*
	Schon! Was hat er gesagt?	zum Kind, mit Blick zur Mutter	
Kind	Ja.	Mutter holt von unten eine große Stoffpuppe und eine Babyflasche und reicht sie dem Kind, Kind nimmt die Puppe in den Arm und schaut sie an, Mutter und Ärztin rücken ihr die Puppe zurecht	*Spielsituation: Puppe füttern*
Ärztin	Hey. Das ist ja klasse.	Mutter reicht dem Kind die Flasche, Kind steckt der Puppe die Flasche in den Mund, Ärztin nimmt einen Arm der Puppe und streicht der Puppe über den Bauch, Mutter rückt das Bein der Puppe zurecht	*tun „als ob"*

I Allgemeiner Teil – Grundlagen

Personen	verbal	nonverbal	Kommentar
	Guck mal.	macht Trinkgeräusche, Kind füttert die Puppe mit der Flasche, setzt die Flasche ab und will sie der Mutter geben	*Ärztin und Mutter als Spielpartner*
Mutter	Da ist ja noch was drin.	Kind füttert die Puppe weiter, bis die Flasche leer ist	
Ärztin	Super. Das ist schon eine tolle Puppe.		
Kind	Leer.	setzt die Flasche ab, zur Mutter gewandt, lächelt	
Ärztin	Leer, echt?		
Mutter	Schon leer?	beugt sich zum Kind vor	
Kind	Ja.	stellt die Flasche vor der Mutter auf den Tisch, Mutter nimmt die Flasche und stellt sie gerade hin	
Ärztin	Ein Kopperl brauchen wir noch.	Kind macht zweimal ein Geräusch des Aufstoßens, nimmt kurz den Arm vors Gesicht, beugt sich über die Puppe, und zieht deren Pullover hoch, schaut zur Windel	
	Die ist neu. Oder? Soll ich dir eine frische holen? Ich geh mal zur Wickelkommode und hol dir eine.	Kind wendet sich der Ärztin zu, lächelt	
Kind	Ja.	zur Ärztin	*Freude am Spiel*
Mutter	Wir haben im Auto noch ein paar.	zur Ärztin	
Ärztin	Ehrlich.	zur Mutter	
	Ich hol ne frische (Windel).	zu Mutter und Kind	
Kind	Aaja.		*Puppe wickeln*
Ärztin	Ach. Das ist gefährlich. Der sitzt ja bei dir ganz nackig auf dem Schoß.	legt frische Windel auf den Tisch, schaut an der Puppe nach unten	
Kind	Aaja.	schaut zur Ärztin, lacht	
Ärztin	Ist das nicht gefährlich? Wenn der keine Hose an hat? Ha?	Kind schüttelt den Kopf	

120

4.3 Schwer zu steuern – Rehabilitation bei einem Kind mit Handicap

Personen	verbal	nonverbal	Kommentar
Kind	Aaah.	Ärztin nimmt neue Windel in die Hand und zieht sie auseinander	
Ärztin	Wollen wir schnell die Windel drunter tun?	zum Kind	
Kind	Aaah	lacht laut mit hoher Stimmlage	
Ärztin	Nicht, dass der dir auf deine tolle Jeanshose da Pipi macht, oder?	Kind wendet sich langsam der Mutter zu	*Kompliment an Kind*
Mutter	Das macht nichts.	zum Kind	
Kind	Aaja.		
Mutter	Macht nichts. Die kann die Mama wieder waschen.	gibt dem Kind ein Tempotaschentuch, Kind nimmt es und putzt die Puppe unten ab	
Ärztin	Ok. Gut abputzen.	Kind legt das Taschentuch auf den Tisch	*sprachlich begleitender Kommentar*
Mutter	Abputzen und dann auf den Tisch legen? Auf den Tisch?	zum Kind, Mutter zeigt auf das Taschentuch. Kind nimmt das Tuch und gibt es der Mutter. Mutter lacht. Kind hebt die Puppe an und zeigt sie der Mutter, spricht zu Mutter. Ärztin schiebt die Windel unter die Puppe.	
Ärztin	Pass mal auf.	zum Kind	
Kind	Ja.		
Ärztin	So. Ich helf mal. Oder? Beine – festmachen – Ok.	zum Kind, Kind hält mit einer Hand die Puppe am Hals, mit der anderen hilft es mit, die Windel anzulegen. Die Ärztin unterstützt von der einen Seite, dann auch die Mutter von der anderen Seite. Das Kind ist auf den Vorgang konzentriert und strengt sich sichtlich sehr an. Offener Mund und viele Mitbewegungen der Zunge, Sprache kaum verständlich.	*nonverbale Hilfestellungen zur Koordination*
Kind	Hier.	Ärztin und Mutter ziehen die Hände zurück. Das Kind ist dabei, die Windel mit dem Klebeverschluss zuzumachen. Die Mutter führt ihr kurz die Hand.	*sehr konzentriert*
Mutter	Schau mal.	zum Kind, Mutter und Ärztin warten	*Hilfestellung, warten*

Personen	verbal	nonverbal	Kommentar
Ärztin	Klasse. Die andere Seite auch? So. Prima!	zum Kind, Kind klopft noch mal auf die Klebeverschlüsse und schaut dann hoch. Mutter zeigt auf den nackten Bauch der Puppe. Kind zieht den Pulli der Puppe gerade, dann greift es zur Milchflasche.	*Geschafft!*
Kind	Jaa.	die Flasche fällt dem Kind aus der Hand, die Mutter stellt sie ihr wieder hin	
Mutter	Hier ist eine Mappe mit Befunden, ...	zur Ärztin	**Themen der Mutter**
Ärztin	Ok.		
Kind	Hee	die Flasche fällt wieder herunter, dazwischen, laut	
Mutter	... weil ich weiß nicht, was Sie so aktuell alles haben. Was vielleicht interessant ist.	gibt dem Kind die Flasche in die Hand, spricht weiter zur Ärztin	*Gespräch Mutter – Ärztin*
		Kind füttert Puppe mit Flasche	*Kind allein beschäftigt*
	Ich hab jetzt mal ne augenärztliche Untersuchung machen lassen, einfach auch in Anbetracht, dass sie in die Schule kommt. Und ...	zählt mit den Fingern auf, Ärztin hört zu und macht Notizen, Mutter blättert in ihren mitgebrachten Papieren	
Kind	Hallo! Hallo!	Kind hält die leere Flasche nach unten, laut dazwischen, reklamiert bei der Mutter die leere Milchflasche. Mutter spricht weiter zur Ärztin. Kind ruft noch mal laut dazwischen.	*Kind meldet sich*
Mutter	.. darin ist auch ein Gutachten für die Schule, für die Einschulung.	fährt fort	
Ärztin	Für die Einschulung.	zur Mutter	*Hörersignal*
Mutter	Genau.	schiebt die Unterlagen zur Ärztin, die sie vor sich hin legt	
Ärztin	Wünsche?	Mutter wendet die Flasche hin- und her, überlegt	*offene Frage: Wünsche der Mutter?*
		Kind lacht, nimmt den Arm kurz vor das Gesicht	*Kind zeigt gute Laune*
Mutter	Ääh ...	schwenkt die Flasche, überlegt	
	Ja. Wir waren vor den Ferien beim Schulleiter und haben da ne Beratung gehabt.	zur Ärztin, Ärztin notiert und nickt wiederholt mit dem Kopf. Kind lacht, ist mit der Puppe	

4.3 Schwer zu steuern – Rehabilitation bei einem Kind mit Handicap

Personen	verbal	nonverbal	Kommentar
		beschäftigt, wiederholte Lautäußerungen.	
	Und es ist jetzt so, dass die Eva dort bis 11 Uhr kommen kann. Und da hat sie mir gesagt, dass sie in den Ferien zwei Wochen kommen kann.	Ärztin hört zu und notiert, Kind ist intensiv mit der Puppe beschäftigt, macht die Windel ab	*lange Gesprächspassage der Mutter*
	Also sie ist da sehr aufgeschlossen. Wir haben sie da auch spielen lassen. Die haben sich auch schulen lassen. Was interessant ist, da bin ich ganz begeistert.		*Freude und Zuversicht der Mutter*
	Die haben auch so einen Computer zum Schreiben. Und da geht sie mit rein, weil sie da versucht, ihren Namen zu schreiben. Und was ich da ganz toll find, sie kann da ihre Buchstaben tippen. Und dann kann sie hinterher, durch Antippen der Leiste das gesprochen hören.	mit begleitenden Handbewegungen, Kind schaut zu dem hinter ihm stehenden Kasten, zeigt an seinen Kopf, bewegt sich lebhaft in seinem Stuhl.	
	Und wenn sie zum Lesen und Schreiben kommt, weil ihr ja das Lautieren total abgeht, dass sie dann die Möglichkeit hat, zu hören. Und dass das dann vielleicht ganz hilfreich ist beim Schreiben lernen.	Kind rutscht mit einer Hand vom Tisch ab, verliert das Gleichgewicht, kippt zur Seite. Ärztin greift nach dem Kind. Kind kann sich dann halten.	
	Hopp.	zum Kind, Kind stützt sich wieder am Tisch ab und richtet sich auf	*das Kind im Blick*
	Wir haben schon das Gutachten vom Schulleiter. Und wir haben schon den Kostenvoranschlag für das Hilfsmittel. Aber noch kein Rezept.	zur Ärztin	
Ärztin	Ok.	zur Mutter	
Mutter	Meine Frage ist, ob Sie mir ein Rezept ausschreiben können. Weil dann brauche ich nicht bis Schulbeginn zu warten, bis da wieder einer von den Ärzten erreichbar ist.		*Redezeit der Mutter: 2,5 Minuten*
Ärztin	Ja.	zur Mutter	
Kind	Aaah	Laut, Unterbrechung für Platzwechsel, Kind stützt sich beim Gehen mit beiden Armen auf den Buggy, der von der Ärztin seitlich festgehalten wird	*Platzwechsel*

123

I Allgemeiner Teil – Grundlagen

Personen	verbal	nonverbal	Kommentar
Ärztin	Super. Ich halt nur den Buggy mit dir. Oder?	zum Kind, Ärztin hält ihre andere Hand hinter dem Rücken des Kindes. Mutter steht daneben und schaut zu. Kind geht in kleinen Schritten voran. Der Rumpf ist nicht stabil, der Kopf schräg gelegt, offener Mund.	*der Weg vom Kindertisch …*
	Wollt ihr jetzt was bauen?	zum Kind (und zur Puppe im Buggy)	
Kind	Ja.		
Ärztin	Oder wo wollt ihr hinfahren?	lenkt mit beiden Händen am Buggy eine Kurve, Kind geht durch Umtreten mit	
	Prima, mal bis hierher. Und? Schaust du dann auch nach vorne?	Ärztin fasst das Kind jetzt hinten am Hosenbund.	
Kind	Ja.		
Ärztin	Super! Angekommen.		*zum Spielzeugregal …*
Kind	Aaa aa ja.		
Ärztin	Und jetzt?		
Kind	Aaaja		
Ärztin	Soll der sich auf den Stuhl setzen? Dafür fahren wir wieder zurück.		
Kind	Ja.	vorsichtiges Umtreten mit Unterstützung der Ärztin, Ärztin hält den Buggy und mit den Ellbogen das Kind	
Ärztin	Und jetzt den da. Und da. Richtung stimmt.	Kind zeigt	*Ärztin kommentiert die Schritte*
Kind	Da.		
Ärztin	Da möchtest du hin.	Kind nickt	
Kind	Ja.	beide gehen in kleinen Schritten vorwärts	
Ärztin	Ok. Dann holen wir uns den Stuhl. Das wäre eine gute Idee, wenn die Mama den Stuhl bringen würde. Dann tun wir da unten die Kisten raus.	holt Kisten mit Spielmaterial aus dem Regal hervor	
	Genau.	Mutter stellt auf der anderen Seite einen Kinderstuhl bereit und holt auch eine Kiste heraus	*… dauert 2 Minuten*

124

4.3 Schwer zu steuern – Rehabilitation bei einem Kind mit Handicap

Personen	verbal	nonverbal	Kommentar
	Wumms! Bravo, angekommen.	Ärztin hilft dem Kind, sich in den Stuhl zu setzen, indem sie es am Rumpf stützt	
Kind	Aaah.		
Ärztin	Au.	schiebt das Kind an das Regal heran, in Griffnähe stehen mehrere Serien Steckbecher, Kind greift nach einem davon	*am Spieleregal*
	Die tun wir weg. Die brauchen wir nicht.	Kind hält die Steckbecher fest an sich gedrückt	
	Die sind für die kleinen Kinder. Oder? Tun wir die auf die Seite?	Kind gibt die Becher jetzt der Ärztin, jetzt ist der Zugang zum Puppenhaus frei	*Entwicklungsstand: Steckbecher oder Puppenspiel?*
	Weil du willst ja sicher mit den Puppen spielen.	Kind lebhaft, mit Bewegung des ganzen Körpers und laut, strampelt mit den Beinen	
Kind	Ja. Allo.	Ärztin holt einen Puppentisch und Stühle, mit der anderen Hand rückt sie Stuhl und Kind nach vorne	
Ärztin	Da schau mal. Hallo.	Kind schaut in die obere Etage des Puppenhauses.	
Kind	Aaaooo		
Ärztin	Da oben, die Oma und der Opa, die schlafen nämlich noch. Siehst du das? Immer noch. Die müssen erst aufwachen. Dann können sie Kaffee trinken.	rückt den Stuhl des Kindes noch weiter an das Puppenhaus, Kind greift nach oben und holt die Großmutterfigur herunter	*nonverbal: bequeme Sitzhaltung für das Kind*
Kind	Jaa.		
Ärztin	Dankeschön. Wo darf die Oma hin? Auf welchen Stuhl? Auf den da?	setzt sich neben das Kind, nimmt Großmutterfigur entgegen, setzt die Figur auf einen Stuhl	*Puppenspiel Kind – Ärztin mit begleitenden Kommentaren*
Kind	Ja.	greift nach oben	

I Allgemeiner Teil – Grundlagen

Personen	verbal	nonverbal	Kommentar
Ärztin	Opa, guten Morgen. Aufstehen.		
Kind	Eeiäh	nimmt die zweite Figur in die Hand	
Ärztin	Aufstehen. Auf den da?	zeigt auf einen Stuhl	
Kind	Aajaa auf –	schaut die Figur länger an, streichelt sie und setzt sie auf den Stuhl	
Ärztin	Auf den da. Zur Oma her.	zuletzt von der Ärztin unterstützt	
Kind	Aaa jah jaa	setzt die Figur auf den Stuhl, nimmt die Großmutterfigur hoch schaut sie an und gibt sie der Ärztin	
Ärztin	Ok. Dieser Stuhl.	setzt die Puppe auf einen anderen Stuhl, zustimmender Laut des Kindes	
Kind	Aja		
Ärztin	Huhu, ich möchte auch noch was.	Ärztin nimmt Hundefigur in die Hand, bellt, mit hoher Stimmlage	
	Nee, hat der nichts im Wohnzimmer zu suchen? Nein?	Kind schiebt den Hund zurück.	gestische Antwort
Kind	An die Leine?	Kind schüttelt den Kopf	
Ärztin	Soll der da warten?		
Kind	Aajaa ja aa	nimmt ein anderes Tier und lässt es geräuschvoll an der Puppenstube und an der Stuhllehne entlang hüpfen, lehnt sich zurück, lacht die Ärztin an und beugt sich wieder vor	
Ärztin	Hä	stupst das Kind an der Schulter an	
Kind	Jaa, Katze	stellt die Tierfigur wieder ins Puppenhaus zurück, greift nach den Steckbechern.	
		Ärztin steht auf, holt ihre Unterlagen, zieht sich einen Kinderstuhl heran, setzt sich neben Kind, der Mutter zugewandt	
Ärztin	Kommst du alleine zurecht? Du sagst, wenn du mich brauchst.	zum Kind, Kind ist mit den Steckbechern beschäftigt	

Personen	verbal	nonverbal	Kommentar
		Kind beschäftigt sich mit der Kugelbahn, Ärztin setzt das Gespräch mit der Mutter fort, schaut in ihre Unterlagen, Mutter spricht	*Kind ist beschäftigt, Fortsetzung des Gespräches Ärztin – Mutter*
Mutter	Da wurde die Eva untersucht. Inzwischen ist festgestellt worden, dass sie Nierensteine hat.	Kind fällt eine Kugel herunter, Mutter reicht sie dem Kind wieder zu	

Reflexion – Beiträge zum Gelingen des Gespräches: Eine ruhige Situation. Das Gespräch findet auf Augenhöhe mit dem Kind am Kindertisch statt. Gespräch und Handlungen sind auf das langsame Tempo des Kindes abgestimmt.

Die Ärztin stellt sich durch kurze Sätze, höhere Stimmlage und häufige Bestätigung auf das Kind ein. Sie verständigt sich zugleich durch Blickkontakt und Nachfragen mit der Mutter. Unterschiedliche Tonlagen der Ärztin kennzeichnen die Kommunikationsebenen mit Kind und Mutter.

Das Kind steht ganz im Mittelpunkt. Es ist freundlich und wirkt gut gelaunt. Es kann seine Bewegungen nur mühsam steuern. Rumpfhaltung ist schwierig. Die Arme bewegen sich ungesteuert in der Luft. Der Mund steht häufig offen. Freies Laufen ist nicht möglich. Der Weg am Buggy ins Zimmer und vom Kindertisch zum Spielregal dauert jeweils zwei Minuten. Radfahren auf dem angepassten Dreirad, Gespräch über Urlaub, Puppenspiel und Kugelbahn geben dem Kind die Möglichkeit, seine Fähigkeiten bestmöglich zu zeigen. Die große Puppe hat die Funktion eines vertrauten Gefährten. Das Kind holt sich Aufmerksamkeit und Zuwendung. Man sieht, wie anstrengend es für das Kind ist, zu sprechen. Geschlossene Fragen ermöglichen es dem Kind, durch kurze Antworten am Gespräch teilzunehmen. Das Kind freut sich, wenn es verstanden wurde. Es hat sichtlich eine **gute Beziehung** zur Mutter und zur Ärztin.

Die Mutter unterstützt die sprachliche Kommunikation, indem sie der Ärztin Stichworte gibt oder Äußerungen des Kindes verständlich wiederholt. Sie ist gut organisiert, hat Unterlagen mitgebracht. Sie holt sich von der Ärztin Unterstützung. Die Mutter kommt zu Beginn für zwei Minuten und noch einmal am Ende zu Wort. Ärztin und Mutter arbeiten feinfühlig zusammen, indem sie Kinderstuhl mit Kind und den Tisch ein Stück zur Seite schieben, um einen Zusammenstoß zwischen dem Hinterkopf des Kindes und dem Griff des dahinterstehenden Kastens zu vermeiden. Beide geben Hilfestellungen, ohne dass es dazu vieler Worte bedarf.

Literatur

WHO (2002) Internationale Klassifikation der Funktionsfähigkeit, Behinderung und Gesundheit (ICF) der Weltgesundheitsorganisation (WHO), deutschsprachige Fassung. Entwurf zu Korrekturzwecken. Hrsg. WHO: Deutsches Institut für Medizinische Dokumentation und Information.

Kassenärztliche Bundesvereinigung (2004) Internationale Klassifikation der Funktionsfähigkeit, Behinderung und Gesundheit (ICF). Deutsches Ärzteblatt 101: A-1198/B-990/C-962.

Oepen J (2004) Rehabilitation unter dem neuen ICF-Paradigma. Kinderärztliche Praxis 7: 466–475.

4.4 Unter Beobachtung – die beiden Seiten der Früherkennung

Hintergrund: Bei einer Früherkennungsuntersuchung wurde bei dem Kind Eiweiß im Urin festgestellt. Weitergehende Untersuchungen sollen klären, ob eine Erkrankung der Nieren vorliegt.

In der Geisterbahn: Aufgreifen der Sichtweise des Gegenübers

Ergebnisgespräch: Arzt, Mutter, Kind Anna, 6 Jahre, Schwester von Anna, 10 Jahre, Krankenschwester = Assistentin, zweiter Arzt Dr. Huber, Gesprächsdauer: 19 Minuten

Personen	verbal	nonverbal	Kommentar
Arzt		Begrüßt alle drei mit Handschlag. Alle sitzen. Mutter schaut zum Kind, die Schwester zum Arzt.	*Begrüßung*
	Wie war es im Urlaub?	zum Kind, Kind hat die Arme auf die Knie gestützt, lächelt	*Gespräch mit dem Kind*
Kind	Schön.	schaut den Arzt an	
Arzt	Bei der Oma?		
Kind	Ja.	schaukelt mit den Beinen	
Arzt	Was hast du alles gemacht?	legt die Unterlagen auf dem Schreibtisch zurecht, schaut weiter zum Kind	
Kind	Ich war bei der Oma. Und dann war ich bei der anderen Oma. Und da bin ich auf die Kleinmesse gegangen.	Kind streckt die Beine vor und zurück	
Arzt	Zu der was?	Arzt beugt sich zum Kind vor	
Kind	Zu der Kleinmesse.	Kind nimmt ein Knie nach oben	
Mutter	Das ist ein Jahrmarkt.	erläutert dem Arzt, schaut zum Kind	
Arzt	Echt. Ist ja super.	zum Kind, lehnt sich zurück	*Hörersignal*
Kind	Ja. Und da bin ich mit der Geisterbahn gefahren.		

Personen	verbal	nonverbal	Kommentar
Arzt	Bei der Oma. Mit der Geisterbahn. Und – hast du dich gefürchtet?		
Kind	Erst schon. Da hab ich die Augen zugemacht und mir die Ohren zugehalten. Und dann sind wir noch einmal gefahren. Und da hatt ich die Augen auf.	schaukelt mit dem Oberkörper	Beispiel für Angstbewältigung des Kindes
Arzt	Ok. Bist zweimal gefahren.	alle lachen, wendet sich der Schwester zu	bezieht Schwester ein
	Und du bist auch mitgefahren?	Schwester beugt sich kurz vor	
Schwester	Nein, ich war woanders. Die Anna ist zuerst bei der einen Oma, und ich war bei der anderen. Und dann haben wir getauscht.	zu Arzt, zeigt das Tauschen, bewegt die Arme seitlich	
Arzt	Ok.	nimmt die Unterlagen in die Hand	
Mutter	So machen wir das immer. Dann ist es nicht so anstrengend.	schaut erst zu ihrer älteren Tochter, dann zum Arzt	Mutter erläutert
Arzt	Und Sie waren auch dabei?	zu Mutter mit Unterlagen in der Hand	
Mutter	Nein. In der Stadt war ich schon.	schüttelt den Kopf	
Arzt	Gut. Moment bitte –	Piepser des Arztes, schaut nach unten, dreht sich zum Telefon. Währenddessen kommt die Assistentin herein und legt dem Arzt ein Formular vor. Mutter und Kinder wenden sich der Assistentin zu.	Störungen
			Dauer des Telefonats: 1 Minute
	So, also.	nach dem Telefonat schaut der Arzt auf seine Unterlagen und rutscht nach vorne, setzt sich gerade hin	
Mutter	Das wären die Zeiten.	zum Arzt, Mutter gibt ihm ein Blatt Papier	Einstieg ins Thema durch die Mutter
Arzt	Sie haben den Sammelurin dabei.	zur Mutter	
Mutter	Genau	zeigt zur Assistentin	
Assistentin	24 Stunden. Bereits abgegeben.	Arzt, Mutter und Kind schauen zur Assistentin	nonverbaler Kontakt

4.4 Unter Beobachtung – die beiden Seiten der Früherkennung

Personen	verbal	nonverbal	Kommentar
Arzt	24 Stunden, genau. Prima. Heute wollen wir vor allem die – den Brief wollte ich Ihnen geben.	wendet sich zu Mutter	*Lob an Mutter, benennt Thema*
Mutter	Ja	lächelt und nickt	
Arzt	Und die ganzen Dinge besprechen.		
Mutter	Mhmhm.	nickt, Anna schaut an die Decke, Schwester setzt sich aufrecht hin	
Arzt	Ich geb Ihnen mal ein Exemplar. Der ist ziemlich lang und ist nicht einfach so kurz zum Durchlesen. Der ist für Sie.	blättert die Briefseiten durch, reicht der Mutter den mehrseitigen Brief	
Mutter	Ja.		
Arzt	Und im Prinzip das Wichtigste in einem Arztbrief ist immer die Zusammenfassung.	blättert in den Unterlagen schaut die Mutter an.	
Mutter	Hmhm, ja.	schaut auf den Brief, dann zum Arzt, nickt. Assistentin holt ein Formular aus dem Schreibtisch. Kind schaut zur Assistentin, reibt sich an einem Ohr, dann an einen Arm. Schwester sitzt ruhig da und schaut zum Arzt.	*Hörersignal der Mutter*
Mutter	Aha, es ist die letzte Seite.	zum Arzt	
Arzt	Genau, es ist die letzte Seite. Da hab ich noch mal zusammengefasst, was wir alles bei der Anna untersucht haben. Dass Anna aufgefallen war mit einer Eiweißausscheidung im Urin, die zufällig entdeckt worden ist.	greift an die Außenkante des Schreibtisches, betont „zufällig"	*Ausgangssituation: Zufallsbefund*
Mutter	Ja.		
Arzt	Sie fühlt sich nicht krank. Es ist sonst nichts. Und – äh, dass wir auf Grund der Untersuchungsergebnisse die Eiweißausscheidungen so eingrenzen können, dass sie eine Eiweißausscheidung durch die Röhrchen hat. Darüber hatten wir schon einmal gesprochen,	zählt mit Armbewegung auf, Kind schaut zur Seite, dann geradeaus, Arzt beugt sich zur Schreibtischschublade, holt ein leeres Blatt, schaut die Mutter an	*Erklärung für die Mutter*
Mutter	Genau.		*Skizze zur Erläuterung*
Arzt	Dass die Niere praktisch hier wie ein Sieb funktioniert. Das heißt, hier kommt das Blut rein. Der Urin wird hier drin gefiltert.	beginnt zu zeichnen, Assistentin verlässt den Raum, Mutter schaut kurz zum Kind	

131

Personen	verbal	nonverbal	Kommentar
	Wie durch ganz kleine Siebe. Wenn man das hier mikroskopiert. Und reinschaut in die Niere. Ja? Dann ist die Niere wie ein Sieb.		
	Hast du schon mal Sand gesiebt? Oder?	wendet sich dem Kind zu	*Erklärung für das Kind*
Kind	Ja.	zum Arzt, lächelt	
Arzt	Ja. So ist das auch. Da hat es kleine Löchlein drin. So ist das in der Niere auch. Und da kommt das Blut drauf. Und die Eiweiße, die sind so groß. Die rutschen da nicht durch. Nur die kleinen Eiweiße, die können durchrutschen. Das ist wie beim Sand: Die großen Steine bleiben oben liegen. Und die kleinen rutschen durch. Ja?	zeichnet und schaut immer wieder hoch, Kind lächelt und lacht kurz	
	Jetzt ist es aber so, dass hinter dem Sieb – da ist ein großes System von Röhren. Da geht es ganz durch die – das ist wie eine Geisterbahn. Die kleinen Eiweiße fahren durch so eine Geisterbahn durch.	Arzt zeichnet, schaut kurz zum Kind, Schwester beugt sich vor und schaut auf die Skizze des Arztes	*Schwester zeigt Interesse*
	Und die müssen sich jetzt wirklich fürchten, weil die werden dann weggeschnappt und werden wieder zurück in den Körper gebracht. Ja? Also die gehen wieder zurück ins Blut, die kleinen Eiweiße. Ja?	schaut Kind an, Kind zieht die Augenbrauen hoch, Schwester lehnt sich zurück	
Kind	Hmm.	nickt	
Arzt	Bei der Anna ist es so, dass kleine Eiweiße nicht weggeschnappt werden, sondern immer wieder im Urin auftauchen.	blickt kurz zu Mutter	*Erklärung für die Mutter*
Mutter	Ahmm.	nickt	
Arzt	Mehr als wir normalerweise erwarten. Ein paar tauchen immer auf.	nimmt die Arme an den Körper zurück	
Mutter	Das ist normal?	Mutter und beide Kinder schauen die ganze Zeit zum Arzt	*Mutter fragt nach*
Arzt	Das ist normal. Das hat jeder von uns. Aber – ähm. Bei ihr tauchen mehr auf, als wir erwarten würden.	schiebt sich die Brille hoch	

4.4 Unter Beobachtung – die beiden Seiten der Früherkennung

Personen	verbal	nonverbal	Kommentar
Mutter	Ahmm.	nickt	
Arzt	Das heißt: Der Sieb hier oben ist völlig in Ordnung.	zeigt auf seine Skizze	
Mutter	Ja.		
Arzt	Es scheint an dem Röhrensystem zu liegen.	fährt mit dem Stift auf der Skizze entlang	
Mutter	Ja?	nimmt eine Hand ans Kinn	
Arzt	Die Eiweiße werden hier oben im Röhrensystem aufgenommen.		
Mutter	Ahmm.	nickt, Kind dreht sich zu beiden Seiten nach hinten	
Arzt	Es gibt jetzt verschiedenste Gründe, warum die hier nicht aufgenommen werden. Wenn man das hier wieder vergrößert, dann hat es da so Greifarme. Die hast du vielleicht in der Geisterbahn auch gehabt. So Greifarme, wo einer dich anfassen wollte. Gab's die da?	zum Kind, macht Greifarme mit gestreckten Armen vor, Kind lächelt	gestische Verständigung Arzt – Kind, Aufgreifen der Sichtweise des Kindes
Kind	Nein …	zum Arzt	
Arzt	Gott sei Dank nicht. Sonst hättest du dich noch mehr gefürchtet.	Mutter und Kind lachen	
Kind	Da gab es so ein Stück. Da hat man so ein Spinnennetz ins Gesicht gekriegt …	beugt sich kurz vor	Erfahrungsaustausch Kind – Arzt
Arzt	Aoooah. Igitt. Hast du dich da nicht gefürchtet?	verzieht das Gesicht, dreht den Kopf zur Seite	
Kind	Nein	lebhaft, lächelt, große Schwester lächelt auch	
Arzt	Nein. Also keine Angst vor Spinnen?	zum Kind	
Kind	Nn –nnh	schüttelt den Kopf	
Arzt	Das ist ja gut.	schaut zur Mutter	
Mutter	Beim zweiten Mal geht es dann.	lacht	
Arzt	Aber es ist ja gut, dass sie dann zweimal durchfährt.	schaut kurz auf seine Unterlagen, zum Kind	

I Allgemeiner Teil – Grundlagen

Personen	verbal	nonverbal	Kommentar
Kind	Manchmal ist man so direkt davor, und dann geht es ganz schnell voll um die Ecke.	zum Arzt, zeigt die enge Kurve	gleiche Gestik wie Arzt
Arzt	Da geht es ganz schnell um die Ecke. Man denkt man fährt gerade aus, und dann geht es um die Ecke.	begleitende Armbewegungen zeigen den überraschenden Richtungswechsel	Wiederholung als Hörersignal
Mutter	Das machen die absichtlich so.		
Arzt	OK. Da gibt es da so Greifarme. Und die dienen dazu, dass die Eiweiße in die Zelle aufgenommen werden. Und an der anderen Seite der Zelle geht es wieder ins Blut über.	zur Mutter, zeigt auf seiner Skizze, zeichnet	Erklärung für die Mutter
Mutter	Mhmhh.	alle drei schauen und hören dem Arzt zu	
Arzt	Und – äh – diese Greifarme können zum Teil fehlen. Oder weniger sein. Aber auch die Herstellung – Die werden in der Zelle hergestellt, diese Greifarme. Und die werden wieder zurückgebracht.	schaut die Mutter an, Assistentin kommt herein, Kind wendet sich zur Tür	
Mutter	Dort schon.		
Arzt	Genau.		
Mutter	Das kann man aber nicht feststellen? Irgendwie?	zeigt auf die Skizze, vorgebeugt, mit kreisender Armbewegung	
Arzt	Ja, also. Und es ist ja auch noch so, dass diese Eiweißkörper hier aufgenommen werden. Und die müssen dann zerkleinert werden. Und die Bestandteile werden dann ans Blut abgegeben. Und in diesem Konstrukt hier kann alles Mögliche ein Problem darstellen.	abbremsende Handbewegung, zeichnet, zieht die Schultern hoch, kreist mehrfach mit dem Stift über seine Skizze	Ungewissheiten – Grenzen des Wissens
Mutter	Ja.		
Arzt	Das Zerhäckseln kann es sein, das Zurückführen. Und von den Untersuchungen, die wir bis jetzt	umkreist die Skizze,	

4.4 Unter Beobachtung – die beiden Seiten der Früherkennung

Personen	verbal	nonverbal	Kommentar
	gemacht haben können wir nicht sagen – Wir wissen, dass dieser Prozess irgendwo gestört ist. Aber wir wissen nicht genau –		
	Ist es jetzt die Aufnahme? Oder ist es das Zerhäckseln oder ist es das sogenannte Recycling von den Fangarmen?	zeigt mit den Armen Anführungsstriche an	
Mutter	Hmhmm.	nickt	
Arzt	Ja. Die genetischen Untersuchungen, die laufen noch.		
Mutter	Da haben Sie jetzt noch nichts gehört?	zum Arzt	*Nachfrage der Mutter*
Arzt	Ich habe noch mal angerufen und noch mal eine Email geschrieben. Ähm – die wollen schauen, dass sie das möglichst bald machen.		
Mutter	Hmhmm.		*Hörersignal der Mutter*
Arzt	Äh – aber es gibt auch viele Berichte – das habe ich auch hier in den Arztbrief reingeschrieben – von diesen Erkrankungen. Ähh – Das nennt man einfach eine kleine Ausscheidung von diesen kleinen Eiweißen.	zeigt auf den Brief, zeigt auf die Skizze	
Mutter	Ja.		
Arzt	Also eine kleine Ausscheidung von diesen kleinen Eiweißen, die völlig harmlos ist. Und das gibt es einfach, dass man das zufällig entdeckt. Die Japaner haben das relativ häufig, weil die die Kinder in den Schulen untersuchen. Auf diese Eiweißausscheidung.	wiederholt mit begleitender Gestik der Arme, Mutter verschränkt die Arme auf dem Tisch	
	Das heißt, dadurch dass man es untersucht, bemerkt man es häufiger. Das ist jetzt schwieriger zu sagen, was wird es für sie später einmal bedeuten.	Unterarme kreisen hintereinander, stützt den Arm mit offenen Fingern auf den Tisch	
Mutter	Die Japaner sind aber auch nicht weiter in der Entwicklung – deswegen?	greift sich ans Ohr	
Arzt	Nein. Ähm. Aber es ist ein Forschungszweig, wo dran geforscht wird.	nickt lebhaft	
Mutter	Hmmm.		*Hörersignal*

135

Personen	verbal	nonverbal	Kommentar
Arzt	Einmal die Zerhäckselung. Für die Zerhäckselung – da gibt es Gene, für die das Blut von der Anna untersucht wird.	Kind schaut zum Fenster, Schwester schaut vor sich hin	
Mutter	Hmm.		
Arzt	Ja, genau. Und – äh – letztendlich sind wir noch nicht an dem Punkt zu sagen, was das bedeutet für die Anna, für ihr gesamtes Leben.	ausholende Armbewegung	*weitere Entwicklung noch offen*
Mutter	Langfristig gesehen.	nickt	
Arzt	Aber was man sagen kann: Ihr geht es ja total gut. Sie hat keinerlei Beschwerden. Und deswegen – äh – sehen wir jetzt keinen Grund zur Besorgnis.	Aufzählung mit begleitender Handbewegung, schaut die Mutter an	
Mutter	Mhmm	wirkt etwas skeptisch	
Arzt	Es wichtig, dass wir das alle halbe Jahre kontrollieren. Oder ja – das ist ein guter Zeitraum. Und einfach nach der Nierenfunktion schauen.	bestimmter Tonfall, Kind schaut sich seinen Arm an	
Mutter	Hmmm.		
Arzt	Ja. Weil Nierenfunktion heißt ja: Wie funktionieren die Siebe? Die Entgiftungsfunktion? Ja. Und wenn jetzt irgendetwas gestört ist hier unten, dann kann es manchmal sein, dass das Sieb rückwirkend kaputtgehen könnte.	schaut die Mutter an, kreisende Armbewegungen, fährt mit dem Stift der Skizze entlang.	
	Aber eigentlich ist das selten.	schaut auf die Skizze, Mutter hat einen Arm auf den Tisch gestützt	
Mutter	Hmhmm.	Kind beugt sich nach vorne	
Arzt	Das heißt, es besteht eine total gute Wahrscheinlichkeit …		
		Arzt 2 betritt den Raum	*Störung*
	Hallo.	schaut hoch, zu Arzt 2, alle drehen sich zu dem Eintretenden um	
	Das ist der Herr Huber, den kennen Sie ja.	zu Mutter, Mutter dreht sich zu Arzt 2	
Mutter	Ja, den kenn ich schon.	Arzt 2 begrüßt die Mutter und die Kinder mit Handschlag, freundliche Reaktionen von Kind, Mutter, Schwester	

4.4 Unter Beobachtung – die beiden Seiten der Früherkennung

Personen	verbal	nonverbal	Kommentar
Kind	Hallo.	zu Arzt 2	
		Ärzte und Assistentin besprechen Terminplanung für einen weiteren Patienten	
Arzt	Beziehungsweise – die kleinen Eiweiße – haben wir gemerkt – die fahren nämlich hier durch wie durch eine Geisterbahn.	zu Arzt 2, lehnt sich zurück	
Arzt 2	Ja?	zu Arzt	
Arzt	Weil die Anna ist Geisterbahn gefahren.	Kind lächelt, richtet sich auf	*würdigt Beitrag des Kindes*
Kind	Ja!		
Mutter	Glück gehabt.		
Arzt 2	Dann weißt du schon, wie es funktioniert, oder?	zu Kind	
Kind	Ja.	lächelt	
Arzt	Aber sie ist in der Geisterbahn gar nicht gefangen worden.	zu Arzt 2	
Arzt 2	Hast du dich geduckt?		
Kind	Nein		
Arzt 2	Sondern?		
Mutter	Die Augen zugemacht.		
Arzt 2	Die Augen zugemacht. Dann ist das hier doch weniger schlimm.		
Mutter	Das hoffen wir sehr, genau.	Gelächter, Arzt 2 winkt Kind zu, verlässt das Zimmer, Assistentin legt Arzt ein Formular auf den Tisch.	*Dauer der Unterbrechung: 1 Minute*
Arzt	Ok. Wo waren wir stehen geblieben? Es geht darum – äh – was es bedeutet, langfristig.	zu Mutter, beugt sich zum Schreibtisch vor, Kind richtet sich auf dem Sitz auf	*Arzt nimmt den Faden wieder auf*
Mutter	Genau.	zu Arzt	
Arzt	Ähm		
Mutter	Bei der Untersuchung bleiben.	Mutter wartet, gibt dem Arzt Stichwort	
Arzt	Wir wissen es nicht. Deswegen müssen wir es beobachten – alle halbe Jahre. Das heißt alle halbe Jahre einen Sammelurin und Blutabnahme. Dass wir einfach gucken, wie sich die Werte entwickeln.	mit Handbewegung, Kind lehnt sich zurück, nimmt die Arme nach hinten, reibt sich am Mund.	*Assistentin geht raus*

137

Personen	verbal	nonverbal	Kommentar
Mutter	Hmhm.	zu Arzt, Kind schaukelt mit dem Oberkörper	*Kind langweilt sich*
Arzt	Ähmm. Ich kann Ihnen mal zeigen, wie die letzten Blutwerte waren. Ich möchte mal sagen, so halbtoll. Da hatten wir telefoniert.	wendet sich dem PC zu, klappt seine Unterlagen zusammen	
Mutter	Genau, ja.	Mutter und Arzt schauen zum Bildschirm	*Bildschirm*
Arzt	Und was mich da interessiert sind die – also der Hauptparameter, der die Nierenfunktion ausdrückt, ist das Kreatinin.	beugt sich zur Tastatur, schreibt. Orientiert sich am Computer. Schwester dreht sich auf ihrem Sitz hin und her, Mutter rückt ihren Stuhl zurecht, stützt sich wieder am Schreibtisch ab. Arzt mit Blick zum Bildschirm, wendet sich der Mutter zu	*Erläuterung der Laborwerte*
Mutter	Hmhm.	stützt Kinn auf den Arm, Kind schaut zum Fenster, baumelt mit den Beinen	
Arzt	Das ist ein Parameter, der hat gar nichts mit der Niere zu tun. Aber das ist so ein Abfallstoff, der durch das Sieb hindurchgeht. Ja?	zeigt auf seine Skizze, Schwester und Mutter schauen auf die Skizze	
Mutter	Hmm. Ja.	nickt, Schwester legt ein Buch hinter sich, das sie in der Hand hatte, stützt die überkreuzten Arme auf den Tisch	
Arzt	Und der wird durch diese Geisterbahn nicht mehr aufgenommen. Das heißt, der geht frei hier durch.	fährt an der Skizze mit dem Finger entlang	
Mutter	Ach so.		
Arzt	Wenn dieser Stoff im Blut ansteigt, dann wissen wir, dass dieses Sieb nicht mehr gut funktioniert.	beugt eine Hand hoch, Mutter nickt, Schwester streicht sich übers Ohr	
Mutter	Ach so. Aber der ist ganz niedrig.		
Arzt	Der ist sogar niedriger, als er sein müsste.	zeigt zum Bildschirm, alle schauen zum Bildschirm	
Mutter	Ja.		
Arzt	Das ist super.	schaut die Mutter an, Kind streicht sich am Hals	
Mutter	Das scheint ja alles in Ordnung zu sein, im Moment.	mit Armbewegung	

4.4 Unter Beobachtung – die beiden Seiten der Früherkennung

Personen	verbal	nonverbal	Kommentar
Arzt	Genau, genau. Das einzige ist der Harnstoff. Das ist ein anderer Parameter. Und der ist hier – Sie sehen – ist 19. Der obere Normbereich –	Arzt zeigt am Bildschirm, Kind überprüft seine Ellenbeuge	
Mutter	und der ist hier bei 20. Gerade.	nickt, zeigt mit der Hand eine Grenze	
Arzt	Das ist gerade an der Grenze. Aber das kann auch mal sein, wenn man zu wenig getrunken hat oder so. Das ist jetzt wirklich nicht besorgniserregend	blickt zu Mutter, kreist mit der Hand vor dem Bildschirm, Kind wendet sich auf dem Sitz um, streckt sich auf dem Sitz nach hinten	
Mutter	Obwohl sie da gerade viel getrunken hatte, hatten Sie doch gesagt.	wendet die Hand	*Einwand, Bedenken*
Arzt	Ja, genau. Aber – ähm – ja. Deswegen wollen wir ihn heute einfach noch mal kontrollieren.	nickt zustimmend	
Mutter	Hmm. Aha.	legt Zeigefinger an die Wange, nickt, Kind wendet sich dem Tisch zu, schaut zum Bildschirm	
Arzt	Sie sehen: Davor war er immer normal. Und da ist ein Wert, der uns noch aufgefallen ist. Ein Wert, der mit dem Knochenstoffwechsel zu tun hat. Das Parathormon. Der ist so leicht erhöht. Also diese Normwerte sind jetzt nicht für Sie.	zeigt zum Bildschirm: Erläuterung der Blutwerte, Kind hört nicht mehr hin, turnt auf seinem Hocker herum	*Kinder unbeteiligt*
	Das ist praktisch – leicht erhöht.	Mutter nimmt den Arm nach unten, richtet sich auf	
	Aber man muss auch sagen, dieses Parathormon ist eines dieser kleinen Eiweiße, das da durchrutscht.	schaut auf die Unterlagen, zeigt auf die Skizze, schaut hoch zur Mutter	
Mutter	Hmhmm.		
Arzt	Und wenn es nicht ordentlich aufgenommen wird, das hat dann auch Wirkungen auf die Niere. Das heißt, der Körper denkt, dass er zu wenig hat und produziert dann ein bisschen mehr. Deswegen, wenn Ihnen jemand sagt, das ist ja erhöht,	mit ausholender Bewegung von Arm und Oberkörper, zeigt zum Bildschirm und neigt sich zur Seite, Schwester schaut zur anderen Seite, Arzt zeigt auf die Skizze, schaut zur Mutter	

139

Personen	verbal	nonverbal	Kommentar
	dieser Wert. Dann muss man daran denken. Das ist ja eines von diesen kleinen Eiweissen.		
Mutter	Ok.	zu Arzt, nickt mehrmals, Kind und Schwester schauen nach hinten zur Tür	
		Die Assistentin kommt herein. Pause.	
Arzt	Ok. Jetzt hab ich ganz viel geredet.	zur Mutter	
Mutter	Ja. Das muss ich erst einmal verdauen.	lacht, lehnt sich zurück	
Arzt	Wahnsinnig viel. Genau. Ähmm das nehmen Sie am Besten mit –	nickt, zeigt auf die Skizze	Anschauungsmaterial und Information
Mutter	Ja, genau.	stützt sich auf beide Arme, setzt sich gerade hin	
Arzt	Die Zeichnung und den Brief, den lesen Sie in Ruhe durch. Und wenn Sie ne Frage dazu haben, dann telefonieren wir noch mal miteinander.	begleitende Handbewegung über der Skizze	
Mutter	Hmm. Gut. Können Sie das noch dazuschreiben, grad.	zeigt auf die Skizze	Beschriftung
Arzt	Was das alles ist?	beugt sich vor und beginnt zu schreiben	
Mutter	Ja .		
Arzt	Hier ist das Sieb. Ja?	beschriftet	
Mutter	Ja.	schaut zu, vorgebeugt, Kinder schauen dem Arzt zu	
Arzt	Und hier, das nennen wir Geisterbahn ganz einfach. Da bin ich ja ganz begeistert davon. Das ist nämlich ein guter Begriff, auf den ich selber nicht gekommen wäre.	Mutter lacht, hebt die Schultern, Arzt schaut hoch zum Kind, Kind und Schwester lächeln	Kompliment an das Kind
	Schau – hier ist das Sieb In jeder Niere hat es – rat mal – wie viele Siebe?	richtet sich auf, wendet sich dem Kind zu.	Arzt zum Kind

4.4 Unter Beobachtung – die beiden Seiten der Früherkennung

Personen	verbal	nonverbal	Kommentar
Kind	Eins.	lächelt	*lebhafte Reaktion Kind fühlt sich angesprochen*
Arzt	Nicht nur eins! Sondern ganz viele kleine – eine Million!	senkt den Kopf, Kind richtet sich auf und rutscht ganz nahe zum Schreibtisch mit Blick zum Arzt, Schwester lächelt zum Arzt hin, hat Arme auf den Tisch gestützt, Mutter schaut zum Kind, Augenbrauen hochgezogen	
	Und eine Million; das ist wahnsinnig viel, das kann man sich gar nicht vorstellen.	schaut zur großen Schwester, dann zum Kind	*Blickkontakte zu beiden Kindern*
Kind	Nein.	lacht und lehnt sich zurück, Arme auf die Knie gestützt	
Arzt	Viel mehr als 100 mal 100 – Und jedes Sieb hat auch seine eigene Geisterbahn. Das heißt, es gibt auch eine Million Geisterbahnen.	Kind kommt nach vorn, stützt sich am Tisch ab, lacht, Arzt schaut das Kind an, Schwester lächelt	
	Und daran sehen Sie schon: So viel gibt es und so viel kommt da unten heraus.	zu Mutter, zeigt auf die Skizze	*Arzt spricht die Mutter an*
Mutter	Hmm.	nickt	
Arzt	Wenn man sich die Eiweißwerte ankuckt, in Wirklichkeit, dann ist das hier – das ist unser Prototyp vom kleinen Eiweiß. Das Alpha 1 Mikroglobulin. Und – äh – das hier – da sehen Sie: Das ist immer ungefähr gleich hoch. Ja? Um die 200 bis 300.	wendet sich zum zeigt auf Bildschirm mit Blick zur Mutter, Mutter folgt seiner Zeigebewegung	
		Kind gähnt und streckt sich, schaut zur Seite und zieht Grimassen	
Mutter	Hmm.		
Arzt	Äh. Das verändert sich praktisch nicht. Aber wenn man sich den Normwert ankuckt – 14 – ist es natürlich erhöht, aber wahnsinnig erhöht ist es erst, wenn es über 1.000 ist.	beide Zeigefinger zeigen aufeinander, hebt einen Arm sehr hoch	
Mutter	Hmhmm. Es ist noch im –	zu Arzt, nickt, bewegt den Oberkörper	
Arzt	Es ist noch im grünen –	Arme machen beschwichtigende Bewegung nach unten	
Mutter	Im Rahmen?		

Personen	verbal	nonverbal	Kommentar
Arzt	im – im gelben Bereich	verbessert sich, lächelt, Mutter nickt	Bewertung der Daten
Mutter	Im gelben Bereich. Ok.	Kind sitzt zusammengesunken auf dem Stuhl, greift an die Unterseite des Tisches	
Arzt	Ja. Aber keine Alarmstufe oder so was.		
Mutter	Man muss halt weiter beobachten.		
Arzt	Ähm. Was wir nicht wollen, ist, dass Sie jetzt irgendwie mehr verunsichert sind. Sie ist nicht so krank –	mit Betonung auf „nicht", senkt beide Handflächen zum Schreibtisch	Arzt spricht Emotionen an
Mutter	Hmhmm.	hört mit schräger Kopfhaltung zu, nickt	
Arzt	– wie es jetzt durch den Arztbrief oder so was erscheinen mag. Und man muss auch immer die Anna ankucken. Schauen Sie sie an: Ihr geht es ja gut. Ähm. Ihr fehlt ja nichts. Und sie kommt ja jetzt in die Schule.	zählt mit den Händen auf, Kind räkelt sich auf seinem Sitz	Krank oder nicht krank?
Mutter	Ja.		
Arzt	Und alles prima.		
Mutter	Was wäre denn, wenn das jetzt schlechter wäre?	heftige Handbewegung	Bedenken, Sorge der Mutter
Arzt	Ja.	nimmt Hand ans Kinn	
Mutter	Würde man ihr das anmerken?	Schwester schaut aufmerksam zum Arzt.	
Arzt	Also, man merkt erstmal gar nichts. Deswegen machen wir die regelmäßigen Kontrollen mit dem Sammelurin und der Blutabnahme. Und es ist auch so: Wenn man was an der Niere hat: Es tut einem nicht weh.	schüttelt den Kopf, begleitende Armbewegungen	
Mutter	Hmm.		
Arzt	Also keine Schmerzen. Und – ich würde jetzt auch keine Therapie machen. Keine medikamentöse Therapie.	hebt die Schultern an, Kind streicht sich übers Haar, tastet seinen Unterarm ab	
Mutter	Hmhmm	nickt	
Arzt	Das ist alles nicht notwendig.		

4.4 Unter Beobachtung – die beiden Seiten der Früherkennung

Personen	verbal	nonverbal	Kommentar
Mutter	Jetzt doch noch nicht? Weil die beiden letzten Male …	lehnt sich zurück, Schwester lehnt sich zurück, Mutter führt Hand an die Schläfe, legt wieder die Arme auf den Tisch	Verunsicherung der Mutter
Arzt	Genau. Eventuell – haben wir gesagt. Die Unsicherheit in der Diagnose bleibt. Aber es ist jetzt was, wo wir sagen können: da kann man gut damit leben. Lass uns einfach abwarten, wie sich das in den nächsten Jahren entwickelt.		Leben mit Ungewissheit
Mutter	Gut. Das ist mir erst mal lieber. Gerade, wenn sie erst mal in die Schule kommen soll. Dass man erstmal schaut, wie es sich weiterentwickelt.	schaut zum Kind, dann zum Arzt, Arzt nickt bestätigend	längere Passage der Mutter
	Und in einem halben Jahr dann eine Kontrolle wieder macht. Hhmmm.	Schwester rückt nach vorne	
Arzt	Haben Sie jetzt zu dem Punkt eine Frage?	wartet, zur Mutter, breitet die Hände aus	noch Fragen?
Mutter	Im Moment jetzt nicht. Vielleicht kommt noch was. Aber gut.	hebt den Arztbrief an, lacht.	Ende des Informationsteiles
		Kind stützt einen Arm auf den Tisch, Mutter schaut kurz zum Kind	
Arzt	Was mir jetzt noch ganz wichtig ist, dass man irgendwie – wenn man an die Niere denkt, dass sie irgendwie nicht funktioniert, denkt man immer an so Wörter wie Dialyse oder so was.	hat die Finger beider Hände ineinander verhakt, tippt damit im Rhythmus seiner Worte auf den Tisch	Arzt will Sorgen zerstreuen, benennt Ängste
Mutter	Ja, schon.	nickt	
Arzt	Da sind wir ganz, ganz weit davon entfernt.		
Mutter	Aber langfristig? Könnte es sein?		
Arzt	Nein. Nein. Überhaupt nicht. Man kann sich Sorgen machen, aber man soll nicht. Es gibt ganz viele Kinder, die diese Krankheit, diese Ausscheidung haben, die nie an die Dialyse müssen und die ihr ganzes Leben lang nichts anderes haben, als diese Eiweißausscheidung.	sofort: schüttelt den Kopf, Hände unterstreichen die Verneinung	hohes Gesprächstempo: Wie groß ist die Bedrohung?
Mutter	Aber es gibt auch welche, die diese Voraussetzung haben.		

I Allgemeiner Teil – Grundlagen

Personen	verbal	nonverbal	Kommentar
Arzt	Es gibt ganz wenige. Also, wenn wir jetzt so einen Kuchen machen, dann ist es ein ganz kleines Stück davon. Da sind welche, die nach Jahrzehnten –	fällt ins Wort, beschreibt einen Kreis in der Luft, zeigt ein schmales Stück davon, mit Betonung, unterstreicht mit den Händen	
Mutter	Ja	nickt, Kind streckt beide Arme und schaut zu.	
Arzt	– ein Problem damit bekommen. Aber die Restlichen sind gesund. So wie sie jetzt auch gesund ist.	weist auf das Kind hin.	
Mutter	Ja	nickt	
Arzt	Das heißt, wir haben so eine kleine Laune der Natur. Eine Eiweißausscheidung. Aber eine, die für ihre Lebenserwartung überhaupt keinen Einfluss hat.	Hände kreisen umeinander, schiebt eine Hand nach vorne	*Arzt: es ist kein Problem*
Mutter	Was bei vielen wahrscheinlich gar nicht festgestellt wird.		
Arzt	Genau. Eben. Wenn es jetzt die Vorsorgeuntersuchungen nicht gäbe, dann hätte man es wahrscheinlich gar nicht festgestellt.	mit ausholenden Armbewegungen	*Was, wenn man nichts macht?*
	Sie wären nie hierhergekommen. Und sie würde ganz normal in die Schule gehen.	Kind hört zu, lebhaft, lacht, schleckt eine Hand kurz ab	
Mutter	Hmmhmm. Und wenn das jetzt eine Verschlechterung wäre und es wurde nicht festgestellt nach vielen Jahren –	nickt	*Mutter: es ist ein Problem*
Arzt	Genau.		*Hörersignal Arzt*
Mutter	– hätte ich ihr was angemerkt? Oder erst, wenn das Kind in den Brunnen gefallen ist?	spielt mit dem Papier am Tisch, lacht kurz	
Arzt	Meistens merkt man es erst, wenn es zu spät ist. Wenn das Kind in den Brunnen gefallen ist.		
Mutter	Hhmhmm	nickt	
Arzt	Und deswegen macht man ja auch die Vorsorgeuntersuchungen, dass wir jetzt dadurch, dass wir immer wieder ne Kontrolle machen irgendwann merken würden, es wird schlechter. Und jetzt müssen wir was tun.	Hände in Kreisbewegung, breite ausladende Kreise, Kind reibt Hand am Hosenbein, Mutter schaut kurz zu ihr herunter	
Mutter	Hmhmm	nickt	

4.4 Unter Beobachtung – die beiden Seiten der Früherkennung

Personen	verbal	nonverbal	Kommentar
Arzt	Ja. Aber ich gehe davon aus, dass wir uns in den nächsten zehn Jahren hier sehen. Und es wird ihr immer gut gehen.	Hände auf dem Tisch, schaut die Mutter frontal an	*Arzt zeigt Zuversicht*
		Kind streckt die Arme. Pause.	
Mutter	Hmhmm. Und dann – kann es dann sein, dass man ein Medikament, also medikamentös?	nickt	
Arzt	Nein. Dass es ihr gut geht, und dass sie kein Medikament braucht.	mit Unterarmen auf dem Tisch, nickt mehrfach	
		Pause.	
Mutter	Ja. Das wäre natürlich schön.	lacht	
Arzt	Genau. So ist unser Plan.	bleibt ruhig sitzen	
Mutter	Genau. Schauen wir mal, ob er aufgeht.	lacht, schaut zu Kind, große Schwester schaut zur kleinen Schwester	
Arzt	Ok?	zu Kind	
Kind	Ja	zum Arzt, dreht sich der Mutter zu	
Arzt	Jetzt haben wir geredet – ich hab viel geredet.		

Beiträge zum Gelingen des Gespräches: Der Arzt bezieht die Mutter, das Kind und zu Beginn auch die 10-jährige Schwester mit ein. Er würdigt den Beitrag des Kindes von der Geisterbahn als willkommene Anregung für seine Erklärungen. Er stellt das Bild gestisch dar. Das Kind antwortet mit gleicher Gestik. Mit Hilfe von Gestik, einer Skizze und Sprachbildern macht der Arzt ein unanschauliches Thema anschaulich. Seine Erklärungen sind jeweils altersentsprechend – für das Kind und für die Mutter.

Das Kind ist aufmerksam und lebendig, wenn es mit dem Arzt im Gespräch ist. Beim Gespräch Arzt – Mutter sinkt die Körperspannung des Kindes und der Schwester sichtbar ab. Beide Mädchen verhalten sich ruhig. Sie tragen dadurch zum Gelingen des Gesprächs bei. Nestelnde Bewegungen und Blicke aus dem Fenster zeigen Langeweile an während der langen Gesprächspassagen zwischen Arzt und Mutter und beim Blick auf den Bildschirm.

Die Mutter hört konzentriert zu. Sie fragt präzise nach. Sie gibt dem Arzt Hilfestellungen im Gespräch (Wo stehen geblieben?). Hinter ihrem Lächeln wird ihre Sorge sichtbar.

Die Krankenschwester betritt und verlässt mehrmals das Zimmer. Sie ist in Kontakt mit den Familienmitgliedern. Der zweite Arzt stört, nimmt aber auch kurzen Kontakt mit den Familienmitgliedern auf. Insgesamt gute Beziehungen zwischen Arzt und den Familienmitgliedern.

Gesprächsanteile: Arzt – Kind 4 Minuten. Arzt – große Schwester 15 Sekunden. Arzt – Mutter 13 Minuten. Störungen durch Telefonat und zweiten Arzt 2 Minuten. Die Krankenschwester tritt überwiegend nonverbal in Erscheinung.

Reflexion – Glanz und Elend der Früherkennung: Das Kind soll regelmäßig und langfristig zur Beobachtung in die Spezialsprechstunde kommen. Ist es jetzt eine Patientin? Mutter und Arzt diskutieren sehr ausführlich das **Spannungsfeld der Früherkennung** zwischen den **Kosten** – *von jetzt an sich langfristig Sorgen machen* – und einem möglichen **Nutzen** – *später eventuell Schlimmes rechtzeitig erkennen können.*

Literatur

Benz MR, Reiter K, Eife R (2004) Hämaturie und Proteinurie im Kindesalter. Vom Symptom zur Diagnose. Monatsschrift Kinderheilkunde 152: 238–247. DOI: 10.1007/s00112-004-0899-y.

von Suchodoletz W (Hrsg.) (2005) Früherkennung von Entwicklungsstörungen. Frühdiagnostik bei motorischen, kognitiven, sensorischen, emotionalen und sozialen Entwicklungsauffälligkeiten. Göttingen: Hogrefe.

von Suchodoletz W (Hrsg.) (2007) Prävention von Entwicklungsstörungen. Göttingen: Hogrefe.

4.5 Verhaltensprobleme – Stören macht Sinn

Hintergrund: In verschiedenen Situationen verhalten wir uns unterschiedlich. Ob ein Verhalten angemessen, unangemessen oder als störend empfunden wird, hängt vom Kontext, von geschriebenen oder ungeschriebenen Regeln, von Wertvorstellungen und von der Perspektive des Betrachters ab. Reden wir von Lausbuben, von temperamentvoller Persönlichkeit, vom Zappelphilipp? Situationsabhängigkeit, Dauer, Ausprägungsgrad und Funktion des Verhaltens bestimmen darüber, ob im breiten Übergangsbereich zwischen „normal" und „abnormal" die Schwelle zu einer medizinischen (psychiatrischen) Diagnose von Krankheitswert erreicht wird. Ärzte erwarten von ihren Patienten geduldiges (lat. patiens = geduldig) und ruhiges Verhalten. Nur ein Teil der Kinder zeigt ein solches angepasstes Verhalten. In einer Sprechstundensituation zeigen Kinder sich von ihrer besten Seite, sofern sie eine Situation nicht als beängstigend, sondern als freundlich und ihnen zugewandt erleben. Als störend empfundenes Verhalten kann die sinnvolle Funktion haben, sich in Erinnerung zu bringen und Ansprache einzufordern. Man kann von einem arztbedingten Verhaltensproblem sprechen, wenn der Arzt nach einer freundlichen Begrüßung des Kindes sein Gespräch nur noch mit der erwachsenen Begleitperson führt.

Szenario: Willi ist vor kurzem aus der Grundschule ins Gymnasium übergewechselt. Aus Sicht der Mutter ist er in seinem Verhalten auffällig. Er könne sich nicht konzentrieren. Angesichts der Klageflut der Mutter fühlt sich der Arzt in dieser Situation nicht wohl. Die Kriterien einer Aufmerksamkeitsstörung treffen für ihn gefühlsmäßig nicht zu.

Kann sich nicht konzentrieren

Gesprächsteilnehmer: Arzt, Mutter, Kind Willi 11 Jahre, Gesprächsdauer: 7 Minuten

Personen	verbal	nonverbal	Kommentar
Arzt	Um was geht es?	begrüßt Mutter und Kind mit Handschlag, Kind schaut zur Mutter, dann vor sich hin	*Fragestellung:*

Personen	verbal	nonverbal	Kommentar
Mutter	Ich bin ja so froh, dass ich zu Ihnen kommen kann. Es ist furchtbar.	zum Arzt, Arzt schaut kurz zum Kind, sitzt am Tisch, Unterarme liegen auf. Kind schaut zur Mutter.	hohe Erwartungen hoher Pegel an Emotionen
	In der Grundschule war der Willi immer gut. Hat ne 1 in Mathe gehabt, in Deutsch ne 2 gehabt und in HSK ne 2 gehabt.	hebt zu jeder Note beide Hände an, dreht sich zur Seite, hebt die Schultern an	bisherige Schulsituation problemlos
	Und jetzt plötzlich im Gymnasium, da gingen die Noten so den Bach runter. Da hat er in Mathe ne 5 geschrieben.	Willi steht auf, geht zum Spieleregal, Arzt schaut Kind hinterher	neue Situation: Gymnasium
		Willi holt sich selbst eine Beschäftigung	Eigeninitiative Kind
	Und da war ich bei der Vertrauenslehrerin		Beratung 1
	und der Schulpsychologin, und die haben gesagt, sie können es sich nicht erklären.	Arzt und Mutter schauen zu ihm.	Beratung 2
	Er ist unruhig in der Schule. Er redet mit seinem Nachbarn. Er kann sich einfach nicht konzentrieren. Ich kann mir das einfach nicht vorstellen. In der Grundschule hat noch nie jemand etwas gesagt.	hebt Unterarme und Schultern an, schaut zum Kind, ausfahrende Armbewegungen. Kind fängt an mit den Bauklötzen zu bauen. Arzt schaut zum Kind, dreht sich zur Mutter. Mutter schüttelt den Kopf. Kind baut.	Beschreibung des Problemverhaltens in der Schule
		Pause 3 Sekunden	
Arzt	Wie ist es bei den Hausaufgaben?	rutscht näher an den Tisch, lehnt sich wieder zurück, wechselt die Fußstellung, Mutter schaut zum Kind	Unbehagen, offene Frage
Mutter	Es ist eine Katastrophe bei den Hausaufgaben. Der sitzt da vier Stunden dran. Dann rennt er zwischendurch wieder raus. Dann macht er den Fernseher an. Dann guckt er zum Fenster raus. Dann spielt er wieder in der Ecke. Dann guck ich wieder rein und sag ihm, er soll das so und so	zum Arzt, Stimme geht hoch, ausholende Bewegungen, nimmt ihre Arme hoch, zeigt, wie er es macht. Kind baut sehr konzentriert. Arzt schaut kurz zum Kind. Mutter schaut zum Kind, schüttelt ihren Kopf.	Ärger zu Hause

4.5 Verhaltensprobleme – Stören macht Sinn

Personen	verbal	nonverbal	Kommentar
	machen. Dann geht das fünf Minuten. Das ist nur noch der pure Stress zu Hause. Wir haben nur noch Ärger.		
Arzt	Und das war in der Grundschule ganz anders?	hört der Mutter zu, beugt sich vor	*fragt nach früheren Erfahrungen*
Mutter	In der Grundschule ging das wunderbar.		
Arzt	Auf dem Gymnasium?	beugt sich vor	
Kind	Schau mal, was ich da mach!	zu Mutter, fällt ins Wort, stößt die Mutter am Arm an	*Kind fordert Aufmerksamkeit*
Mutter	Ja, jetzt hör mal hier zu! Das kannst du später zu Hause machen.	zum Kind, greift Kind am Arm. Kind baut den Turm höher. Arzt schaut zum Kind. Kind schaut kurz zum Arzt, baut dann weiter.	
	Und wissen Sie: Er will ja immer auch noch fernsehen. Und Computerspielen. Das verbiet ich ihm ja schon alles.	zum Arzt, spricht mit Nachdruck, hebt bei der Aufzählung die Arme an. Arzt schaut zur Mutter, schaut kurz zum Kind.	*Aufzählung erzieherischer Maßnahmen*
	Und dann hab ich gesagt, ich verbiet ihm jetzt das Fußballspielen, wenn die Noten nicht besser werden. Das verbiet ich ihm ja schon alles. Ich weiß gar nicht mehr, was ich machen soll.	schüttelt den Kopf, hebt die Hände an. Kind holt sich weitere Bauklötze. Der Turm wird immer höher. Mutter und Arzt schauen kurz zum Kind.	
Arzt	Wie war er denn im Kindergarten? Ist er denn da aufgefallen?		*frühere Erfahrungen*
Mutter	Die haben immer nur gesagt, es klappt alles so. Es war alles in Ordnung.	hebt die Schultern an, lehnt sich zurück, hebt die Arme hoch, wirkt entspannter	*Themen- und Stimmungswechsel*
Arzt	Ist da nicht aufgefallen, dass er nicht mitgemacht hat?	dehnt unter dem Stuhl seine Füße, beugt sich nach vorne, streckt sich, lehnt sich wieder zurück, lockert die Füße	*angespannt*
Mutter	Er war halt ein Lieber.	deutlich ruhiger, hebt die Hände an	

Personen	verbal	nonverbal	Kommentar
Kind		ohne Worte	
		Arzt schaut kurz zum Kind, bewegt seine Füße unter dem Stuhl	
Mutter	Ja, malen und zeichnen, das hat ihn so nicht interessiert. Er wollte lieber rausrennen –	Absturz des Turmes, Willi fängt die Steine auf, lächelt. Mutter und Arzt wenden sich Willi zu.	*kurzzeitig Zuwendung der Erwachsenen*
	– und sich mit den anderen Kindern prügeln. Das stimmt schon. Aber die Kindergärtnerinnen haben gesagt, das ist in Ordnung so.	spricht weiter zum Arzt, bewegt ihre Fäuste, nickt.	
		Kind beginnt, wieder aufzubauen	
		kurze Pause	
Arzt	Hat er denn damals irgendeine Therapie gehabt, Ergotherapie, Krankengymnastik?	beugt sich kurz vor, bewegt seine Füße. Kind steht auf.	
Mutter	Bei meinem Hausarzt, der die Vorsorgeuntersuchungen gemacht hat, war auch alles in Ordnung. Ich glaub, ich hab das Heft dabei. Hier. Bitte.	greift nach ihrer Tasche, holt das Vorsorgeheft heraus, gibt es dem Arzt. Kind hat sich ein Buch geholt.	
Arzt	Hmhmm	nickt, schaut zum Kind. Mutter streicht sich übers Haar. Kind setzt sich hin und schaut in das Buch. Arzt schaut zum Kind, wechselt die Beinposition.	
	Und in der Grundschule, da gab es keine Probleme? Da hat die Lehrerin nie gesagt, dass er unruhig ist und sich nicht konzentrieren kann?	zur Mutter, beugt sich vor	*geschlossene Fragen*

4.5 Verhaltensprobleme – Stören macht Sinn

Personen	verbal	nonverbal	Kommentar
Mutter	Es waren ja nicht so viel Schüler in der Klasse. Da hat er Glück gehabt. Die Grundschullehrerin konnte sich gut mit ihm beschäftigen. Ist immer auf ihn eingegangen. Das ging aber ganz gut so.	zum Arzt, schüttelt mehrmals den Kopf, hebt die verschränkten Hände an, mit hoher Stimmlage, nickt bekräftigend. Arzt schaut zum Kind.	*Bedingungen für das Gelingen*
Arzt	Und wie viele sind es jetzt in der Klasse?	zu Mutter	
Mutter	Jetzt sind es 32.	zieht die Schultern hoch	
Arzt	Und gefällt es dir in der Schule.	zum Kind	*Arzt spricht Kind an*
Kind	Wie?	Kind schaut vom Buch hoch, wendet sich dem Arzt zu	
Arzt	Gefällt es dir in der Schule?		
Kind	In der Schule gefällt es mir nicht. Nein.	zum Arzt, schaut wieder ins Buch	
		kurze Pause	
	Naja, ein bisschen schon. Ich weiß auch nicht. Schule ist einfach blöd.	Kind leise	
Arzt	Hast du denn da ein paar Freunde aus der Grundschule, die da mitgegangen sind?		
Kind	Ja.	Kind überlegt. Arzt wartet.	*Warten*
Mutter	Erzähl mal, erzähl mal!	zum Kind, stößt Kind am Arm an	*Ermunterung/ Einmischung der Mutter*
Kind	Ja, ich hab schon ein paar Freunde, aber die sind in einer anderen Klasse.	schaut zur Mutter, dann zum Arzt. Mutter entspannt sich auf ihrem Stuhl, streckt die Beine.	
	Und mit den neuen komme ich – die sind doch alle – die sind doch alle so blöd.	Arzt bleibt die ganze Zeit dem Kind zugewandt. Kind verzieht das Gesicht. Arzt nickt.	*Zuwendung ist Aufforderung, weiter zu reden*
		Pause, Arzt wartet.	
	Ich mag lieber mit den alten Freunden spielen.		
Arzt	Und die Lehrer, wie sind die?		
Kind	Da gibt es welche, die sind ganz nett, aber die meisten sind ätzend in der Schule.	schaut den Arzt an	*Gespräch mit dem Kind 1 Minute*
Arzt	Und jetzt – äh – schickt Sie die Schulpsychologin? Oder warum kommen Sie jetzt?	schaut zum Kind, wendet sich wieder der Mutter zu	*Gespräch mit Mutter: Fragestellung? Warum jetzt?*

151

Personen	verbal	nonverbal	Kommentar
Mutter	Die Schulpsychologin hat gesagt, so kann das nicht weitergehen. Da muss man jetzt etwas machen.	hebt Hände an. Kind schaut immer noch zum Arzt, wendet sich ab, schaut ins Buch.	*Frage einer 3. Person*
	Vielleicht, dass irgendwas mit einem Medikament geht. Aber – Irgendwas muss man jetzt machen. Der ist nicht mehr tragbar in der Klasse. Der stört die anderen. Und dann hat er ja so schlechte Noten.	Mutter hebt Hände an, zieht die Schultern vor. hohe Stimmlage.	*Medikament? Mutter macht Druck, keine konkrete Fragestellung*
Arzt	Haben Sie sich schon informiert über das sogenannte Hyperaktivitätssyndrom?	lehnt sich zurück, streckt kurz die Beine aus, beugt sich vor	*Angebot einer Diagnose*
Mutter	Hmmja. Davon habe ich schon gehört. Und dass man da ein Medikament geben kann. So was wie Ritalin oder so ähnlich. Aber ich weiß nicht so. Immer ein Medikament geben? Das finde ich auch nicht so gut.	verzieht das Gesicht, schüttelt den Kopf, schaut zum Kind	*Zweifel: Medikament? = Ambivalenz*
		Kind legt Lesestoff auf den Tisch, dreht sich mit dem Stuhl zur Mutter. Arzt schaut zum Kind.	
Arzt	Hat die Schulpsychologin das schon angesprochen?	zur Mutter	
Mutter	Nein, nein.		
Kind	Gehen wir jetzt?	zur Mutter	*Kind meldet sich: Gehen?!*
Mutter	Mal Geduld. Es dauert schon noch ein bisschen.	zum Kind, fasst Kind am Arm	
Kind	Hach	zur Mutter	
Arzt	Haben Sie einen Befund dabei? Oder eine Testauswertung? Oder irgendetwas?	schaut zum Kind, zur Mutter. Kind beginnt wieder zu bauen. Arzt schaut kurz zum Kind.	
Mutter	Nein, nein. Hat sie mir nicht mitgegeben. Sie sagt, ich soll erstmal zum Kinderarzt gehen.	zum Arzt, schüttelt den Kopf, hebt eine Schulter an	
Arzt	Haben Sie die Adresse von der Schulpsychologin, dass ich sie mal anrufen kann?		*Kooperation der Fachleute*
Mutter	Ja, das ist die Frau B.		
Arzt	Haben Sie die Telefonnummer?		
Mutter	Ja, die kann ich Ihnen geben.	bückt sich nach ihrer Handtasche, gibt die Telefonnummer	

4.5 Verhaltensprobleme – Stören macht Sinn

Personen	verbal	nonverbal	Kommentar
Arzt	Gut.		
Mutter	Aber was sollen wir jetzt machen mit dem Benehmen? Ich halt das so nicht mehr aus. Und mein Mann macht mir auch immer noch Vorwürfe, dass ich – dass ich da nicht richtig Struktur reinbringe bei den Hausaufgaben, dass das so nicht weitergehen kann.	zeigt zum Kind, schüttelt Kopf, zieht Schultern hoch. Kind baut wieder hohen Turm.	Druck in der Familie erklärt die Dringlichkeit
		Der Turm bricht wieder zusammen. Das Kind fällt fast vom Stuhl. Arzt schaut zum Kind.	
Arzt	Jetzt müssen wir erst einmal genau sehen, um was es sich überhaupt handelt. Ich gebe Ihnen ein paar Bogen mit zum Lesen, zur Information und zum Ausfüllen.		Arzt strukturiert
Mutter	Jetzt räum erst mal auf da.	zum Kind, verärgert, streicht sich über das Ohr. Kind beginnt sofort, aufzuräumen.	Emotion Mutter: Ärger
Arzt	Und da geben Sie bitte einen Bogen der Lehrerin.	zu Mutter, beugt sich vor	
Mutter	Hmhm	zu Arzt	
Arzt	Zum Ausfüllen. Und dann sehen wir uns wieder in zwei Wochen zirka.	Kind hat alle Klötze aufgehoben.	
Kind	Mal Pipi machen ...	zu Mutter, springt auf und geht aus dem Zimmer	Toilettengang: Kind steht unter Druck
Arzt	Wenn ich –	zu Mutter, redet gleichzeitig weiter	
Mutter	Ja	zum Kind, das herausgeht, nickt Kind zu	
Arzt	– mit der Schulpsychologin gesprochen habe und einen Befund bekommen habe.	schaut dem Kind nach, dann zur Mutter	
Mutter	Und dann soll ich Ihnen die Zettel wiedergeben. Und was können Sie machen?	zum Arzt	
Arzt	Wenn es in Richtung Hyperaktivität geht, dann gibt es mehrere Möglichkeiten der Therapie. Unter anderem auch eine medikamentöse Behandlung.	zu Mutter, Kind kommt wieder zurück, setzt sich an den Tisch, nimmt die Klötze auf	

Personen	verbal	nonverbal	Kommentar
	Da hab ich Ihnen auch eine Broschüre dazugelegt. Da steht das genau drin, was es da für Möglichkeiten gibt.	Mutter nickt und schaut zum Kind	
	Bevor wir das aber machen, muss man aber auch Blut abnehmen und ein paar andere Untersuchungen machen.	Arzt schaut zum Kind. Mutter fasst das Kind am Arm, nickt.	
Mutter	Da müssen wir noch einmal kommen.	zum Kind	
Kind	Blut abnehmen lasse ich mir nicht. Nein!	zum Arzt	*Kind ist ein aufmerksamer Zuhörer*
Mutter	Da musst du ja –	zum Kind, Arzt und Mutter reden gleichzeitig	
Arzt	Je nachdem, was die Psychologin da gefunden hat, –	zur Mutter	
Kind	Nein das mach ich nicht.	zum Arzt, weiterhin am Bauen	*Nein zur Blutabnahme*
Arzt	– würden eventuell auch andere Therapiemaßnahmen zutreffen.	zur Mutter	
Mutter	Meinen Sie –	nickt Arzt zu	
Kind	Gehen wir jetzt zu McDonalds?	dazwischen, zu Mutter	*Kind macht Druck: gehen*
Mutter	Wir gehen heute nicht zu McDonalds.	zum Kind, schüttelt den Kopf	
Kind	Warum nicht? Ich mag zu McDonalds gehen.	zu Mutter, laut, Mutter schüttelt den Kopf.	
	Du hast mir das versprochen.	Arzt schaut abwechselnd zu Kind und Mutter.	
Mutter	Dann schreib erst mal bessere Noten. Dann gehen wir wieder zu McDonalds.		
Arzt	Gut. Also. Dann machen wir jetzt einen neuen Termin aus.	bestimmter Tonfall, Mutter nickt dem Arzt zu	*Perspektive: weiterer Termin*
	Und wir klären das mal ab, dass wir da mal eine Klarheit reinbringen	Mutter nickt.	
	Gut.	Arzt steht auf, Mutter und Kind stehen auch auf	
	Auf Wiedersehen.		

Reflexion – Beiträge zum Gelingen: Der Arzt hört dem dringenden Appell der Mutter zu. Er hat immer wieder Blickkontakt zum Kind. Er nimmt die nonverbale Kommunikation wahr, ohne sie anzusprechen. *Ich konnte mich nicht mehr konzentrieren.* Indem er nach früheren gelungenen Situationen fragt, wird die Mutter ruhiger. Zu seinem Repertoire gehört interdisziplinäre Zusammenarbeit mit Lehrer und Schulpsychologin. Seine gefühlsmäßige Einschätzung – kein Aufmerksamkeitsdefizitsyndrom – ist genau richtig.

Die Mutter hat für ihr Kind viel unternommen. Sie bewertet das Verhalten ihres Kindes, auch in der Sprechstundensituation, als störend. Ihre strengen Erziehungsmaßnahmen sind ineffektiv und verstärken die Problematik. Die Mutter berichtet mit Anerkennung von früheren Entwicklungsabschnitten ihres Kindes.

Das Kind Willi holt sich eigenständig Spielgerät und zeigt sich beim Aufbauen eines Turmes sehr konzentriert und ideenreich. Er spricht die Mutter an, um sie auf sein Bauwerk aufmerksam zu machen. Er möchte gesehen werden. Er sorgt für sich selbst. Stören macht Sinn! Er wirkt beschäftigt, hört jedoch dem Gespräch zwischen Mutter und Arzt genau zu.

Option: Unterbrechen – Schlüsselstellen

- Strukturierung gleich **zu Beginn**: dem Kind Erlaubnis für eine Beschäftigung geben! Ansage zum Gesprächsverlauf etwa: *Ich rede erst mit deiner Mutter, dann mit dir.*
- Das Gespräch mit der Mutter **unterbrechen, um auf die Aktivitäten des Kindes hinzuweisen.** *Darf ich mal unterbrechen. Ich beschreibe was ich sehe.* Zum Kind: *Ich sehe, Willi, du bist geschickt und konzentriert.* Der Arzt stärkt mit seiner Beschreibung das Kind und gibt zugleich der Mutter ein Kompliment.

Insgesamt stellt der Übergang in eine weiterführende Schule einen „**normativen Übergang**" dar. Die Leistungsanforderungen in einem für das Kind neuen Umfeld sind erhöht. Willi und die Mutter brauchen Bestätigung und Ermutigung, um sich mit Gelassenheit auf die neue Situation einstellen zu können. Gegenüber den Eltern hat der Arzt bei alterstypischen Konflikten eine Rolle als Übersetzer und Vermittler.

Literatur

Berndt C (2015) In der ADHS-Falle. Süddeutsche Zeitung, 11.08.2015, S 8.

Wuppermann A, Schwandt H, Hering R, Schulz M, Bätzing-Feigenbaum J (2015) Die Aufmerksamkeitsdefizit-Hyperaktivitätsstörung (ADHS) bei Kindern und Jugendlichen in der ambulanten Versorgung in Deutschland. Teil 2 – Zusammenhang zwischen ADHS-Diagnose- und Medikationsprävalenzen und dem Einschulungsalter. Zentralinstitut für die kassenärztliche Versorgung in Deutschland (ZI), Versorgungsatlas-Bericht Nr. 15/11. Berlin, 2015. http://www.versorgungsatlas.de/themen/alle-analysen-nach-datum-sortiert/?tab=6&uid=61 (Zugriff am 06.08.2018).

Siehe auch ▶ Kap. 1 Gesprächsstruktur: Unterbrechungen, ▶ Kap. 3.3 Einschulung, ▶ Kap. 5 Entwicklungsrückstand

II Spezieller Teil – schwierige Gespräche

Einleitung II – was ist schwierig?

Es gibt sehr viele Situationen, in denen ein Gespräch als schwierig erlebt wird. Es gibt Personen, die nicht zueinander finden. Das kann an jedem der Gesprächsteilnehmer liegen. Es gibt schwere Themen. Ärzte beherrschen ihr medizinisch-fachliches Handwerkszeug. Sie sind weniger gut darauf vorbereitet, mit Emotionen und Beziehungen umzugehen.

Was ist schwierig für wen?

- Schwierig für Eltern: das **Verhalten der Kinder** – Bei Verhaltensproblemen stellt sich die Frage, in welcher Situation und aus wessen Sicht ein Problem gesehen wird. Manche Kinder zeigen schon in den ersten Lebensjahren einen Verhaltensstil mit Rückzugsverhalten bei Kontaktaufnahme, unregelmäßigem Rhythmus beim Einschlafen und Aufwachen und intensiven emotionalen Reaktionen. Es sind normal entwickelte Kinder mit einem „schwierigen Temperament". Zwei Phasen der Entwicklung sind typischerweise anstrengend für die Eltern: Das Trotzalter und die Pubertät. Kinder mit Gesundheits- und Entwicklungsproblemen stehen in der Familie zwangsläufig im Fokus der Aufmerksamkeit. **Geschwister** stehen im Schatten. Auch sie haben Anspruch auf Aufmerksamkeit und Zuwendung.
- Schwierig für Fachleute: Stereotyp – die **Eltern** sind so schwierig. Sie nehmen Empfehlungen nicht an. Eltern werden als aggressiv oder fordernd erlebt. Eltern können Probleme mit der Gesundheit haben, einer körperlichen Erkrankung oder einer psychischen Erkrankung wie Depression, Alkoholabhängigkeit oder anderen Suchterkrankungen. Probleme im Zusammenleben ergeben sich aus ständigen Konflikten, bei Trennung und Scheidung, begleitet von sozialen Problemen wie Arbeitslosigkeit und Wohnungsnot.
- Schwierig für Kinder: In drastischen Fällen ist Misshandlung ein Familienthema, in dem alle diese Faktoren zusammenwirken. Man begegnet Familienmitgliedern, die man als „misstrauisch, aggressiv, hoffnungslos" erlebt. Kinder müssen sich schon in ganz jungen Jahren um ihre Eltern kümmern und eine Elternrolle gegenüber Erwachsenen einnehmen.

- Schwierig für die Fachperson: Auch als Fachperson darf ich einen „schlechten Tag" haben. *Es war ein anstrengender Tag. Ich bin frustriert, müde, erschöpft. Ich kann das nicht – jetzt, heute. Ich weiß es nicht. Ich bin unsicher. Ich kann Unsicherheit schlecht ertragen. Ich darf keine Fehler machen. Ich habe Angst, die Fassung zu verlieren! Ich bin gerade selbst in einer schwierigen Lebenssituation.*

Schwere Themen: Das Überbringen schlechter Nachrichten ist immer ein schweres Thema. Es gibt unterschiedliche Abstufungen: Sprechen über einen „auffälligen Befund" (Beispiel Früherkennung), über ein Leben mit chronischer Krankheit, über lebensbedrohliche Situationen wie nach einem Unfall, über das todkranke, sterbende Kind, über einen eigenen Fehler. Misshandlung, Suizidalität und Sucht zählen zu den schweren und unangenehmen Gesprächsthemen.

Stereotype Wahrnehmungen sind auch Ausdruck des aktuellen **fachlichen Standes des Wissens** und der Wissenschaft. Jeder ist ein „Kind seiner Zeit"! Über diese Beispiele medizinhistorischer Mythen könnten wir heute lächeln, wenn sie nicht auch traurig wären: Säuglinge können keine Schmerzen empfinden. Kleinkinder langfristig im Krankenhaus ohne Elternkontakt – macht den Kindern nichts aus. „Kalte" Mütter – verursachen bei ihren Kindern Autismus. Modediagnosen spiegeln den Wandel der Zeit: MCD = minimale cerebrale Dysfunktion, ADS = Aufmerksamkeitsdefizit-Syndrom, ADHS = Aufmerksamkeitsdefizit-Hyperaktivitäts-Syndrom.

Was tun?

- Auszeit nehmen – abkühlen, nachdenken, nachschlagen, telefonieren
- Unterstützung und Hilfe holen (Beispiel ▶ Kap. 5 Entwicklungsrückstand, Beispiel ▶ Kap. 4.2 Notfall nachts)
- eigene Grenzen anerkennen – Wer kann es besser? Wer ist nicht persönlich betroffen?
- Vorbereitung, Nacharbeit, Reflexion allein, mit anderen
- ein fehlerfreundliches Klima: Fehler als Chance zu lernen (Beispiel ▶ Kap. 14 Fehler).

Perspektivenwechsel: Die Bedürfnisse eines Kindes sollen erkannt und beschrieben werden. Erforschen Sie, welche Situationen gut laufen, und würdigen Sie diese. Vermitteln Sie Zuversicht und Hoffnung, geben Sie Trost (▶ Kap. 2 Emotionen, Haltungen).

Literatur

Bauer C, Hegemann T (2008) Ich schaffs! – Cool ans Ziel. Das lösungsorientierte Programm für die Arbeit mit Jugendlichen. Heidelberg: Carl Auer.
Jacob A, Lieb K, Berger M (2009) Schwierige Gesprächssituationen in Psychiatrie und Psychotherapie. München: Urban und Fischer.
Kölfen W (2013) Arztgespräche, die wirken. Erfolgreiche Kommunikation in der Kinder- und Jugendmedizin. Springer, Berlin.
Miller WR, Rollnick S (2002) Motivierende Gesprächsführung. Freiburg: Lambertus.

5 Entwicklungsrückstand

Problem: Erfahrene Kinderärzte erleben die Mitteilung einer Entwicklungsverzögerung als schwierig. Aus Sicht der Ärzte nehmen Eltern fachgerechte Empfehlungen zur Förderung und Behandlung ihres Kindes nicht an.

Fallstricke: *Mir ist aufgefallen …* Eine Aufzählung von Entwicklungsauffälligkeiten führt zu einer defizitorientierten Beschreibung. Der Arzt riskiert mit einem solchen Gesprächseinstieg, auf Seiten der Eltern Ablehnung hervor zu rufen.

Ins Gespräch kommen: Der Gesprächseinstieg gelingt mit einem Kompliment an Kind und Eltern: **zuerst etwas Nettes**. Eine **Beschreibung** schafft eine Basis und Entscheidungsgrundlage. Eine strukturierte Beschreibung des Kindes in der Untersuchungssituation enthält auf jeden Fall Bereiche normaler Entwicklung (▶ Anhang: Psychischer Befund). Welche Fähigkeiten hat das Kind? Beschreibe den Anforderungscharakter einer Aufgabe. Wie gelang es dem Kind, die Aufgabe zu lösen? Welche Hilfestellungen sind notwendig, um erfolgreich zu sein? Die Beschreibung soll detailgenau und wohlwollend sein, jedoch nicht verharmlosen. Am Ende der Beschreibung folgt die **Frage an die Eltern**: *Erkennen Sie Ihr Kind wieder? Ist das Ihr Kind?*

Erwachsene gehen manchmal in Unkenntnis der Entwicklungsproblematik davon aus, dass ein Kind *nicht will* oder *sich anstellt*. Mit **Kindern** kann man gut besprechen, *Was kannst du? Was fällt dir schwer?* Für Kinder bedeutet es durchaus **eine Entlastung,** wenn sie Bestätigung für ihre eigene Einschätzung finden: *Kann ich nicht.*

Eltern oder Erzieher oder Lehrer können **abweichende Beschreibungen** geben. Eine Diskussion, wer recht hat, führt unweigerlich zum Konflikt. Daher nicht fragen: Wer hat recht? Sondern: Was kann das Kind und wie, in welcher Situation, vertraut, unbekannt, Einzelsituation, Gruppensituation, situationsübergreifend? In einer Einzelsituation kann ein Kind seine Fähigkeiten besser zeigen als in einer Gruppensituation. Entwicklungsprobleme erkennt man eher in einer unbekannten Situation. Ausgeprägte Auffälligkeiten treten situationsübergreifend auf.

Die Beschreibung hat das Ziel, eine **Entscheidungsgrundlage** zu vermitteln. Nur wenn **in der Beschreibung Übereinstimmung** erzielt wird, kann man zur **Bewertung** weitergehen. Was sind Stärken? Was ist altersgerecht, was nicht? Wie ist das Entwicklungsniveau? Welche Hilfestellungen sind erforderlich? Wie kommt das Kind in neuen, unbekannten Situationen zurecht. Nicht beschönigen: Der Grad des Entwicklungsrückstandes muss klar vermittelt werden. Wie ist der Schweregrad? Handelt es sich um geistige Behinderung? Ist es möglich, durch Förderung eine normale Entwicklung zu erreichen – oder nicht?

Die Mitteilung eines Entwicklungsrückstandes ihres Kindes löst bei Eltern starke **Emotionen** aus. Dafür muss im Gespräch Raum sein.

Vater: *Dieser Test ist zu schwierig für mein Kind!*
Emotionale Botschaft des Vaters: Ich bin unzufrieden. Ich bin nicht einverstanden.
Arzt: *Diesen Test haben schon viele Kinder in diesem Alter gemacht.*
Er verteidigt den Test, indem er auf der **Sachebene** argumentiert.
Alternative für den Arzt: Aufgreifen der Sichtweise des Gegenübers: *Sie haben recht. Sie schätzen Ihr Kind richtig ein. Der Test ist zu schwierig.*

Das Aufgreifen der Sichtweise des Gegenübers ermöglicht es, einen Hilfebedarf zu erarbeiten: Was braucht das Kind? Wie kann es am besten lernen? Was braucht das Kind, um sich möglichst eigenständig entwickeln zu können? **Lösungsansätze von Arzt und Familie dürfen auseinandergehen.**

Entwicklungsrückstand 5 Jahre

Arzt, Mutter, Vater, Kind Jacqueline 5 Jahre, Gesprächsdauer: knapp 6 Minuten

Personen	verbal	nonverbal	Kommentar
		Alle sitzen am Tisch. Arzt legt Papier und Stift für das Kind zurecht. Kind sitzt zwischen den Eltern, unruhig, ständig in Bewegung	*Angebot zur Beschäftigung keine Ablenkungen auf dem Tisch*
Arzt	Frau Schäufele, Herr Schäufele. Ich hab die Jacqueline jetzt untersucht. Wir haben lange darüber gesprochen,	Kind ist sehr unruhig, fährt mit dem Stift über das Papier	
	warum Sie herkommen.	schaut auf das Kind	
		Vater weist das Kind auf das Zeichenblatt hin.	*Vater unterstützt das Angebot des Arztes*
		Kind kritzelt und schreit laut. Mutter streichelt das Kind beruhigend am Bein. Vater schaut den Arzt an.	

Personen	verbal	nonverbal	Kommentar
	Jetzt müssen wir darüber reden, wie wir das machen können, dass wir zusammen reden können.	zum Vater, Kind ist sehr unruhig. Mutter versucht, das Kind zu beruhigen.	unterbricht: zur Geschäftsordnung
	Und ich Ihnen dann mitteilen kann, was ich möchte.	wartet, mit Blick auf das Kind, nickt dem Vater zu. Vater wendet sich dem Kind zu, versucht, es zu beruhigen.	wartet
	Jacqueline, was möchtest du gerne haben? Ich habe hier einen Schrank mit Spielsachen.	zum Kind – zeigt. Kind schaut kurz in Richtung Spielzeugschrank, bewegt sich weiter unruhig auf dem Stuhl. Arzt schaut dem Kind zu, wartet.	weiteres Spielangebot an das Kind
		Mutter gibt Kind ihren Schlüsselbund.	
	Ich glaube, wir müssen das anders machen. Ich glaube nicht, dass wir so reden können. Ich schau mal, ob jemand Zeit hat. Wir brauchen jemand, um auf die Jacqueline aufzupassen, während wir hier reden.		Rahmenbedingungen für das Gespräch: es geht nur ohne Kind, Unterstützung notwendig
		Mutter wendet sich zu Kind und ihrem Mann	
Vater	Sie wird nicht mitgehen.	zeigt zum Kind, schüttelt den Kopf, winkt mit Zeigefinger ab	
Arzt	Ich denke, dass wir es probieren.	Vater hebt die Schultern an. Mutter wartet kurz. Kind spielt geräuschvoll mit den Schlüsseln. Mutter zeigt zu ihrem Mann.	Eltern sprechen miteinander:
Vater	Dann geh halt ich raus, dann bleibst du hier.	zu seiner Frau, zeigt: hinaus	soll einer von beiden mit dem Kind rausgehen?
Mutter	Ach, bleib du herinnen.	zeigt zu ihrem Mann	
Arzt	Mir wäre es ganz lieb, Sie könnten beide beim Gespräch sein.		mit beiden Eltern sprechen
		steht auf und geht raus. Kind protestiert – verzieht das Gesicht, wirft sich zurück, schreit und weint laut. Vater und Mutter reden dem Kind zu. Arzt kommt mit Begleitung wieder, steht. Begleitperson nimmt das Kind an der Hand und führt es hinaus. Kind schreit, während es hinausbegleitet wird. Arzt setzt sich wieder hin.	Kind zeigt Situationsverständnis! Unterstützung durch weitere Person für Kind

5 Entwicklungsrückstand

Personen	verbal	nonverbal	Kommentar
Vater	Aber sie kommt wieder, wenn es gar nicht geht?	zum Arzt	
Arzt	Sie kommt wieder, auf jeden Fall.	Arzt und Eltern schauen dem Kind nach.	
	Sie ist durch die Türe. Sie geben mir ein Signal, wenn Sie nachschauen möchten. Oder wenn Sie etwas hören.	zeigt Richtung Türe	
Vater	Im Kindergarten geht es auch.	nickt, hebt kurz die Hände an	*Trennungssituationen sind möglich*
Mutter	Hmhm	hebt die Schultern an	
Arzt	Ist das ok für Sie?	Vater nickt	
Mutter	Probieren wir es halt mal.		
Arzt	Also ich hab Ihr Kind, die Jacqueline, untersucht. Wir haben lange darüber gesprochen, warum Sie zu mir gekommen sind, zur Untersuchung.	holt Luft	*zur Sache: Anlass zur Vorstellung*
	Und das Problem war	schluckt, spricht zur Mutter, kurzer Blick zum Vater	*Emotion des Arztes*
	vor allem im Kindergarten, dass sie nicht mit anderen Kindern spielt, dass sie oft isoliert ist, weil sie nicht so gut reden kann.		*Situation 1, vertraut Kindergarten*
	Es fehlen ihr die Wörter. Und das haben Sie auch bestätigt von zu Hause, dass sie da auch wenig spricht.	Mutter nickt, Arzt blickt kurz zum Vater	*Situation 2, vertraut zu Hause*
Mutter	Sie darf ja nicht im Kindergarten bleiben. Sie wird immer wieder heimgeschickt.	hebt Schultern an, Vater nickt dem Arzt zu	
Arzt	Heimgeschickt. Das haben Sie mir gesagt. Weil – sie ist so unruhig.	nickt der Mutter zu	*Wiederholung als Hörersignal*
	So wie jetzt gerade.	hebt eine Hand an	*Situation 3, fremd beim Arzt*
Mutter	Ja	nickt wiederholt	

165

II Spezieller Teil – schwierige Gespräche

Personen	verbal	nonverbal	Kommentar
Vater	Ja, vor allem – sie lassen sie gar nicht mitspielen.	Arzt schaut den Vater an, nickt bestätigend	soziale Bezüge eingeschränkt
Mutter	Wir üben ja schon daheim. Wir probieren alles Mögliche. Aber – äh -ja.	breitet kurz die Arme aus, stützt Ellbogen auf, bricht ab, wirkt ratlos. Vater nickt ihr zu. Arzt nickt.	
		Pause	
Arzt	Es ist jetzt ja so: Ich hab die Untersuchung gemacht. Ich habe sie malen lassen. Ich hab gesehen, wie sie sich bewegt. Wie sie spricht.	zählt mit Handbewegungen auf	Was waren die Aufgaben?
Mutter	Hmhm		
Arzt	Und meine Frage wäre jetzt: Ihr Verhalten, das sie hier und heute gezeigt hat, entspricht das dem, wie sie sich zu Hause verhält?		Verhalten in vertrauter und fremder Situation: stimmen die Sichtweisen überein?
	Oder war es so, dass sie heute sehr wenig gezeigt hat von ihren Fähigkeiten? Und sie könnte besser sein?	wendet sich dem Vater zu, einladende Handbewegung	Wahlfrage
Vater	Ha. Ich bin ja nicht so oft daheim.	zum Arzt	
	Sie ist ja mehr bei dir.	wendet sich zu seiner Frau	
	Wenn ich im Geschäft bin, krieg ich das nicht so mit. Wenn ich heim komm, ist es schon schlimm. Dass es laut ist und dass sie rumtobt.	zum Arzt	
	Eigentlich so wie bei Ihnen.	Armbewegung zum Arzt	
Mutter	Es kann schon anders sein. Also daheim, das ist schon was Anderes.	Arzt nickt	
Arzt	Also, Sie würden sagen, sie hat sich anders verhalten.	zieht die Schultern nach vorne, rückt sich gerade, streckt eine Hand vor	Arzt wiederholt die Sichtweise der Mutter = paraphrasieren
Mutter	Ach schon.	zieht die Schultern hoch, schaut zu ihrem Mann, verschränkt ihre Arme	

5 Entwicklungsrückstand

Personen	verbal	nonverbal	Kommentar
Vater	Ich weiß nicht. Im Kindergarten ist es doch auch so. Ist schwierig gewesen.	zu Mutter, bewegt den Kopf hin und her, schüttelt den Kopf, zieht Schultern hoch.	*Austausch zwischen den Eltern*
		Mutter wiegt den Kopf hin und her.	
Arzt	Jetzt haben Sie ja noch ein anderes Kind, den Kevin, der ist sieben. Und wenn Sie sich daran erinnern, wie der sich entwickelt hat, sehen Sie da einen Unterschied, Frau Schäufele?	zu Mutter, Mutter und Vater nicken	*Bezug zu älterem Geschwisterkind*
Mutter	Schon. Der geht in die Schule und macht alles ganz gut. Und im Kindergarten: Der ist nie heimgeschickt worden. Ja.	gedehnt, zieht die Schultern nach vorne, schaut zum Vater. Eltern schauen sich an.	
Vater	Nie.	schüttelt den Kopf	
Arzt	Gut. Ähm – Wie würden Sie denn die Jacqueline einschätzen vom Entwicklungsalter? Von ihrem Stand her?	zu Mutter, begleitende Handbewegung	*Beurteilung durch Mutter: Einschätzung des Entwicklungsalters*
Mutter	Nicht wie fünf.	überlegt, schaut zu ihrem Mann, Arzt hört zu und wartet	
		Pause	
Arzt	Welches Alter?		
Vater	Ja –	zu seiner Frau, hebt die Schultern an, Mutter zuckt mit den Schultern	
	Das ist ja das. Ich denk, das wollten wir ja von Ihnen wissen.	zum Arzt streckt Hand vor	
Mutter	Ja.		
Vater	Sie können sagen, es stimmt was nicht mit ihr. Wir merken es selbst schon auch. Wir haben gedacht, Sie können uns vielleicht sagen –	hebt mehrfach die Hand	
Arzt	Genau.	nickt	*Zustimmung*
Vater	– was wir vielleicht tun müssen.	fährt fort	

167

II Spezieller Teil – schwierige Gespräche

Personen	verbal	nonverbal	Kommentar
	Ich weiß ja nicht – oder?	zu seiner Frau, Mutter fast gleichzeitig zu ihrem Mann	*Eltern überlegen miteinander*
Mutter	Das ist schon klar.	Arzt hört zu und wartet.	
	Ja, aber die Tochter der Nachbarin – die macht mehr ... Das kann die alles.	richtet sich auf, ausholende Handbewegung	
Arzt	Also ich sage gerne, was ich darüber denke. Und was ich für einen Eindruck habe. Ich würd Ihnen auch zustimmen, dass die Jacqueline sich nicht wie ein fünfjähriges Kind verhält, sondern eher wie ein zweieinhalb – dreijähriges Kind.	zeigt auf sich, hebt die Hände, hebt die Schultern an, kurzer Blick zum Vater	*Beurteilung des Arztes festgemacht an Entwicklungsbereichen*
Mutter	Hmhm	nickt	
Arzt	In der Art, wie sie spricht, wie sie spielt.	zählt mit den Fingern auf	

Reflexion: Warum läuft es gut?

Der Arzt bietet dem Kind eine Beschäftigung an. Er spricht Kind und Eltern mit Namen an. Er holt sich Unterstützung, als er sieht, dass ein Gespräch in Anwesenheit des Kindes nicht möglich ist. Er möchte mit beiden Eltern sprechen. Er beschreibt das Verhalten des Kindes in verschiedenen Situationen. Er lässt den Eltern viel Raum, ihre Beobachtungen auszutauschen. Er hört sich die Klage der Mutter über den Kindergarten an, ohne Wertungen abzugeben. Er fragt ausdrücklich nach, ob die Eltern seine Beobachtungen aus der Untersuchungssituation als repräsentativ für das Kind ansehen können (ökologische Validität). Erst dann fragt er die Eltern nach ihrer Schätzung des Entwicklungsalters ihres Kindes. Bei seiner eigenen Schätzung benennt er, auf welche Entwicklungsbereiche er sich bezieht.

Das Kind hat eine gute Beziehung zu beiden Eltern. Die Sprache beschränkt sich auf Lautäußerungen. Beim Malen sieht man Ansätze zu einem Kritzelstadium. Das Kind zeigt Situationsverständnis, als es von den Eltern getrennt werden soll.

Eine weitere Person übernimmt die Betreuung des Kindes, damit ein verstehbares Gespräch des Arztes mit den Eltern stattfinden kann.

Beide Eltern, Mutter und Vater sehen selbst die Entwicklungsproblematik ihres Kindes. Sie haben ein gutes Verhältnis zu ihrem Kind. Sie besprechen sich wiederholt untereinander. Der Vater zieht sich etwas hinter seine Arbeit zurück. Die Mutter zeigt ihre emotionale Belastung.

Dauer des Gespräches mit Kind und Eltern: 2,5 Minuten. Gespräch des Arztes mit den Eltern: 3 Minuten. Der Arzt hat noch keine Diagnose genannt. Bei einem Lebensalter von fünf Jahren und einem Entwicklungstand von etwa zweieinhalb Jahren beträgt der geschätzte Entwicklungsquotient 50. Das entspricht einem Entwicklungsrückstand vom Schweregrad einer geistigen Behinderung.

Ausblick: Das Annehmen einer Behinderung ist ein langer Prozess. Das Thema „Schuld" spielt häufig eine Rolle. Die Behinderung eines Kindes belastet vor allem die Mütter. Viele Eltern mit einem Kind mit Behinderung trennen sich. Nach klinischer Erfahrung kann man das als „normalen Verlauf" betrachten. *Es gibt Studien, die zeigen, dass Eltern eines Kindes mit Behinderung zusammenbleiben können* ist ein Kommentar auf der Sachebene. Die Frage *Wie schaffen Sie es, zusammenzubleiben?* würdigt eine gelungene Bewältigung der Lebenssituation der Eltern.

Literatur

Frank R (Hrsg.) (2006) Geistige Behinderung. Verhaltensmuster und Verhaltensauffälligkeiten. Freiburg: Lambertus.
Neuhäuser G, Steinhausen H-C (1999) Geistige Behinderung. Stuttgart: Kohlhammer.
Neuhäuser G, Steinhausen H-C, Häßler F, Sarimski K (2013) Geistige Behinderung. Grundlagen, Erscheinungsformen und klinische Probleme. Behandlung, Rehabilitation und rechtliche Aspekte. Stuttgart: Kohlhammer.
Noterdaeme M, Freisleder F (Hrsg.) (2010) Entwicklungsstörungen im Überblick. München: W. Zuckschwerdt Verlag.
Sarimski K, Steinhausen H-C (2005) Ratgeber Psychische Störungen bei behinderten Kindern und Jugendlichen. Informationen für Eltern, Lehrer und Erzieher. Göttingen: Hogrefe.
von Suchodoletz W (Hrsg.) (2004) Welche Chancen haben Kinder mit Entwicklungsstörungen? Göttingen: Hogrefe.
von Suchodoletz W (Hrsg.) (2005) Früherkennung von Entwicklungsstörungen. Frühdiagnostik bei motorischen, kognitiven, sensorischen, emotionalen und sozialen Entwicklungsauffälligkeiten. Göttingen: Hogrefe.
von Suchodoletz W (Hrsg.) (2010) Therapie von Entwicklungsstörungen. Was wirkt wirklich? Göttingen: Hogrefe.

Siehe auch ▶ Kap. 9 Überbringen schlechter Nachrichten

6 Schmerzen – „Mein Bauch tut weh"

Hintergrund: Schmerzen haben eine Schutz- und Warnfunktion. Schmerzen bei Neugeborenen können anhand von Verhalten, Mimik und Gestik und den begleitenden physiologischen Reaktionen erkannt werden, wie Wechsel der Hautfarbe, Blutdrucksteigerung und Pulsbeschleunigung. Im Kindergartenalter können Kinder ihr Unwohlsein sprachlich mitteilen: *Mein Bauch tut weh.* Den meisten Kindern hilft Trost, Ruhe und eine Wärmflasche.

Wiederkehrende Bauchschmerzen sind ein häufiger Anlass zur Vorstellung von Kindern beim Arzt. Selten findet man eine organische Ursache. **Chronische Bauchschmerzen** zählen zu den **funktionellen Beschwerden.** Betroffene Kinder haben eine hohe Sensibilität für Vorgänge im eigenen Körper. Häufig sind weitere Familienmitglieder betroffen. Am Modell der Eltern lernen Kinder, wie man mit Bauchschmerzen umgeht. Ängste vor einer schweren – nicht entdeckten – Erkrankung machen hilf- und hoffnungslos. Schwerwiegende soziale Folge sind Fehlzeiten in der Schule. Es gibt zwei aufrechterhaltende Bedingungen für Schulversäumnis. Langdauernde Schonung des Kindes ist eine vermeidende Strategie. Zu Hause bleiben mit Fernsehen statt Schule belohnt und verstärkt das Verhalten. Schon wenige Wiederholungen beider Strategien verfestigen die Beschwerden.

Es gibt Hintergrundbedingungen: Das Kind macht sich **Sorgen** um die Personen **zu Hause.** Ohne Schulbesuch geht es dem Kind gut. Im Vordergrund steht eine Trennungsangst (Schulphobie = die Angst sitzt zu Hause). Bauchschmerzen aus **Angst vor der Schule** entwickeln Kinder, wenn sie mit den Schulleistungen nicht mithalten können, wenn sie blockiert sind oder wenn sie mit anderen Kindern oder dem Lehrer nicht klarkommen. Zu Hause sind die Beschwerden weg (Schulangst = Angst vor der Schule).

Was ist die Schwierigkeit? Schmerzen bei normalen Befunden? Wie kann man das verstehen und verständlich machen? Zugrunde liegen **ein Sprachproblem und ein Konzeptproblem.**

Konzepte: Wenn alle Untersuchungen normal ausfallen, schließen Ärzte daraus: Wenn nicht organisch, dann müssen die Beschwerden psychisch bedingt sein. Für die Familie bedeutet das eine Kränkung. *Ich bilde mir das doch nicht ein!* Die Fixierung auf ein organisches Krankheitskonzept führt durch wiederholte und unnötige Untersuchungen zu hohen Kosten im Gesundheitssystem. Das Medizinsystem trägt zur Verfestigung der Symptomatik bei. Die Dichotomie von „organisch oder psychisch" macht keinen Sinn. Die Ausrichtung auf technisch apparative Untersuchungen blendet den emotionalen Anteil von Druck, forderndem Verhalten und Unzufriedenheit aus. Die Formulierung unter Arztkollegen: *Der Patient wirkt psychisch überlagert.* erkennt zumindest eine Verbindung an.

Konzept Somatisierungsstörung: Die Internationale Klassifikation Psychischer Störungen der Weltgesundheitsorganisation (ICD-10, Remschmidt et al. 2001) beschreibt als Charakteristikum der Gruppe von Diagnosen „Somatoforme Störungen" und der dazugehörigen Diagnose „Somatisierungsstörung" die wiederholte Darbietung körperlicher Symptome in Verbindung mit hartnäckigen Forderungen nach medizinischen Untersuchungen trotz wiederholter negativer Ergebnisse und Versicherungen der Ärzte, dass die Symptome nicht körperlich begründbar sind. Die Formulierung „trotz wiederholter negativer Ergebnisse" ist vorwurfsvoll gegenüber Patienten oder Eltern. Die Mitteilung **„normale Ergebnisse"** ist verständlich und akzeptabel. Normalergebnisse braucht man nicht zu wiederholen! Von Anfang an sollen Ärzte psychische Einflüsse mit in Betracht ziehen!

Szenische Mitteilungen: Das **Krankheitsverhalten** eines Kindes lässt sich in der Gesprächssituation und bei der körperlichen Untersuchung beobachten. Sprachbilder erklären die Physiologie von im Alltag erfahrbaren Emotionen: *Etwas liegt mir im Magen. Ich habe Wut im Bauch.* Anspannung und Entspannung sind themen- und situationsabhängig. Der Arzt erlebt und sieht die Interaktionen zwischen den Familienmitgliedern. Welches Krankheitsmodell haben die Betroffenen? Gibt es Beispiele aus dem Erfahrungsbereich der Familie? Nachfragen: Angst wovor? Gefühle ansprechen, benennen. Sorgen, Druck, Ängste zum Thema machen. Kann es sein, dass der Arzt etwas Schwerwiegendes übersehen hat? Die Bitte um Mitwirkung der Familie bei der Suche nach Gründen überrascht oft. Das Ziel ist, die Betroffenen von Hilflosigkeit und einer passiven Erwartungshaltung weg und hin zu einer aktiven Rolle zu führen. Eine Beobachtungsaufgabe zum Verlauf der Symptomatik greift die Sorgen und Bedenken auf. Sie hat die Funktion, zu verlangsamen und Druck herauszunehmen. Was hat bisher geholfen? Die Fokussierung auf die Bewältigung der Symptomatik erlaubt es, die drängende Frage nach einer Diagnose zurückzustellen.

Ein Sprachproblem: Richtig gepolt? Was ist positiv? Was ist negativ?

Ein Missverhältnis zwischen Medizinerjargon und Alltagssprache hat nachhaltig ungünstige Wirkungen: Die Aussage „Es wurde kein positiver = krankheitsanzeigender Befund festgestellt" wird verkürzt zu: o.B. = ohne Befund.

II Spezieller Teil – schwierige Gespräche

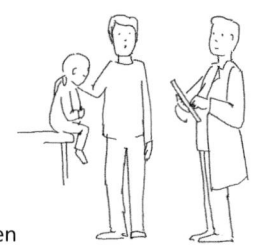

Vorstellungsanlass: Kind mit Bauchschmerzen

Zur Klärung tragen die Beschreibung des Beschwerdeverlaufes und die körperliche Untersuchung bei, dann folgt:

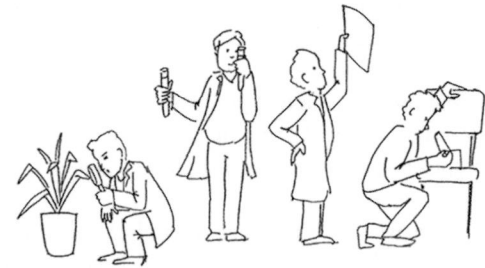

Arzt: Wir machen ein paar Untersuchungen.

Mitteilung der Ergebnisse: Sprachliche Kommunikation – So?

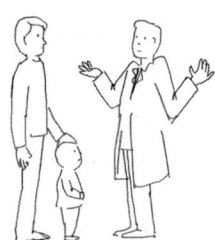

Arzt: Wir haben nichts finden können.

Die **Mitteilung des Arztes** an Patienten: *Es ist nichts festgestellt worden* oder die Formulierung: *Die Untersuchungen waren alle negativ* sollen beruhigend klingen. **Die Familie versteht:** *Es ist nichts rausgekommen. Der Arzt weiß es selbst nicht. Es muss sich um etwas Schwerwiegendes handeln.* **Konsequenz** für den Arzt: *Wir müssen weitersuchen.* Konsequenz für die Familie: *Wir gehen zu einem anderen Arzt. Der soll die Ursache finden.* Das Interaktionsmuster bedingt Enttäuschungen auf beiden Seiten.

Mitteilung der Ergebnisse: Alternative in der sprachlichen Kommunikation – Oder so?

6 Schmerzen – „Mein Bauch tut weh"

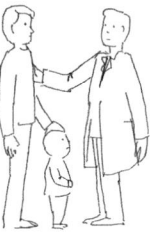

Arzt: Alle Untersuchungen sind normal ausgefallen. Schwerwiegende Erkrankungen sind dank der Basisdiagnostik ausgeschlossen. Weitere technische Untersuchungen sind zum jetzigen Zeitpunkt nicht nötig. Führen Sie ein Schmerztagebuch. Es wird uns helfen, herauszufinden, was eine Rolle spielt.

Das **Symptomtagebuch** erkennt die Schmerzproblematik an. Die Angst ist unbegründet, dass durch die Aufzeichnungen die Beschwerden verstärkt werden. Die visuelle Analogskala hat die Funktion, von einer Schwarz-Weiß-Betrachtung „immer – nie" zu Zwischentönen von „mehr oder weniger" zu gelangen. Sie lenkt die Wahrnehmung auf kleine Unterschiede des Schweregrades und auf die Begleitumstände: Was nützt, was schadet? Anhand der Schmerzcharakteristika in unterschiedlichen Situationen lassen sich Auslöser und aufrechterhaltende Bedingungen identifizieren. Situationen mit einem niedrigen Pegel an Beschwerden sind Ausgangspunkte für Bewältigungsansätze.

Das Führen eines Symptomtagebuches gibt der Familie und besonders dem Kind eine aktive Rolle. *Das kannst du bestimmt gut!* Schulkinder verstehen das Konzept schnell und sind in der Lage Buch zu führen. Patient und Familie tragen aktiv zur Aufklärung bei. Sie entwickeln ein Verständnis der Mitteilungsfunktion der Schmerzen.

Symptomtagebuch
Wo tritt das Symptom auf? In Skizze von Körperschema eintragen.
Wann tritt das Symptom auf? Dreimal täglich notieren.
Wie stark? Smiley oder Skala von 1 (keine Beschwerden) bis 10 (sehr starke Beschwerden).
Wie lange dauern die Beschwerden an?
Kontext: In welcher Situation tritt das Symptom auf? (Was tust du gerade?)
Eigene Bewältigungsstrategien: Was tust du, wenn es weh tut? Was lindert die Beschwerden?
Beschwerdearme Situationen identifizieren: Wann weniger oder wann nicht? Situationsabhängige Änderung im Tagesverlauf – am Nachmittag? Wann tritt die Symptomatik nicht auf? (Nachts im Schlaf? Nach Ende des Schulunterrichtes? An welchem Wochentag – samstags? In den Ferien?)
Ab wann ist eine Vorhersage möglich? Zu welchem Zeitpunkt und in welcher Situation ist mit einer Zunahme der Beschwerden zu rechnen? Wie kann man sich darauf einstellen?
Würdigen: *Deine Dokumentation zeigt uns den Weg.*

II Spezieller Teil – schwierige Gespräche

Worauf kommt es an? Gesprächsziel: Eine Beziehung aufbauen. Ausdrucksverhalten, insbesondere das Auftreten des Symptoms, beobachten und ansprechen. Die Sichtweise der Betroffenen, die Lebenssituation, die Schulsituation erfragen.

Version A: Kind mit Bauchschmerzen

Arzt, Frau Schmid = Mutter, Kind Lisa 7 Jahre, Gesprächsdauer: knapp 2 Minuten

Personen	verbal	nonverbal	Kommentar
		Begrüßung	
Arzt	Lisa, ich weiß, dass du hier bist, weil du immer Bauchschmerzen hast. Und ich hab mir schon erzählen lassen, dass das besonders immer am Morgen der Fall ist.	zum Kind	
	Erzähl mal. Wie ist es denn für dich?		*offene Frage als Einstieg*
Kind	Ja immer früh, wenn ich aufsteh, dann kommt es mich halt so an.		
	Dann zieht es halt so um den Nabel. Und manchmal ist mir schlecht dabei. Und manchmal muss ich brechen.	zeigt zum Bauch	*Körpersprache*
Arzt	Ja.		*Hörersignal*
Kind	Und manchmal, wenn ich mich dann wieder hinleg, geht es mir wieder besser. Und wenn ich im Schulbus bin, muss ich auch manchmal brechen.	kommt ins Stocken, schaut kurz zur Mutter	*Was hilft?*
	Und manchmal geh ich dann zum Arzt. Und dann nimmt mich die Mutter wieder.		*längere Gesprächspassage Kind*
Arzt	Du warst schon bei vielen Ärzten, hab ich schon gehört. Nä?	Arzt fällt ins Wort	
Kind	Ja.		
Mutter	Ja, also wir wissen uns überhaupt nicht zu helfen. Das ist furchtbar. Immer, jeden Morgen das Gleiche. Also Bauchschmerzen. Ihr ist schlecht.	sofort zum Arzt, schüttelt den Kopf	*Mutter ratlos*

174

6 Schmerzen – „Mein Bauch tut weh"

Personen	verbal	nonverbal	Kommentar
	Sie mag dann überhaupt nicht in die Schule gehen. Weil es ihr so schlecht geht. Und jetzt hat sie schon so oft gefehlt.	schaut kurz zum Kind	*längere Gesprächspassage Mutter*
Arzt	Sie hat gefehlt in der Schule wegen der Bauchschmerzen?		*Arzt wiederholt: soziale Folgen*
Mutter	Jaja.		
Arzt	Hmhm. Und – haben Sie da irgendeinen Trick oder haben Sie was gefunden, was Sie da machen können, wenn es mal wieder soweit ist?		*Frage nach Bewältigungsstrategien*
Mutter	Also manchmal hilft noch eine Wärmflasche oder so was. Gell?	wendet sich dem Kind zu	
Kind	Mmh, mh. Das ist manchmal …	nickt	
Mutter	Manchmal hilft es noch. Aber sonst. Also, ich kann ja nicht jeden morgen Medikamente geben. Das geht ja nicht.		
Arzt	Ja. Nee. Da haben Sie recht. Und Sie waren jetzt schon bei vielen Untersuchungen. Es ist schon viel untersucht worden.		*Bestätigung der Mutter: viele Voruntersuchungen*
Mutter	Jaja. Wir waren beim Hausarzt zuerst. Der hat mich dann zum Kinderarzt weitergeschickt. Da waren wir schon.		
Arzt	Ich hab ja auch schon verschiedene Unterlagen gesehen. Und letztendlich – glücklicherweise – ist eigentlich nie etwas Schlimmes gefunden worden.		*Bewertung der Vorbefunde: normal*
Mutter	Ja. Aber es muss ja irgendwas sein.		
Arzt	Ja.		*Hörersignal*
Mutter	Es geht ihr ja ganz schlecht.	streichelt Tochter	*Sorge der Mutter*

175

II Spezieller Teil – schwierige Gespräche

Personen	verbal	nonverbal	Kommentar
Arzt	Was glauben Sie denn? Oder –	nickt der Mutter zu	fragt nach Krankheitskonzepten
	– was glaubst du denn, was da dahinter stecken könnte bei den Bauchschmerzen?	zum Kind	
Kind	Der Doktor hat doch gesagt, ich soll mal eine Wurmkur machen. Er hat mir aber nichts aufgeschrieben.	zur Mutter, schaut von der Mutter zum Arzt	Sicht des Kindes
		Mutter streicht Kind wieder über die Schulter	
Mutter	Ja. Das wurde geklärt. Das war nichts. Aber jetzt sag doch noch mal, was du vielleicht meinst.	zum Kind	
		Pause Kind schaut zur Decke, holt dann Luft.	
Arzt	Was meinen Sie denn?	unterbricht, zur Mutter	
Mutter	Also, ich kann es mir nicht erklären.		
Arzt	Hmm.		
Mutter	Also – Morgens ist es immer viel schlimmer. Nä? Abends ist es nicht so schlimm.	schaut zum Kind	Tagesverlauf der Symptomatik
Kind	Hm.		
Arzt	Hängt es den zusammen mit dem Stuhlgang?		bietet mögliche Erklärung an
Mutter	Ja das ist auch so eine Sache. Mal geht es, mal nicht. Und jetzt, in der letzten Zeit geht es immer schwieriger. Also schon so alle paar Tage, dann wieder gar nicht.		
Arzt	Und haben Sie denn beobachtet, dass es irgendwas gibt, wodurch das Ganze ausgelöst wird? Wenn sie was gegessen hat, wenn sie schlecht geschlafen hat?	zählt mit den Händen auf	Gibt es Auslöser?
	Ist es ein Unterschied, ob es in den Ferien ist oder am Wochenende? Haben Sie etwas gefunden, was dahinter steckt?		Wahlfragen zum zeitlichen Verlauf der Symptomatik
Mutter	Ich kann es nicht so direkt sagen. Es gab es schon in den letzten Ferien. Das ist schon länger her.	wendet sich dem Kind zu	geringere Beschwerden in den Ferien

6 Schmerzen – „Mein Bauch tut weh"

Personen	verbal	nonverbal	Kommentar
	Da war es nicht so schlimm. Da war es glaub ich besser.		
		hilflos wirkende Handbewegung der Mutter, wendet sich dem Arzt zu.	
Arzt	Ja.		
Mutter	Aber ja, sie hat es jetzt schon so lange. Und es wird einfach nicht besser.		
Arzt	Hmm. Was haben Sie denn für eine Sorge?		
Kind	Als die Omi noch da war –	Kind dazwischen	
Arzt	Ja?	wendet sich dem Kind zu	
Kind	– da war, da war noch nichts. Aber jetzt sind wir ja weggezogen. Und außerdem hab ich, hab ich – kommt keiner zum Spielen zu mir. Am Nachmittag. Die kennen mich ja alle noch gar nicht.	zuckt mit den Schultern, kurzer Blick zum Arzt	*Erklärung des Kindes: Umzug, neue Lebenssituation*
Arzt	Hmm.	richtet sich auf, lächelt dem Kind zu	
Mutter	Ja, aber jetzt wohnen wir ja erst so kurz da.		
Kind	Ja.		
Arzt	Hmm.		
Mutter	Du musst bisschen – bisschen noch Geduld haben, vielleicht.	Arzt nickt der Mutter zu, Kind nickt der Mutter zu	
Arzt	Ist das denn so, dass in der neuen Wohnung, in der neuen Umgebung jetzt öfters Bauchschmerzen da sind? Haben Sie das vorher auch schon gehabt?	zur Mutter	*Nachfrage zur Klärung: spielt das neue Umfeld eine Rolle?*
Mutter	Also, es ist immer schlimmer geworden –	dazwischen	
Arzt	Immer schlimmer geworden?		*Hörersignal*
Mutter	Immer schlimmer geworden. Und vorher, da war es nicht so. Da haben Sie recht.		*Verständigung über den Verlauf: Einflussfaktor Änderung der Lebenssituation*
Arzt	Gefällt es dir denn Lisa, da wo du jetzt bist?		

177

II Spezieller Teil – schwierige Gespräche

Personen	verbal	nonverbal	Kommentar
Kind	Nein.		Sichtweise des Kindes
		Pause	
Arzt	Warum nicht?		
Kind	Gar keine Freunde.		
Arzt	Aber in der Schule gibt es doch viele Freunde – bestimmt.		
Kind	In der Schule – die spielen auch immer nur mit den anderen.		
Arzt	Hmm.		
Kind	Die wollen immer nur recht haben.		
Mutter	Aber das kann doch nicht sein.	hebt einen Arm an	Einwand der Mutter, Warnung an den Arzt
Kind	Die wollen immer nur recht haben. Außerdem hauen die sich.	zum Arzt	
Arzt	Hmm.		
Kind	Und da hab ich Angst, besonders vor dem Maik. Der haut, der haut immer zu.		
Arzt	Hmm.		
		Mutter wechselt die Sitzposition: schlägt die Beine übereinander, richtet sich auf und geht nach vorne, stützt die Arme auf die Knie	deutliche Körpersprache der Mutter
Mutter	Aber das kann doch nicht sein, dass davon die Bauchschmerzen kommen. Es muss doch irgendwas geben, was man da tun kann.	wirft kurzen Blick zum Kind, dann zum Arzt	sie bekräftigt: nicht einverstanden
Arzt	Ok, Frau Schmid. Ich denke wir brauchen – Sie haben schon viele Untersuchungen machen lassen. Und es gibt ein paar Untersuchungen, die ganz sinnvoll wären, dass wir die jetzt auch noch dazu machen.		reagiert auf die Körpersprache der Mutter:

Personen	verbal	nonverbal	Kommentar
	Lisa – ein paar Sachen haben wir noch mit dir vor. Und dann wollen wir herausfinden: finden wir eine Ursache – eine körperliche Ursache dafür. Oder kann man eine andere Erklärung dafür finden.	zum Kind, Mutter nickt zustimmend, Kind zieht die Schultern hoch	*weitersuchen, die eine Ursache finden*
	Und vor allem möchten wir noch mal zusammen sprechen, um zu überlegen, was man da machen kann. Dass da nicht so viele Schultage versäumt werden.		*Schulbesuch ermöglichen*
Mutter	Ja das wäre schon wichtig, weil gerade in der neuen Klasse …		
Arzt	Gut, dann packen wir es an.		

Reflexion: Was läuft gut?
Der Arzt fragt nach dem Verlauf der Symptomatik. Er zählt normale Untersuchungsbefunde auf. Er hört zu. In kurzer Zeit erfährt er viel über die Lebenssituation des Kindes: Trauer des Kindes über den Verlust des Kontaktes zur Großmutter durch Umzug und Probleme, in der neuen Klasse und Schule Anschluss zu finden.

Das Kind wirkt während des Gespräches bekümmert und traurig. Es stellt verbal und nonverbal den Zusammenhang zwischen seinem Befinden und der Änderung der Lebenssituation dar.

Die Mutter beschreibt den Verlauf der Symptomatik übereinstimmend mit dem Kind. Angst und Hilflosigkeit der Mutter kommt in den zahlreichen Arztbesuchen zum Ausdruck. Sie vermittelt verbal und vor allem nonverbal ihre Sicht, dass eine organische Erkrankung vorliegen muss.

Schlüsselstellen im Gespräch: Befunde und Befinden – Der Arzt hat sein Konzept schlüssig verfolgt. Am Ende des Gesprächs schwenkt er auf die Haltung der Mutter ein, versucht, weitere Befunde zu sammeln auf der Suche nach einer organischen Begründung.

Option: Wie kann es weitergehen? Beiträge von Mutter und Kind würdigen. Das Kind unterstützen. Stärken und Interessen des Kindes erfragen. Gibt es Beispiele für die Überwindung von Angst? Beobachtungsaufgabe, Symptomtagebuch. Der Arzt darf mutiger sein und die Frage der Mutter – *Kann das sein?* – entschlossen bejahen. Keine neuen Untersuchungen! Der Arzt stimmt der Prognose der Mutter zur Schulsituation zu: *braucht Zeit zur Eingewöhnung* und kann sie auf die klinische Symptomatik übertragen. Ein weiterer Schritt ist eine Nachfrage in der Schule: Wie geht es? Ist von Seiten der Schule Unterstützung möglich?

Beurteilung: Bauchschmerzen sind die Begleiterscheinung einer Änderung in der Lebenssituation (**Belastungsreaktion**).

Version B: Bauchschmerzen

Arzt, Herr Maier = Vater, Kind Sophie 7 Jahre (1. Klasse), Gesprächsdauer: 5 Minuten

Personen	verbal	nonverbal	Kommentar
		Begrüßung	
Arzt	Wie geht es dir denn so mit deinen Bauchschmerzen, Sophie?	zum Kind	offene Frage
Kind	Ja, tut weh.		
Arzt	Tut immer noch weh. Mhmh. Du warst ja schon mal vor zwei Wochen da, gell. Da haben wir alles untersucht. Blut abgenommen, Ultraschall. War alles in Ordnung. Und dann hast du einen Bauchschmerzkalender geführt. Und?		Hörersignal, spricht Beziehung an: schon vor zwei Wochen da
Kind	Jeden Tag.		
Arzt	Jeden Tag – hab ich gesehen.		Bestätigung und Würdigung der Mitarbeit des Kindes
		Pause	
	Ist noch so schlimm?		
Vater	Wir sind jetzt auch wiedergekommen, weil – jetzt waren wir schon da. Aber es ist einfach nicht besser geworden.		
Arzt	Hmhm.		Hörersignal
Vater	Sie hat weiterhin die Schmerzen. Sie kann nicht in die Schule gehen deswegen.		Soziale Folgen
	Das ist ja wichtig.		Wertvorstellung des Vaters
Arzt	Und nach dem Kalender sind die Bauchschmerzen immer früh – hab ich gesehen. Nach dem Aufstehen?	schaut zum Kind, Kind nickt	bezieht sich auf das Tagebuch: Tagesverlauf der Symptomatik
Vater	Genau. Immer in der Früh.		
Arzt	Ja.		
Vater	Ich weiß nicht, ob das was heißt. Dass das immer in der Früh ist.		Übereinstimmung zwischen allen drei Personen

6 Schmerzen – „Mein Bauch tut weh"

Personen	verbal	nonverbal	Kommentar
Arzt	Von unseren Untersuchungen her haben wir keinen Befund erheben können. Es ist also alles in Ordnung. Die Blutwerte sind in Ordnung. Der Stuhl ist in Ordnung. Der Urin ist in Ordnung. Der Ultraschall ist in Ordnung.		normale Befunde, Wiederholung von „in Ordnung"
	Also ich mein, dass du ganz gesund bist, dass deinem Bauch nichts Schlimmes fehlt, Sophie. Äh –		„du bist in Ordnung"
Vater	Also was macht man jetzt? Können Sie nicht doch was übersehen haben? Dass es doch etwas Schlimmes ist.		Bedenken des Vaters
Arzt	Das ist eher unwahrscheinlich. Das kann man mal im Auge behalten.		Situationsabhängigkeit –
Kind	Aua.	unvermittelt, hält sich den Bauch	Beschwerden in diesem Augenblick
Arzt	Jetzt hast schon wieder Bauchschmerzen.	Kind nickt	Arzt greift das aktuelle Befinden des Kindes auf
	So um den Nabel herum, oder?	Kind nickt	
		Pause	
	Man weiß, dass Bauchschmerzen –		
Vater	Hmm.		
Arzt	– oft nicht vom Bauch herkommen. Das kann andere Ursachen haben. Gerade bei Kindern ist das häufig so.	Kind windet sich und hält sich den Bauch	Weiterführender Erklärungsansatz
Vater	Das heißt, man müsste auch noch woanders suchen?		
Arzt	Ja. Bauchschmerzen haben auch was mit Stress zu tun.		Erweiterung des Blickwinkels
	Hast du vielleicht Stress, Sophie?	zum Kind	Nachfrage beim Kind

II Spezieller Teil – schwierige Gespräche

Personen	verbal	nonverbal	Kommentar
	Gehst du gern in die Schule?	Kind schüttelt leicht den Kopf	Arzt gibt Beispiel vor
Kind	Hmmh.	schüttelt den Kopf	
Vater	Ich find schon, dass sie gern in die Schule geht.	fast gleichzeitig, Kind schaut zum Vater	unterschiedliche Sichtweise des Vaters
	Du freust dich doch immer, wenn du von deinen Freundinnen erzählst.		soziale Kontakte sind gut
Arzt	Geht es gut in der Schule?	zum Kind	
Kind	Jaa.	gedehnt	
Arzt	Kannst du gut lesen?		Lesen ist schwierig
		Pause	
Kind	Nein.	leise	
Vater	Sie hat eben so viel verpasst wegen der Bauchschmerzen.		
Arzt	Du bist jetzt schon ein halbes Jahr in der Schule, gell. Du gehst in die erste Klasse?	Kind nickt mehrmals	
	Kannst du schon kleine Geschichten lesen?		
	Kannst du das schon?	Kind schaut zum Vater	
		Kind schaut zum Arzt, senkt den Kopf	Antwort mit Körpersprache
	Liest sie daheim?	zum Vater	
Vater	Eigentlich nicht. Nein.		
Arzt	Haben Sie schon mal mit dem Lehrer gesprochen? Was der dazu meint, wie es der Sophie geht?		Entwicklung einer Perspektive

Personen	verbal	nonverbal	Kommentar
		Vater überlegt	
		Pause	
	Hat sie in der Schule auch Bauchschmerzen? Ist sie fröhlich in der Schule, in der Klasse?	beugt sich vor	
Vater	Das haben wir bisher noch nicht, nein. Weil wir dachten – das ist etwas, was vom Körper ausgeht.		
Arzt	Ja. Den Eindruck hab ich von meinen Untersuchungen nicht. Ich glaub eher, dass es doch eher Stress oder Ängste sind, die ihr Bauchschmerzen bereiten, und –		Sichtweise des Arztes
Vater	Ich hab neulich was im Fernsehen gesehen. So chronisch entzündliche Darmerkrankungen – Könnte es denn so was sein?	unterbricht	Bedenken des Vaters: doch organisch bedingt?
Arzt	Das glaub ich eher weniger. Weil wir haben den Stuhl untersucht. Da war kein Blut festzustellen. Wir haben Blut untersucht. Da waren keine Entzündungszeichen. Und die Sophie ist auch gewachsen und hat in den letzten Monaten gut zugenommen.	Vater schaut skeptisch	normale Befunde, das Kind wächst und gedeiht
Vater	Sollten wir sie vielleicht glutenfrei ernähren? Würde das was bringen?		noch Bedenken: glutenfrei ernähren
Arzt	Das haben wir auch untersucht.		
Vater	Aha. Das brauchen wir auch nicht machen.	nickt	
Arzt	Das ist ausgeschlossen. Nein. Also wir haben in alle Richtungen geschaut – von chronisch-entzündlichen Darmerkrankungen, von Unverträglichkeiten von Nahrungsmitteln.	Sophie folgt dem Gespräch zwischen Vater und Arzt in entspannter Körperhaltung	
Vater	Aha.		
Arzt	Und da hat sich nichts finden lassen, Gott sei Dank, muss man sagen. Und ich mein, Sie sollten vielleicht mal mit dem Lehrer darüber sprechen.		Bedenken sind besprochen, Arzt kommt auf seine Sichtweise zurück und gibt eine Perspektive
Vater	Ahmhm.		

II Spezieller Teil – schwierige Gespräche

Personen	verbal	nonverbal	Kommentar
Arzt	Ob die Sophie vielleicht recht ehrgeizig ist?		
		Vater nickt	
	Schon!		
Vater	Hmhm. Ich denke schon.		
		Pause	
Arzt	Vielleicht hat sie Leistungsprobleme. Vielleicht sollte man sie einmal testen.		
Vater	Das kann schon so früh sein, in der ersten Klasse?		*Arzt übergeht die Frage des Vaters, fragt weiter*
Arzt	Hat sie Freunde in der Klasse?		
Kind	Ja.	wendet sich dem Arzt zu	
Arzt	Schon! Mehr als nur einen?		
Kind	Zwei.		
Arzt	Zwei. Zwei ist besser als einer. Ja. Und – mit denen kommst du auch gut aus?	wiederholt, alle drei lachen, Kind nickt	*Sozialverhalten*
	Und mit den anderen Schülern, kommst du da gut aus?		
		Pause	
Kind	Die ärgern mich immer.	senkt den Kopf	
Arzt	Die ärgern dich. Gibt es welche, die dich ärgern?		*Hörersignal*
	Habt ihr Buben in der Schule, gell? Bist du schon einmal gehaut worden?	Kind nickt	
Kind	Äh-äh	Kopfschütteln	
Arzt	Nein. Bist du getratzt worden?		
Kind	Nein.	lächelt	
Arzt	Ich mein – Herr Maier, sprechen Sie mal mit dem Lehrer darüber –		*konkrete nächste Schritte*

Personen	verbal	nonverbal	Kommentar
Vater	Hmhm. Ok.	nickt	
Arzt	– wie er das Problem sieht. Und dann können wir noch besprechen, ob wir noch eine Diagnostik – eine Reifediagnostik – anschließen. Sind es mehr Leistungsprobleme? Oder hat sie vielleicht Probleme mit den Mitschülern? Und dann können wir besprechen, was wir machen können.		*Gespräch mit Lehrer, Leistung? Sozialverhalten?*
Vater	Ok.		
Arzt	Sind Sie einverstanden?		
Vater	Ok. Jetzt schauen wir mal.		

Reflexion: Warum läuft es gut?

Der Arzt tritt ruhig und bestimmt auf. Er spricht langsam. Er hat ein klares Konzept. Er spricht Kind und Vater mit Namen an und lässt Kind und Vater zu Wort kommen. Er informiert darüber, dass die Ergebnisse der Basisdiagnostik insgesamt normal ausgefallen sind. Er wiederholt für jeden Untersuchungsteil das Ergebnis: in Ordnung. Er würdigt die Aufzeichnungen des Kindes im Symptomtagebuch *(ich hab gesehen – immer morgens)* und er spricht die aktuelle Situation an: *Jetzt hast du gerade Bauchschmerzen.* Dann eröffnet er die Perspektive für eine alternative Erklärung: Bauchschmerzen bei Stress und Ängsten. Das gelingt, indem er das Kind nach dessen Schulsituation befragt. Das Kind wirkt angespannt. Der Arzt geht auf die Bedenken des Vaters ein. Der Vater hat die Erwartung, dass in der Schule alles gut funktioniert. Es klingt nach einer Leistungsproblematik. Der Arzt schließt das Gespräch mit einer klaren Perspektive.

Das Kind nimmt aktiv am Gespräch teil. Es hat Blickkontakt zum Vater und zum Arzt. Es kann seine Beschwerden und die Schulsituation verbal gut beschreiben. In seiner Körpersprache werden die Beschwerden sichtbar.

Der Vater zeigt durch die Begleitung seines Kindes sein Engagement. Er ist um sein Kind besorgt. Er hat sich über mögliche Krankheitsursachen informiert. Nachdem er seine Bedenken zur Sprache gebracht hat, lässt er sich auf die Vorschläge zum weiteren Vorgehen ein.

Schlüsselstellen des Gespräches: Der Arzt betont, dass alle Untersuchungen normal ausgefallen sind. Er erweitert den Blickwinkel: Bauchschmerzen können auch andere Ursachen haben. Er fragt nach der Schulsituation.

Beurteilung: Bauchschmerzen begleitet von sozialen Schwierigkeiten in der Schule sind Begleiterscheinung einer Leistungsproblematik (**Schulangst**).

Vergleich der Situationen: Der Arzt der Version A fragt, was bisher geholfen hat. Die Frage nach dem zeitlichen Verlauf der Beschwerden gibt dem Kind Gelegenheit, die Veränderung der Lebenssituation und den Verlust des nahen Kontaktes zur Großmutter ins Gespräch zu bringen. Der Arzt ist auf einem konstruktiven Weg. Er lässt sich im letzten Augenblick von seinem Konzept abbringen, den die Mutter vor allem nonverbal vermittelt.

In der Version B teilt der Arzt die Ergebnisse der Basisdiagnostik so ausführlich mit, dass sie auch emotional aufgenommen werden können. Er bezieht andere, nicht vom Bauch herkommende Erklärungsmöglichkeiten von Anfang an mit ein. *Bei Kindern ist das häufig.* Er weist den Weg zur Schulsituation und führt die Optionen Leistungsdiagnostik – bei einem ehrgeizigen Kind und Vater – und Sozialverhalten ein.

Mittelfristiges Vorgehen: Termine beim Auftreten von Beschwerden sind ungünstig: *Kommen Sie wieder, wenn es schlechter wird.* Arzttermine sollen nach festen Zeiten vereinbart werden: Man sieht sich, wenn es gut geht. Lerne zu differenzieren: Was sind Schmerzen? Was ist was anderes? Trauer? Einsamkeit? Anspannung? Ärger? Unterstützung einholen vom Psychologen, Kinderpsychiater.

Abstimmung mit der Schule, dosierte Belastungssteigerung: Mit Schmerzen in die Schule gehen führt zu einer Anpassung und Schmerzverminderung. Perspektive: Schonhaltung abbauen, Schulbesuch und soziale Kontakte wieder aufnehmen.

Literatur

Bufler P, Groß M, Uhlig H (2011) Chronische Bauchschmerzen bei Kindern und Jugendlichen. Deutsches Ärzteblatt 108: 295–304.
Frank R (Hrsg. (2002) Chronischer Schmerz und Schmerzbewältigung bei Kindern und Jugendlichen. Wien: Marseille.
Herpertz-Dahlmann B, Warnke A (Hrsg.) (2006) Psychosomatisches Kompendium der Pädiatrie. Leitfaden für den Kinder- und Jugendarzt. Wien: Marseille.
Lask B, Fosson A (1989) Childhood illness: The psychosomatic approach. Children talking with their bodies. Chichester: Wiley.
Noeker M (2008) Funktionelle und somatoforme Störungen im Kindes- und Jugendalter. Göttingen: Hogrefe.
Patel S, Shaw RJ, Frank R (2013) Somatoforme Störungen. In: Lehmkuhl G, Poustka F, Holtmann M, Steiner H (Hrsg.) Lehrbuch der Kinder- und Jugendpsychiatrie. Band 2: Störungsbilder. Göttingen: Hogrefe, S. 917–943.
Pfeiffer E (2001) Somatoforme Störungen – eine Herausforderung im Grenzbereich zwischen Kinder- und Jugendpsychiatrie und Pädiatrie. In: Frank R, Mangold B (Hrsg.) Psychosomatische Grundversorgung bei Kindern und Jugendlichen. Stuttgart: Kohlhammer, S. 68–74.
Remschmidt H, Schmidt M, Poustka F (Hrsg.) (2001) Multiaxiales Klassifikationsschema für psychische Störungen des Kindes- und Jugendalters nach ICD-10 der WHO. Bern: Hans Huber.

Siehe auch ▶ Kap. 8 Schulversäumnis

7 Chronisch krank

Chronische Erkrankungen bedeuten für Kinder und Jugendliche und ihre Familien, langfristig Einschränkungen auf sich nehmen zu müssen. Bei Erkrankungen wie Diabetes, Anfallsleiden oder Mukoviszidose ist es schwer einzusehen, dass Behandlungen regelmäßig – täglich – durchgeführt werden müssen, obwohl einem scheinbar nichts fehlt, keine Schmerzen, kein Fieber. Der Wunsch, ganz normal zu sein, so wie andere Kinder, ist verständlich.

Der Aufenthalt in einer Klinik bei einer Krebserkrankung oder nach einem Unfall mit eingreifenden Untersuchungen und Behandlungen in einer fremden Umgebung kann massive – reale (!) – Ängste auslösen. *Zeigt plötzlich ein bizarres Verhalten* nennen das Ärzte und fragen: *Ist das Kind psychisch auffällig? Liegt eine psychiatrische Diagnose vor?*

Körperliche und psychische Symptome von Rückzug und Erstarrung oder hoher Erregung stellen **eine normale Reaktion in einer unnormalen Situation dar**. Bei einer Dauer von wenigen Tagen bis Wochen spricht man von einer „akuten Belastungsreaktion", bei längerer Dauer von „Anpassungsstörungen mit Beeinträchtigung von Gefühlen und von Sozialverhalten", langfristig, auch mit Verzögerung auftretend, von einer „Posttraumatischen Belastungsstörung" (Remschmidt et al 2001).

Für Ärzte sind Behandlungen mit Medikamenten vertrautes Handwerkszeug. Schwerwiegende unerwünschte Arzneimittelwirkungen bei Kindern sind Psychosen, die durch eine hochdosierte Gabe von Cortison, durch eine Wachstumshormonbehandlung oder durch eine Reihe von Antibiotika hervorgerufen werden können. Über Wechselwirkungen von mehreren, gleichzeitig gegebenen Medikamenten gibt es im Kindesalter nur unzureichende Informationen. Wenn ein Kind sehr traurig, niedergeschlagen und zurückgezogen wirkt, wird eine Behandlung mit Antidepressiva in Erwägung gezogen. Zu überlegen ist, ob die Art und Schwere der Erkrankung oder auch die Behandlung depressiv machen. Die Verordnung von Antidepressiva bei chronisch kranken Kindern ist kritisch zu beurteilen. Medikamente ersetzen nicht Zuwendung, Mitgefühl und eine Strukturierung der Situation.

Nach Krankheitsepisoden beraten Ärzte Eltern und Kinder dahingehend, dass jetzt alles wieder ganz normal sei. Ein Schulbesuch sei ohne Probleme möglich. Auf welche Vergleichgruppe stützt sich eine Beurteilung „normal"? Normal in Bezug auf Kinder gleichen Alters? Auf die Schulklasse? Auf Kinder, die in einer Klinik behandelt wurden? Auf Kinder mit der gleichen Grunderkrankung? Auf Kinder mit dem gleichen Krankheitsverlauf?

Die Aussage „alles ganz normal" beschönigt. Sie setzt Eltern und Kinder unter Druck, funktionieren zu müssen. Einschätzungen der Umgebung könnten lauten: *Das Kind will nicht*. Kinder selbst würden dagegen sagen: *Ich kann es nicht!* Eine angemessene Beratung setzt voraus, dass die körperliche, kognitive und emotionale Belastbarkeit überprüft wurde.

Interventionsprogramme für Kinder müssen entwicklungsorientiert, altersgruppenspezifisch und ressourcenorientiert sein. Ihr Ziel ist es, den Alltag positiv zu beeinflussen (Petermann und Warschburger 2001). Für häufige Erkrankungen wie Diabetes und Depression gibt es in Deutschland strukturierte krankheitsspezifische Versorgungskonzepte. Die nationale Leitlinie zur Asthmaerkrankung berücksichtigt auch Kinder (Nationale VersorgungsLeitlinie Asthma bei Kindern und Jugendlichen 2018). Kriterien für eine gelungene Krankheitsbewältigung (Coping) sind Funktionstüchtigkeit und soziale Integration, Wohlbefinden und Aktivität sowie psychische Gesundheit.

Sie machen nicht mit! – Problem: Compliance

Mangelnde Mitarbeit bei der Behandlung ist ein **Arztproblem**, nicht eines der Patienten. Hat sich der Arzt verständlich ausgedrückt? Hat er sich vergewissert, was der Patient verstanden hat? Ist der Patient einverstanden? Sind Behandlungsempfehlungen im Alltag des Patienten umsetzbar? Der Behandlungsaufwand für die Betroffenen in deren Alltag wird oft unterschätzt. Die folgende Frage würdigt alle Anstrengungen der Beteiligten auf konstruktive Weise: *Wie haben Sie das bisher geschafft?*

Abstriche akzeptieren: Das Werben um die Mitarbeit der Patienten und Eltern bei der Behandlung – das Motivieren – steht bei chronisch Kranken im Mittelpunkt. Verhandlungsgegenstand ist, was für wen akzeptabel ist. Wieviel Therapietreue darf ich realistischerweise erwarten? Selbst eine aus ärztlicher Sicht unzureichende Mitarbeit bei der Behandlung verdient Anerkennung. Zusammenarbeit gelingt durch Akzeptieren von unterschiedlichen Vorstellungen und führt zur Übernahme von Eigenverantwortung.

Förderung der Krankheitsbewältigung von Familien

Erstmitteilung der Diagnose in angemessener Form: Jede Information und Beratung an beide Eltern richten, Einbeziehen der Geschwister, Stärkung der elterlichen Paarbeziehung, der affektiven Bereiche der Familie, der Elternkompetenz, Zusatzaufgaben nur im Einvernehmen mit der ganzen Familie.

Gelungene Krankheitsbewältigung in Familien mit kranken Kindern: Zulassen von positiven und negativen Gefühlen gegenüber dem Kind; kein **übertriebenes** Interesse an den Aktivitäten des Kindes, Selbstbild der Familienmitglieder unabhängig vom Kind; Fähigkeit zum Gang in die Öffentlichkeit mit dem Kind, zum Gespräch mit Freunden über die Behinderung (von Suchodoletz 2009).

Die folgenden Beispiele behandeln unterschiedliche Konstellationen von chronischen Erkrankungen. Neurodermitis ist eine sichtbare Erkrankung. Sie führt zu Belastungen der Familie. Ziele sind die Verminderung von Krankheitserscheinungen und die Ermöglichung von Alltagsaktivitäten. Hypospadie ist eine Fehlbildung der Harnröhre: Die Belastung der Betroffenen und die Behandlungsnotwendigkeit hängen vom Ausprägungsgrad ab. Zwei Beispiele stehen für das Initiieren von Veränderungsmotivation: Asthma soll auch bei höherem Schweregrad die Alltagsaktivitäten nicht einschränken. Das erfordert eine aktive Mitarbeit der Patienten. Inkontinenz bei Querschnittsymptomatik führt zum Fortschreiten von Organschädigungen und zu sozialer Einschränkung: Eigenständigkeit wird möglich durch das Erlernen von Selbstkatheterisierung.

Literatur

Frank R (2008) Asthma bronchiale. In: Remschmidt H, Mattejat F, Warnke A (Hrsg.) Therapie psychischer Störungen bei Kindern und Jugendlichen. Ein integratives Lehrbuch für die Praxis. Stuttgart: Thieme Verlag. S. 426–432.

Frank R (Hrsg.) (2005) Rehabilitation von Jugendlichen mit neuropsychiatrischen Erkrankungen. Freiburg: Lambertus.

Nationale VersorgungsLeitlinie (2018) Asthma bei Kindern und Jugendlichen. 3. Auflage. http://www.leitlinien.de/mdb/downloads/nvl/asthma/ph/asthma-kinder-kv2.pdf, Zugriff am 03.04.2019.

Noeker M (2008) Funktionelle und somatoforme Störungen im Kindes- und Jugendalter. Göttingen: Hogrefe.

Petermann F, Warschburger P (2001) Kinderrehabilitation. Göttingen: Hogrefe Verlag.

Remschmidt H, Schmidt M, Poustka F (Hrsg.) (2001) Multiaxiales Klassifikationsschema für psychische Störungen des Kindes- und Jugendalters nach ICD-10 der WHO. Bern: Hans Huber.

von Suchodoletz W (2009) Krankheitsbewältigung bei chronischen Erkrankungen und Behinderungen im Kindes- und Jugendalter. Vorlesung Kinder und Jugendpsychiatrie und Psychotherapie. Ludwig-Maximilians-Universität: München.

7.1 Neurodermitis

Hintergrund: Neurodermitis ist eine chronisch entzündliche Hauterkrankung. Zu besprechen sind die Themen Hautpflege, der Umgang mit Juckreiz, die Verschlechterung der Haut durch Kratzen, Schlafprobleme (in Verbindung mit dem Juckreiz), Ernährung mit Einfluss auf die Hautsymptomatik (keine Schokoloade), eine genetische Disposition.

Gesprächsziel: Verminderung der Krankheitssymptome und der Beeinträchtigungen im Alltag.

Was ist selbstverständlich?

Ärztin, Mutter, Kind Thomas 1 Jahr, Gesprächsdauer: 18 Minuten

Personen	verbal	nonverbal	Kommentar
Ärztin	Willkommen, wir kennen uns schon von den Geschwistern.		Begrüßung und Beziehungsaufnahme
	Was führt Sie zu mir wegen Thomas?	Kind sitzt auf dem Schoß der Mutter, hantiert auf dem Schreibtisch mit zwei unterschiedlich großen Würfeln	offene Eingangsfrage
Mutter	Er hat leider das gleiche wie die beiden anderen auch und leidet unter Neurodermitis.		Thema Hauterkrankung mehrere Kinder betroffen
Ärztin	Ok.		
Mutter	Und dazu kommt, dass er ganz schlecht schläft ein paar Tage. Und ja, die Nächte sind ein Alptraum.		Schlafen
	Er will kuscheln und ist ganz unruhig.		Unruhe
	So sitzen ist eigentlich die Ausnahme.	verzieht den Mund, in melodischem Tonfall, Lautäußerung des Kindes, Kind zeigt Ärztin die Würfel	Emotion per Tonfall: sarkastisch

7.1 Neurodermitis

Personen	verbal	nonverbal	Kommentar
Ärztin	Äh – So sitzt er hier, ganz vorbildlich.	zum Kind, lacht, zur Mutter	Kommentar zum Verhalten
Mutter	Ja, ja, ganz vorbildlich.		
Ärztin	Prima.	Ärztin und Mutter lachen	
Mutter	Bei uns zu Hause – da wär er schon lang runtergesprungen.		
Ärztin	Sehr gut – Äh. Also das wären die Haut und das Schlafen, was bei Ihnen ein Problem ist.	Mutter nickt zustimmend	Probleme aus Sicht der Ärztin: Haut und Schlafen
	Die Haut – wann hat das angefangen?	schaut die Mutter an und wendet sich dann dem Computer zu	Klärung: Anamnese
Mutter	Also schon ziemlich am Anfang … hat er schon auf der Neugeborenenstation die Wolltücher nicht vertragen. Er hat Pickel bekommen … Neugeborenen-Akne … dann Milchschorf.	Kind spielt mit den Würfeln, einer fällt zu Boden. Mutter bückt sich zur Seite, um ihn aufzuheben, spricht von unten her weiter.	Haut
Ärztin	Mhmm, ok. Und wie ist es dann weitergegangen?	hört zu	Hörersignal, offene Frage, ermutigt zum Weiterreden
Mutter	Dann hab ich Milchprodukte weggelassen. Und dann ist es auch besser geworden.		
Ärztin	Das ist wichtig. Sehr gut.		Lob
	Wie reagiert er auf Sonne?	wartet	
Kind	Da!		
Mutter	Eigentlich –		
Ärztin	Was haben Sie da für einen Eindruck?		offene Frage
Mutter	Eigentlich tut sie ihm nicht wirklich was. Dann fängt er auch noch das Kratzen an.	Kind steckt Würfel ineinander. Während der Computer hochläuft, schaut die Ärztin die Mutter an und nickt bestätigend	Thema Kratzen
Kind	Da!	hält der Mutter Würfel hin	
Mutter	Und wenn er dann das Schwitzen anfängt, dann fängt er auch das Kratzen an.	Kind wirft einen Klotz herunter, Mutter beugt sich herunter und hebt ihn auf	
Ärztin	Ok. Und hat er dann auch gekratzt?	mit begleitender Geste zum Kopf	
Mutter	Und da hat er sich dann auch immer gekratzt. Er reißt sich auch das rechte Ohrläppchen recht gerne ein. Da wird abgedreht.	streicht Kind über den Kopf, Ärztin schreibt inzwischen am Computer	

II Spezieller Teil – schwierige Gespräche

Personen	verbal	nonverbal	Kommentar
Ärztin	Aah. Da spielt er die ganze Zeit.	Kind beschäftigt sich mit den Klötzen auf dem Tisch	*beschreibt Verhalten hier und jetzt*
Mutter	Ja, wenn ihm was nicht passt. Hauptsächlich in der Nacht. Es kann dann sein, dass er am Morgen mit einem eingerissenen Ohrläppchen aufwacht. Und vor allem das rechte. Immer nur das rechte.		
Kind	Da.	Kind schiebt Klötze vom Tisch	
Mutter	Die linke Hand und das rechte Ohr.	hebt auf Klötze auf. Ärztin schreibt. Kind wirft die Würfel auf der anderen Seite vom Tisch herunter, Mutter fängt sie auf	
	Das gefällt dir ganz besonders gut, das Spiel.	zum Kind	*Verhalten Kind*
Ärztin	Das stimmt.	lächelt	
	Welche Stellen sind betroffen?	mit Blick zum Computer, Mutter schaut dem Kind zu, gibt ihm die Würfel	*offene Frage*
Mutter	Die Ellenbeuge.		*zur Hautsymptomatik*
Ärztin	Sind beide Seiten gleich betroffen?		
Mutter	Die linke ist stärker betroffen als die rechte. Und dann das rechte Ohrläppchen. Und bisschen hat er auch am Übergang vom Hals zum Brustbereich.	zeigt bei sich	
		Kind beugt sich zurück, reibt sich die Augen, wird von der Mutter im Arm gehalten	
Ärztin	Zum Dekollete?		
Kind	Da!	wird unruhig	
Mutter	Magst nicht da bleiben. Mir wär das viel lieber wenn du da bleibst.	Mutter hält das Kind – zum Kind gewandt	*Verhalten des Kindes*
Ärztin	Und so in der Leiste?	zur Mutter	

7.1 Neurodermitis

Personen	verbal	nonverbal	Kommentar
Mutter	Und die linke Hand, die reibt er dann auch.		
Ärztin	Und wo reibt er die dann?	schaut zum Kind, beugt sich vor	
	Ganz gut im Moment –	lächelt Kind an	hier und jetzt kein Kratzen
Mutter	Ist die letzten zwei Tage abgeheilt. Aber er kratzt sich wirklich blutig – die Betten blutig. Und wenn er Zähne kriegt, dann wird es schlimmer.		zu Hause: Kratzen
Ärztin	Es wird schlimmer, wenn er Zähne kriegt?	schreibt	Hörersignal
Mutter	Ahmm, vorne halt so. Er leidet immer wochenlang, wenn irgendwo ein Zahn kommt.	Kind steckt Steckwürfel ineinander	
Ärztin	Wann wird die Haut noch schlimmer?		
Mutter	Also – ein Muster hab ich noch nicht festgestellt, auch nicht vom Essen her.	überlegt. Kind stößt einen Steckwürfel an, so dass er vom Tisch fällt. Mutter beugt sich zur Seite, hebt den Würfel auf.	Gibt es ein Muster?
Ärztin	Genau, Essen könnte sein, vom Wetter her?		
Mutter	Also wenn es warm ist und er schwitzt, wird es schlimmer.		Wann schlechter?
Ärztin	Aber ansonsten – von der Tageszeit?		
Mutter	Keine großen Regeln. Manchmal ist es in der Früh besser, manchmal ist er in der Früh aufgerieben. Ich weiß auch nicht, ob er nachts vom Jucken aufwacht, oder ob er aufwacht und beim Jucken nicht einschlafen kann. Da bin ich noch nicht dahintergekommen.	rückt dem Kind die Würfel zurecht	Jucken, Kratzen nachts
Kind	Da.	ein Würfel fällt zu Boden, Mutter holt ihn unter dem Tisch hervor, setzt ihn auf den Tisch zurück	
Ärztin	Und Baden, hat das einen Einfluss auf die Haut?		
Mutter	Baden und Planschbecken tut eigentlich wenig.		Wann besser?
Ärztin	Hmhmm.		

II Spezieller Teil – schwierige Gespräche

Personen	verbal	nonverbal	Kommentar
Mutter	Ich glaube mehr die Sonnencreme, die er dann draufhat. Obwohl – die Creme, die wir normal nehmen, das mag er eigentlich ganz gern. Wobei, die Haut wird nur einmal in der Woche gebadet, wenn es nicht anders sein muss.	denkt nach	
Ärztin	Hmm.		
Mutter	Aber so Sonnencreme oder so, danach bade ich ihn dann auch – je nachdem.	Kind wirft gezielt alle beiden Würfel runter. Mutter verzieht den Mund zu einem Lächeln, setzt Kind auf den Boden.	
Ärztin	Und was hat die Haut verbessert? Wann wird es besser? Ölbad oder so?	schaut zu Mutter und Kind	*Was hilft?*
Mutter	Das Ölbad ist immer ganz gut.	richtet sich auf, greift sich an die Stirn	
Ärztin	Hmm.		
Mutter	Und – ab und zu hab ich ihn schon mit der vitaminhaltigen Creme eingekremt.		
Kind	Aaaa.	Kind am Boden, singt	
Mutter	Aber, mal ist es besser, mal ist es schlechter. Die Kinderärztin hat schon mal eine antibakteriell wirkende Creme verschrieben, weil sie gemeint hat, es ist möglicherweise bakteriell entzündet. Wie die Krusterl alle so gelb waren.	hebt Arm hoch, reibt ihre Hände an den Oberschenkeln, dann die linke Ellenbeuge, sitzt vornüber gebeugt auf ihrem Stuhl, wirkt angespannt, sieht erschöpft aus	*Erschöpfung*
Ärztin	Hmm.	nickt	
Mutter	Daraufhin ist es dann mal kurzfristig besser geworden. Und dann war es aber auch schon wieder vorbei.	schaut von der Ärztin zum Kind, spricht in Richtung Kind	*Erfolg kurzfristig*
Kind	Äh.		
Mutter	Lass das mal bitte stehen, Thomas. Thomas – Kuckuck?	zum Kind	
Ärztin	Und so gelbe Krusten – ist das typisch?	schreibt, schaut kurz zum Kind, lächelt	
Mutter	Jein – also am Kopf, da war es typisch. Die eine Stelle.	zeigt bei sich die rechte Kopfseite, schaut zum Kind	
Ärztin	Und ist da auch so Sekret rausgekommen?		
Mutter	Ja, so Gewebswasser.	wendet sich der Ärztin zu	
Ärztin	Hmm.		

7.1 Neurodermitis

Personen	verbal	nonverbal	Kommentar
Mutter	Wenn die abgegangen sind, hatte ich das Gefühl, kam so Gewebswasser heraus.		
Ärztin	War das ganz flüssig? Oder eher so klebrig?		Wahlfragen
Mutter	Ja so – feucht klebrig, aber so? Jetzt am Schädel fast gar nichts.	schnelle Geste, schaut zum Kind, Ärztin schaut auch zum Kind	
	Thomas!	zum Kind, hebt die Stimme	
Ärztin	Der Rücken?	mit Blick zum Kind	
Mutter	Er hat dann ab und an so Pickel gehabt. Wo ich nicht wusste – kommt es vom Essen her. Er hatte mal einen ganz schlimmen Tag, wo er aussah, wie ein Streuselkuchen.	schüttelt Kopf, schaut weiterhin zum Kind	mögliche Einflüsse: Ernährung
Ärztin	Hmm.		
Mutter	Dann bekam er aber Durchfall. Das ist dann aber wieder vorbeigegangen. Das hatten wir mehrmals. Und wir hatten schon überlegt, ob er auf irgendein Getreide reagiert, weil das immer auf ein spezielles Obstgläschen war. Ich hatte mal das Gefühl, aber nach dem dritten Mal war das auch wieder vorbei.	schaut zur Ärztin, schaut wieder zum Kind	
Ärztin	Hmm.	betont, mit Blick zu Mutter	
Mutter	Da kam dann gar nichts – und die Durchfälle, die können auch vom Zahnen her gewesen sein. Das ist bei ihm etwas schwierig.		
Ärztin	Äh – Sie haben ihn von Anfang an gestillt?		Nachfrage Ernährung
Mutter	Ja.		
Ärztin	Wie lange haben Sie gestillt?		geschlossene Fragen
Mutter	Ich hab ihn noch gar nicht so lange abgestillt.		
	Thomas, wie lange hab ich dich gestillt?	zum Kind, Ärztin schaut auch zum Kind	
Kind	Da.		
Mutter	Bis Mai. Voll gestillt bis 6 Monate. Mai? Dann warst du 9,5 Monate alt.	Kind war über längere Zeit ruhig, klappert jetzt mit den Steckwürfeln	

195

II Spezieller Teil – schwierige Gespräche

Personen	verbal	nonverbal	Kommentar
		Mutter beugt sich zum Kind runter, Kind hebt einen Würfel vom Boden auf	
Ärztin	Und immer, wenn Sie Milch oder Milchprodukte gegessen hatten, hatten Sie den Eindruck, die Haut wird schlechter? Gab es sonst noch was, was Sie gegessen haben, dass die Haut schlechter wird?	Mutter nickt	*fasst zusammen*
		Kind zieht sich an Tischbein und Bein der Mutter hoch, Mutter unterstützt ihn	
Mutter	Er kriegt ja auch keine Milchnahrung. Er kriegt ja Soja. Sojamilch und Sojabrei.	gleichzeitig	
Ärztin	Gut. Und das verträgt er?	schreibt, blickt kurz hin	
Mutter	Das verträgt er ganz gut. Er isst jetzt praktisch alles …		
Ärztin	Was bekommt er sonst noch zum Essen? Äh – Und wann haben Sie angefangen, zuzufüttern?	Mutter wechselt Würfel mit Kind, Kind hält sich bei Mutter fest, nimmt Würfel und geht dann auf den Boden runter	*was das Kind alles kann*
Mutter	Ich wollte anfangen mit Kürbis, mit Reisbrei. Das ging aber nicht.		
Ärztin	Das ging aber nicht.		*Hörersignal*
Mutter	Nein, von Anfang an nicht. Er ist ein Schleckermäulchen. Irgendwann hat er dann Karotten mit Fenchel gegessen.	mit bestimmtem Tonfall	*Was gelingt?*
Ärztin	Das hat er verkraftet?	schreibt	

7.1 Neurodermitis

Personen	verbal	nonverbal	Kommentar
Mutter	Das hat er vertragen. Er isst keine übermäßigen Mengen von solchen Gläschen. Mittlerweile isst er … Schinkennudeln, Spaghetti Bolognese, aber immer gemischt mit Käse. Und ab und zu isst er bei uns was mit. Gestern gab es Weißwurst. Die hat ihm geschmeckt.	wirkt bei diesem Thema entspannter, schaut dem am Boden beschäftigten Kind zu, Ärztin und Mutter schauen zum Kind	Themen- und Stimmungswechsel
	Du – magst du die große Maschine stehen lassen?	zum Kind, steht auf und geht zum Kind	Genzen setzen im Arztzimmer
Ärztin	Und die verträgt er auch gut?		
Mutter	Und die mag er auch. Ähmm …	hockt am Boden, von unten zur Ärztin	
Ärztin	Also er verträgt die auch gut?		Hörersignal
Mutter	Bislang hab ich nicht wirklich – keine Probleme.	richtet sich auf, geht durchs Zimmer ans Fenster	
Ärztin	Gut. Hat er schon irgendwelche Vorlieben?		
Mutter	Er isst besonders gern Joghurt. Obstgläschen, Banane – so, Weintrauben mag er gerne, auch schwarze Johannisbeeren.	holt mehrere große Würfel, setzt sich wieder hin	
Ärztin	Saure?		
Mutter	Also Saures kann er extrem essen. Er hat mal ne absolut unreife Stachelbeere gegessen, da hat er sicher ne halbe Stunde darauf rumgekaut.		
Ärztin	War begeistert.		
Mutter	Da hat es einem die Zehen nach oben gebogen.	lächelt	
Ärztin	Ok. Zitrone auch?		
Mutter	Hab ich noch nicht probiert.		
Ärztin	Stachelbeere ist auch schon ganz schön sauer.		
Mutter	Ansonsten – Plätzchen hat er nicht so gern. Aber Wurst isst er ab und zu.		
Ärztin	Gibt es auch was, was er gar nicht mag?		
Mutter	Hmm.	beugt sich vor, schaut, was das Kind macht, Kind klappert mit den Würfeln	

197

II Spezieller Teil – schwierige Gespräche

Personen	verbal	nonverbal	Kommentar
	Was machst denn da?	Mutter halblaut zum Kind, wirkt beruhigt, setzt sich gerade hin, stützt Arme auf den Tisch, Ärztin schaut zum Kind	
	Also, Brot liebt er nicht so besonders.	lächelt kurz	
Ärztin	Brot.	schreibt	
Mutter	Es ist verschieden. Vieles isst er halt, solange er Hunger hat und dann gar nicht mehr.		
Ärztin	Hmm, eher schleckig.		
Mutter	Ja, er ist kein besonders guter Esser. Den Sojabrei isst er auch nur, wenn er ihm schmeckt.		
	Also ohne Obstgläschen drin wird er mit Verachtung gestraft.	lacht kurz, schüttelt Kopf, lächelt	
Ärztin	Aha. Haut.	schaut ihre Aufzeichnungen im Computer an	*Ärztin fasst zusammen*
	Dann kommt die Sache mit dem Schlafen.		*benennt das nächste Thema*
Mutter	Er war schon als Baby gerne auf dem Rücken gelegen.	steht auf, nimmt Würfel zusammen	*Schlafen*
Ärztin	Und wie hat er da geschlafen?		
Mutter	Ja, immer so in Etappen, mit furchtbar viel Geschrei. Also ich hab ihn dann als Baby schon auf den Rücken gedreht. Aber es waren dann nicht wirklich erholsame Nächte. Er hat von Anfang an recht viel gekräht. Aber wenn er wach war, wollte er überhaupt nicht liegen.	gebückt, nimmt Kind auf den Arm	
	Das waren immer ein paar Minuten. Dann fing das Geschrei wieder an.	Kind dreht sich zu den Klötzen zurück, will auf den Boden, Mutter setzt ihn auf den Boden	
Ärztin	Hoppla.	schreibt, dreht sich zum Kind, lächelt, Mutter holt Würfel und	

7.1 Neurodermitis

Personen	verbal	nonverbal	Kommentar
		setzt sich mit dem Kind auf dem Schoß wieder an den Tisch	
	Er wollte nicht liegen. Was wollte er dann?		*wiederholt sinngemäß: Paraphrase*
Mutter	Am Liebsten rumgetragen werden.		
Ärztin	Ok. Dann war er zufrieden?		
Mutter	Ja.	Kind greift zu den Würfeln	
Ärztin	Wollte immer Programm haben, schon als Säugling?		
Mutter	Ja. Er ist dann beim Tragen auch eingeschlafen, oder im Wagerl fahren war auch ganz ok. Und auf dem Rücken liegen hat ihm nicht wirklich gefallen.	hält Würfel fest, Kind erreicht Würfel nicht, kann ihn nicht selbst nehmen, schreit, bäumt sich auf	
Ärztin	Ok. Da ist auch … Glauben Sie, er wird jetzt ziemlich bald müde?		*Ärztin geht auf Verhalten des Kindes ein: müde?*
Mutter	Das kann passieren.		
Ärztin	Dann schau ich ihn lieber gleich an, bevor wir weitermachen.	schiebt Stuhl zurück, macht Anstalten aufzustehen, Kind schubst Würfel auf dem Tisch hin und her	
Mutter	Das find ich eigentlich den Normalzustand. Alles durch die Gegend hauen.		*Verhalten aus Sicht der Mutter: Unruhe*
Ärztin	Das klingt ja gut.		
Mutter	Kein Kuschelkind.		
Ärztin	Sie können ihn schon mal ausziehen.	Mutter steht auf mit Kind im Arm, Kind nimmt einen Würfel mit	
	Gute Idee. Solange er so gut gelaunt ist, finde ich das hervorragend.	zum Kind	
	Mmmh …Und abends – ist er dann schon als Säugling schwer eingeschlafen?	schaut auf Aufzeichnungen, wendet sich der Mutter zu	
Mutter	Schwer einschlafen eigentlich nicht. Das ist überhaupt kein Thema.	fängt an, das Kind auszuziehen	
Ärztin	Ach so – er schläft gut ein.		*Wiederholung als Hörersignal*

199

II Spezieller Teil – schwierige Gespräche

Personen	verbal	nonverbal	Kommentar
Mutter	Das Einschlafen geht eigentlich ganz gut. Er wacht halt dann immer irgendwann nachts auf.		
Ärztin	Wann ungefähr? Vor Mitternacht, nach Mitternacht?		*Wahlfrage*
Mutter	Ganz verschieden – Also es gibt Tage, da fängt es schon um Viertel nach 10 Uhr an, dass er meckert.		
Ärztin	Aha.		
Mutter	Und dann gibt es Tage, wo es um drei oder vier in der Früh anfängt. Also er kriegt einmal nachts ne Flasche. Dann braucht er auch den Schnuller.	beim Ausziehen schreit das Kind	
Ärztin	Ja.		
Mutter	Und an manchen Tagen braucht er nen Fiebersaft, weil er anders gar nicht einschläft. Ich hatt ihn auch schon mal eine Stunde bei mir im Bett und auf dem Bauch.		*Beruhigungsstrategien der Mutter*
	Und das war ein einziges Rumgekrusche und Getue.	Kind: Singlaut	*singt*
Ärztin	Will er dann spielen oder was will er dann?		
Mutter	Er will Beachtung, zum Teil richtig schmerzhaft. Das sind dann auch Nächte, wo ich ihm ... auch Fiebersaft gebe.		
Ärztin	Und der Fiebersaft, hat der dann geholfen?		
Mutter	Hat in manchen Fällen ganz gut geholfen.		
Ärztin	Also das Ibuprofen ist das?	schreibt weiter	
Mutter	Ja genau. Das ist schon schlimm.		
Ärztin	Ahaa.		
Kind	Da!	schreit lebhafter	
Ärztin	Und Sie haben das Gefühl er hat Schmerzen?	schreibt	
Mutter	Er quietscht dann und schreit schon mal lang. Mich fasziniert es immer, dass dann der Rest der Familie nicht aufwacht.		*Stichwort Familie*
Ärztin	Ok. Gut.	steht vom Schreibtisch auf	

Reflexion: Warum läuft es gut? Die Ärztin ist freundlich und anteilnehmend. Sie teilt ihre Aufmerksamkeit zwischen Mutter, Dokumentation und Kind auf. Sie gibt der Mutter immer wieder positive Rückmeldungen. Sie nimmt das Verhalten des Kindes wahr und kommentiert es: *So sitzen wir hier ganz vorbildlich.* Sie stimmt der Mutter zu: *Das gefällt dir ganz besonders gut, das Spiel.*

Das Kind: Die Haut sieht gut aus! Der Junge beschäftigt sich lange mit den Würfeln, versucht, sie ineinander zu stecken. Er zieht sich zum Stand hoch, krabbelt. Auf dem Schoß der Mutter wird er nach einiger Zeit unruhig. Am Boden sitzend ist er über längere Zeit ruhig beschäftigt. Der Mutter gegenüber macht er mehrmals Kontakt- und Spielangebote. Die Aufmerksamkeitsspanne von 15 Minuten ist altersentsprechend.

Die Mutter ist eine Meisterin des Multitasking: Sie trägt zum Gelingen des Gespräches bei, indem sie das Kind beschäftigt, während sie mit der Ärztin spricht. Sie turnt auf dem Stuhl herum, um Spielsachen immer wieder aufzuheben. Als das Kind am Boden sitzt, sieht man ihre Anspannung und Erschöpfung. Bei Neurodermitis-Themen ist sie fachkundig und ratlos zugleich. Beim Gesprächsteil über die Ernährung zeigt sie sich kompetent und wirkt entspannter.

Beurteilung – Was man nicht sieht: Die Haut dieses Kindes sieht unauffällig, normal aus. Man sieht keine Rötung, keine Kratzspuren. Das Kind kratzt nicht in der Untersuchungssituation. Das ist nicht selbstverständlich! Die enge Mutter-Kind-Beziehung ist für diese Erkrankung funktional angemessen: Das Kind braucht Hautpflege, passende Ernährung. Das Schlafverhalten ist noch nicht stabil. Unbedingt den Pflegeaufwand der Mutter würdigen.

Was man sieht: Die Bemerkung der Mutter zum Verhalten des Kindes *er ist so unruhig* lässt sich nachvollziehen. Das Kind will nicht bei der Mutter auf dem Schoß bleiben, sondern das Zimmer erkunden.

Die Ärztin kommentiert immer wieder das Verhalten des Kindes. Sie würde eine **Umbewertung** ermöglichen, wenn sie zusammenfasst: Das Kind verhält sich altersentsprechend!

Option: Den **emotionalen Aspekt und die Belastung** der Mutter aufgreifen. Für die Mutter ist diese Lebensphase anstrengend. *Nächte sind ein Alptraum.* Die Familie reagiert nicht auf die nächtliche Unruhe. Gibt es Unterstützung innerhalb und außerhalb der Familie? Wie war der Verlauf der Neurodermitis bei den beiden älteren Kindern?

Frage: Lässt sich die Situation so gestalten, dass die Mutter entspannter sein kann?

Literatur

Petermann F, Warschburger P (Hrsg.) (2001) Kinderrehabilitation. Göttingen: Hogrefe.
Warschburger P (2005) Verhaltenstherapie bei Neurodermitis. Monatsschrift Kinderheilkunde 153: 1048–1054.

7.2 Fehlbildung Hypospadie – Operationsaufklärung

Hintergrund: *Unser Sohn kann nicht geradeaus pinkeln.* Die Harnröhrenmündung befindet sich nicht vorne, sondern an der Unterseite des Penis. Die Fehlbildung ist durch einen unzureichenden Verschluss der Mittellinie in der Embryonalzeit bedingt. Der Schweregrad hängt von der Lokalisation der Harnröhrenmündung ab. Durch eine Operation kann die Funktionsfähigkeit hergestellt werden.

Gesprächsziel: informiertes Einverständnis mit der Operation.

Operationsaufklärung

Arzt, Mutter, Kind Serkan 1 Jahr; Gesprächsdauer: 10 Minuten

Personen	verbal	nonverbal	Kommentar
		Begrüßung. Arzt und Mutter sitzen, Mutter hat Kind auf dem Schoß	
Arzt	Ich wollte mit Ihnen über die Operation morgen sprechen. Das Problem bei Ihrem Buben ist ja –		*Thema: Problem*
	– die Harnröhrenmündung ist zu tief. Die mündet nicht vorne an der Penisspitze. Das sieht bei ihm so aus, dass sie hier unten liegt. Hier oben sollte sie sein.	fängt an zu zeichnen	*anschauliche Erklärung*
Mutter	Ja, so, hmm.		
Kind	Mmmm.		
Arzt	Und hier ist sie aber. Zusätzlich besteht das Problem, dass hier vorne der Penis krumm ist. Von der Seite sieht es bisschen so aus.	Kind greift zum Blatt	*Klärung: Vorgehen*

7.2 Fehlbildung Hypospadie – Operationsaufklärung

Personen	verbal	nonverbal	Kommentar
	Was wir machen: wir verlängern die Harnröhre nach vorne, dass die Öffnung möglichst vorne an der Eichelspitze ist. Das ist das erste. Das zweite ist, dass die Verkrümmung ausgeglichen wird, dass man den gerade macht.	Blickkontakt zu Mutter	kommt die Information an?
Mutter	Hmm.		
Arzt	Ok. Jetzt hat er hier noch so eine Vorhautschürze, das ist nicht …		
Mutter	Nicht ok.	sofort	Hörersignal
Arzt	Diese Haut – das ist ja Haut – die brauchen wir, um die Harnröhre nach vorne zu verlängern.		
Mutter	Hmm.		
Arzt	Das heißt, ein Effekt ist, dass nach der Operation diese Vorhaut weg ist. Er sieht danach aus wie beschnitten.		
Mutter	Mhmm, ja.		
Arzt	Aber das wollen Sie wahrscheinlich ja sowieso?		
Mutter	Ja, klar, das stimmt.		
Arzt	Bei manchen ist das ein Problem, weil die das dann nicht möchten.		
Mutter	Bei uns ist es kein Problem. Weil wir es auch machen.		versteht, stimmt zu
Arzt	Wird sowieso gemacht. So dass das Endergebnis folgendes ist: Hier vorne ist die Harnröhrenöffnung – und hier ist dann das Hodensäckchen. Und die Vorhaut hier ist weg. Das sieht dann so aus.	zeichnet weiter	Hörersignal

II Spezieller Teil – schwierige Gespräche

Personen	verbal	nonverbal	Kommentar
Mutter	Wie lange brauchen Sie für diese Operation?	Das Kind ist ruhig, mit Spielzeug beschäftigt	*Frage*
Arzt	Die Operation dauert ungefähr anderthalb Stunden.		*Antwort*
Mutter	Mhmm. Und wie lange dauert es für das Kind? Geht das in Narkose?		*Frage zum Ablauf*
Arzt	Ja. Das wird in Vollnarkose gemacht.		
Mutter	Vollnarkose.		*Hörersignal*
Arzt	Sie können mit in den OP gehen. Und das Kind bekommt dann eine Maske aufgesetzt und schnauft dann so ein Narkosegas und dann schläft das Kind ein. Und dann gehen Sie raus. Das Kind hat dann Vollnarkose. Wir machen die Operation. Danach, wenn die Operation fertig ist, wacht das Kind wieder auf und kommt wieder hier auf Station.		
Mutter	Mhmm.		
Arzt	Bis es allerdings wieder auf Station ist, dauert es sicher gut zwei Stunden.		
Mutter	Wieso?		*Nachfrage*
Arzt	Weil es einige Zeit dauert, bis das Kind wach ist. Und dann kommt das Kind in einen besonderen Raum, wo das Kind besonders überwacht wird. Vor allem wegen der Atmung nach der Narkose.		
Mutter	Mhmm.		
Arzt	Und wenn das alles gut ist und stabil, dann kommt das Kind wieder hierher. Und das dauert wie gesagt zwei Stunden.		

7.2 Fehlbildung Hypospadie – Operationsaufklärung

Personen	verbal	nonverbal	Kommentar
Mutter	Zwei Stunden.		
Arzt	Nicht dass Sie da besorgt sind.		*spricht Sorge an*
Mutter	Morgen früh machen Sie das?		
Arzt	Ja.	kurze Lautäußerung des Kindes, sitzt jetzt bei der Mutter auf dem Schoß, greift nach dem Blatt auf dem Tisch	
Mutter	Um wie viel Uhr?		
Arzt	Ich kann es noch nicht genau sagen. Es wird sicher vormittags gemacht. Aber ich kann es Ihnen noch nicht genau sagen. Ich kann es Ihnen morgen früh sagen – oder heute Abend vielleicht noch. Aber der Plan ist jetzt noch nicht fertig.		
		Pause	
	Ich muss mit Ihnen noch darüber sprechen, was an Hauptkomplikationen passieren kann.		*Aufklärung: mögliche Komplikationen*
Mutter	Mhmm.		
Arzt	Es ist so, dass hier in die Harnröhre ein Röhrchen reinkommt. Und das Röhrchen bleibt für 10 Tage drin.	zeichnet	
Mutter	Ach so.		
Arzt	Aber Sie gehen mit ihm nach Hause. Sie müssen nicht die ganze Zeit hier bleiben. Wenn das nicht richtig verheilt, dann kann hier ein Löchlein übrig bleiben.	schaut zur Mutter und wartet	*verständliche Sprache, wartet*
Mutter	Ach so.		
Arzt	Dann pieselt er hier oben raus. Aber hier unten zusätzlich.		
Mutter	Ach so.		
Arzt	Das ist schlecht. Dann müssen wir es noch mal machen.		
Mutter	Das ist nicht sicher, wie oft ganz genau? Nur zum Beispiel.		*Nachfrage*
Arzt	Nein, das ganze passiert in etwa 5 Prozent. Das heißt 95 Prozent sind gut.		*Blick auf Gelingen*
Mutter	Ja so.		

II Spezieller Teil – schwierige Gespräche

Personen	verbal	nonverbal	Kommentar
Arzt	Das ist das Entscheidende.		
Mutter	Ok.		
Arzt	Ja. Aber ich muss Ihnen das sagen: Es kann sich entzünden. Es kann bluten. Aber da brauchen Sie jetzt keine Sorgen haben. Das Entscheidende ist, dass hier ein Löchlein übrig bleibt. Und das sind etwa 5 Prozent.		*weitere Komplikationen*
	Manchmal wird es hier vorne auch eng. Aber das ist dann nicht so schlimm. Das kann man dann durch einen relativ kleinen Eingriff erweitern. Das Hauptproblem sind die Fisteln – die Löchlein. Das sind ungefähr 5 Prozent.	zeigt auf die Zeichnung	
		Kind hüpft auf dem Schoß der Mutter, Arzt schaut Mutter an	
Mutter	Mhmm.		
Arzt	Wir tun da einen Verband herum nach der Operation. Und der bleibt 10 Tage lang drauf.	zeichnet	
Mutter	Hmm. Aber er darf nicht baden?	Kind strampelt, Mutter hält ihn fest bei sich	*fragt nach dem praktischen Umgang*
Arzt	Nein, er darf nicht baden. Er kriegt zwei Windeln an. Er kriegt eine Windel an. Da schneiden wir vorne ein Loch rein. Da kommt dann der Penis raus mit dem Verband und dem Schlauch. Und da tun wir drüber eine große Windel, in die der Schlauch den Urin fördert.		
Mutter	Mhmm.		
Arzt	Weil hier tröpfelt der Urin raus.		
Mutter	Ach so.		
Arzt	Und das bleibt 10 Tage lang so. Sie lernen, wie Sie wickeln zu Hause.		
Mutter	Mhmm.		
Arzt	Und nach zwei Tagen können Sie dann heim.		
Mutter	Ok. Nach zwei Tagen.		*Hörersignal*
Arzt	Nach zwei Tagen.		*Bestätigung*

7.2 Fehlbildung Hypospadie – Operationsaufklärung

Personen	verbal	nonverbal	Kommentar
Mutter	Ja.		
Arzt	Ok. Sonst – haben Sie sonst noch Fragen?		Gibt es Fragen?
Mutter	Nein. Ich habe alles verstanden und hoffe, dass die OP auch gut geht.		Sorge
Arzt	Wir hatten in der Sprechstunde schon mal darüber gesprochen.		
Mutter	Ja.		
Arzt	Dann schreibe ich jetzt mal auf: Vorgesehene Maßnahme – das heißt Urethralplastik. So nennt man das. Mit Aufrichtungsoperation. Und hier schreib ich hin was die Risiken sind: Blutung, Infektion – Aber er kriegt auch ein Antibiotikum zur Operation.	schreibt	nennt erst jetzt die Fachbegriffe
Mutter	Ja.		
Arzt	Fistel – das ist das, was ich Ihnen gesagt habe mit dem Löchlein oder Enge – dass vorne die Harnröhrenöffnung zu eng wird.	schreibt	
Mutter	Mhmm	schaut dem Arzt zu	
Arzt	Und dann schreib ich dazu, dass man es dann noch mal – eventuell – operieren müsste.		
Mutter	Noch mal eine OP: gleich oder später?		Nachfrage: Perspektive bei Komplikation
Arzt	Nee später. Wenn man – im ungünstigsten Fall – noch einmal operieren müsste, würden wir sicher ein halbes Jahr warten.		
Mutter	Ach so.		
Arzt	Weil dann muss erstmal alles verheilen. Und dann müssen wir das anschauen. Und dann sehen wir uns auch in der Sprechstunde.		
Mutter	Sagen Sie mir gleich nach der Operation Bescheid, ob wir eine zweite Operation brauchen?		Nachfrage: Operation gelungen?
Arzt	Ich sag Ihnen morgen nach der Operation, wie es gelaufen ist. Man kann dann allerdings nicht sagen, ob das alles so zu heilt.		

II Spezieller Teil – schwierige Gespräche

Personen	verbal	nonverbal	Kommentar
	Das kann man dann erst sagen so nach zwei, drei Wochen.		
Mutter	Ach so.		
Arzt	Es muss ja erst mal heilen. Ich sag Ihnen morgen auf alle Fälle Bescheid. Heute ist der … (Datum). Ok.	schreibt	
	Haben Sie sonst noch Fragen?		*noch einmal Gelegenheit zu fragen*
Mutter	Ich habe alles verstanden.		
Arzt	Ok?		
Mutter	Ok.		
Arzt	Gut, dann unterschreib ich hier und ich brauche von Ihnen eine Unterschrift.		
	Geht es?	Mutter liest, Kind steht auf ihrem Schoß	*Arzt spricht Mutter-Kind-Situation an*
Mutter	Ich schau mal grad.	Kind quengelt, Mutter bleibt ganz ruhig	
Arzt	Ok.	Mutter setzt das Kind auf ihrem Schoß gerade vor sich hin, unterschreibt, Kind schreit.	
Mutter	Gut. Ich hoffe ja, dass es morgen gut geht.		*Sorge und Hoffnung*
Arzt	Seien Sie unbesorgt.		
Mutter	Mhmm.		
Arzt	Es wird sicher gut gehen. Ich sag Ihnen heute Abend noch Bescheid, sobald ich was weiß. Ok?	beide stehen auf, Mutter nimmt ihr schreiendes Kind auf den Arm	*vermittelt Zuversicht*
Mutter	Ok.		

Reflexion: Warum läuft das Gespräch gut? Der Arzt erklärt das Vorgehen, indem er die anatomischen Verhältnisse **zeichnet**. Das Skizzieren verlangsamt das Gesprächstempo und erleichtert es, zu folgen. Er spricht in **verständlicher Sprache**. Erst am Ende nennt er die medizinischen Fachbegriffe. Wiederholungen und Hörersignale zeigen den hohen Grad der Verständigung an. Der Arzt lässt Raum für Fragen. Es besteht ein sichtlich guter Kontakt. Er fragt nach, ob die Mutter unter den gegebenen Umständen den Aufklärungsbogen lesen und unterschreiben kann. Am Schluss nimmt er Blickkontakt mit dem Kind auf.

Die Mutter wirkt ruhig. Es gelingt ihr gut, ihr Kind zu beruhigen. Damit trägt sie zum Gelingen des Gespräches bei. Sie stellt von sich aus Fragen. Nach der Aufklärung fragt sie nach dem praktischen Ablauf.

Das Kind bleibt bei der Mutter auf dem Schoß. Es beschäftigt sich mit der mitgebrachten Puppe, singt und meldet sich durch Lautäußerungen. Es interessiert sich für die Umgebung, greift nach den Papieren auf dem Tisch. Es wirkt ausgeglichen und zeigt erst gegen Ende Ungeduld. Gesprächsdauer knapp 10 Minuten – für das Kind eine erträgliche Zeitspanne.

Option: Das Kind ansprechen. Überlegung: Das Gespräch mit oder ohne Kind führen?

7.3 Asthma

Hintergrund: Asthma ist eine chronisch entzündliche Erkrankung der Atemwege. Der Grad der Kontrolle einer Asthmaerkrankung orientiert sich an der klinischen Symptomatik, am Grad der Einschränkungen und an der Lungenfunktion. Ein akuter Asthmaanfall löst eine schreckliche Angst zu ersticken aus. Allergien zählen zu den häufigsten Auslösern, die eine Verschlechterung herbeiführen. Einschränkungen betreffen körperliche Belastbarkeit, Konzentration und Aufmerksamkeit und soziale Kontakte. Die medikamentöse Behandlung der Akutsituation und die Dauertherapie beruht auf der Mitarbeit der Patienten (Hagen und Schwarz 2011; Nationale VersorgungsLeitlinie 2018).

Gesprächsziel: Medikamenteneinnahme (Compliance) – Wie ist aktuell die Symptomatik? Gibt es Beeinträchtigungen? Sorgen? Einschränkungen? Wie gut kann die Behandlung eingehalten werden? Wie ist die Sichtweise der Betroffenen? Interessen und Wünsche?

Asthmasprechstunde: Verlauf und Therapietreue

Ärztin, Mutter, Kind Mehmed 10 Jahre, Gesprächsdauer: 5 Minuten

Personen	verbal	nonverbal	Kommentar
		Begrüßung per Handschlag	
Ärztin	Nehmen Sie doch bitte Platz.	alle setzen sich	*Begrüßung*
	Heute haben wir einen Kontrolltermin von dem Mehmed.	Kind schaut sich im Zimmer um	*Thema*
	Wie geht es dir denn, Mehmed?	zum Kind	*Ansprechpartner: Kind offene Frage*
Kind	Ganz gut	nickt	
Ärztin	Ganz gut. Ok.		*Hörersignal*
	Hast du noch Beschwerden gehabt?	Kind verzieht das Gesicht, schüttelt Kopf und Schultern – Pause	*Klärungsphase*
Kind	Nö	gedehnt	

7.3 Asthma

Personen	verbal	nonverbal	Kommentar
Ärztin	Hast du noch husten müssen?	Mutter wendet sich ihrem Sohn zu	*geschlossene Frage*
Kind	Ab und zu.	Ärztin nickt	
Ärztin	Aha. Und wenn du so … Was spielst du denn gerne?		*Interessen?*
Kind	Fussball.	lächelt	
Ärztin	Fussball. Und wenn du so spielst –		*Wiederholung als Hörersignal*
Kind	Hmmm.		
Ärztin	– wie geht es dir da?		
Mutter	Er ist Torwart.	Mutter meldet sich zu Wort, zeigt mit dem Arm auf ihn	
Ärztin	Torwart – aah	schaut zur Mutter, Kind schaut zur Mutter	
Mutter	Er muss nicht viel rennen.	nickt	*körperliche Belastbarkeit*
Ärztin	Aber im Training, da muss du doch auch mitrennen?	wendet sich dem Kind zu	*verschiedene Sichtweisen*
Kind	Hmm, geht ganz gut.		*Kind verbal: ja*
Ärztin	Geht gut.	Mutter schüttelt den Kopf, verzieht das Gesicht. Kind nickt.	*Mutter nonverbal: nein!*
	Kein Husten?		*Klärung Belastbarkeit*
Kind	Nein.	Kind schüttelt den Kopf, Mutter runzelt die Stirn	
Ärztin	Aha. Wie sehen Sie das?	wendet sich der Mutter zu, Mutter wartet, holt Luft	

211

II Spezieller Teil – schwierige Gespräche

Personen	verbal	nonverbal	Kommentar
	Der Mehmed sagt, er hat keine Probleme.	zeigt zum Kind	fragt die Mutter zur Sichtweise des Kindes: zirkuläre Frage
Mutter	Ich finde es nicht gut.	schaut kurz zum Kind, dann zur Ärztin, breitet die Arme aus	
Ärztin	Nicht gut. Ah ja. Was ist nicht gut?	streckt kurz einen Arm zur Mutter	
Mutter	Im ... hat er viel Husten ...	sucht nach Worten, gestikuliert mit den Armen und dem Kopf, Kind schaut zur Mutter	
Ärztin	Wo?	Mutter schaut zum Kind, fragt es nach dem Wort	
Kind	Im Training, sagt sie.	zur Ärztin	Kind sagt der Mutter das passende Wort
Ärztin	Im Training. Ach so. Haben Sie ihn da beobachtet?	mit Handbewegung	
Mutter	Ja. Manchmal bin ich dabei.	mit lebhafter Gestik, zur Ärztin	
Ärztin	Ach so. Aaah. Und dann – was macht er dann? Heißt das, er kriegt keine Luft? Oder?		
Mutter	Ja. Er ist nicht so schnell wie sein Freund.	zeigt zum Kind	
Ärztin	Aha. Muss er dann auch husten?	mit Armbewegung, Mutter schaut zum Kind	
Kind	Ganz selten.	schüttelt den Kopf	
Ärztin	Oder muss er Pause machen?	zu Mutter	
Mutter	Pause – ja.		
Ärztin	Du machst auch Pause, Mehmed?	zum Kind	
		Kind nickt, verzieht das Gesicht	nonverbale Antwort
	Aha. Ahja ok.	streicht sich übers Kinn	Ergebnis nach 1,5 Minuten: Belastbarkeit eingeschränkt
	Und wie ist es in der Nacht mit Beschwerden?	zur Mutter	weitere Situation: nachts
	Husten?	schaut zum Kind, zählt mit den Fingern auf	

7.3 Asthma

Personen	verbal	nonverbal	Kommentar
	Schläfst du in der Nacht durch?	schaut zur Mutter, dann wieder zum Kind	
Kind	Ja-a.	nickt, schaut zur Mutter, Mutter schaut das Kind an und dann die Ärztin – ohne Worte	
Ärztin	Wie ist denn im Moment die Therapie?	zur Mutter	offene Frage: Behandlung?
	Wie machst du das? Inhalierst du noch?	beugt sich vor und wendet sich zum Kind, zeigt „Inhalieren", indem sie zu ihrem Gesicht zeigt	
Kind	Ja.	nickt	
Ärztin	Wie machst du das? Erzähl mir mal.		Offene Frage
Kind	Ja, mit Gerät.	zeigt mit beiden Armen	
Ärztin	Mit diesem …		
Kind	Und Pumpe.	fährt fort	
Ärztin	Aha. Und wie viele Hübe?	nickt, Kind schaut fragend	Vertiefungsfrage: Was machst du genau?
	Und wie oft drückst du da?	Ärztin zeigt es mit der rechten Hand	
Kind	Eins.	stolz, zeigt einen Finger	
Ärztin	Zwei?	begleitet es mit Gestik	
	Morgens? Und abends zwei?	Kind nickt, Ärztin nickt	
Kind	Ja.	schüttelt den Kopf mehrmals	Diskrepanz: verbale und nonverbale Antwort
Ärztin	Machst du es jeden Tag?		
Kind	Ja, jeden Tag zwei.	Kind mit fröhlich-freundlichem Gesicht	
Ärztin	Macht er jeden Tag zwei?	wendet sich der Mutter zu	
Mutter	Was?		
Ärztin	Also für die Inhalation.	zeigt zur Mutter	
Mutter	Ah Inhalation. Ich habe alle Medikamente dabei.	bückt sich, holt ihre Tasche und legt drei Packungen Medikamente auf den Tisch	
Ärztin	Ok. Gut.		Würdigen: Mutter bringt Medikamente mit

II Spezieller Teil – schwierige Gespräche

Personen	verbal	nonverbal	Kommentar
	Da kannst du es mir ja zeigen, wie du es machst.	wendet sich dem Jungen zu	Frage an Kind
Mutter	Das ist nicht gut.	Mutter antwortet, schiebt eine Packung nach vorne	Mutter antwortet
Ärztin	Aha. Er hat drei Sachen?	zur Mutter, führt Hand an den Mund, zeigt dann drei Finger	
Mutter	Jaa.	nickt	
Ärztin	Und von dem hier: Wie oft machst du das?	zum Kind, zeigt auf die Packung	fragt erneut das Kind
Kind	Hmm. Nicht so oft.	setzt sich gerade auf	
Ärztin	Also nicht jeden Tag. Wann machst du das?		
Mutter	Wir waren noch bei einem anderen Arzt. Der hat noch das aufgeschrieben.	dazwischen, legt noch eine weitere Packung auf den Tisch	antwortet für das Kind
Ärztin	Oh. Hmhm. Ok. Und seit wann hat er das?	nickt, zeigt auf diese Packung	
	Wie lange?	Mutter und Kind schauen sich an	
Mutter	Ein Monat, zwei Monate – ich weiß nicht.	zuckt die Achseln	gestisch: weiß nicht
Ärztin	Aha, ahja. Aber jetzt gehen wir es in Ruhe, systematisch durch.		verlangsamt das Tempo
	Also das nur bei Bedarf?	zeigt auf die Packung	
Kind	Ja. Wenn ich viel huste.		Bedarfsmedikation verstanden
Ärztin	Ahja. Und das hier?	zeigt auf die nächste Packung, Kind zuckt mit den Schultern, schaut zur Mutter – Pause	
Mutter	Das hier ist – morgens und abends	zeigt auf die Packung, schaut zur Ärztin	antwortet für das Kind
Ärztin	Und wie oft? Wie viel? Das ist ja zum Sprühen, nä.	hebt den Arm, zeigt dann auf die Packung	

Personen	verbal	nonverbal	Kommentar
Kind	Zwei.	Mutter zeigt jetzt auch auf die Packung, Ärztin schaut zum Kind, Kind zeigt mit den Fingern.	
Ärztin	Morgens und abends? Jeden Tag? Macht er das?	wendet sich der Mutter zu, Kind und Mutter nicken gleichzeitig	
Mutter	Ja.		
Ärztin	Und das hier?	zur Mutter, zeigt auf dritte Packung	
Mutter	Das hier nur abends.	zeigt auf die Packung	
Ärztin	Aha. Ok, gut. Äh …		Ende der Klärungsphase, wie geht es weiter?
	Dann würd ich dich gerne noch abhören, –	zum Kind	Ansage der körperlichen Untersuchung
Kind	Hmhm.	nickt	
Ärztin	– um zu hören, wie es mit dem Atmen geht.		
	Und dann besprechen wir, wie wir es weiter machen.	zur Mutter	es geht dann mit Besprechung weiter
	Dafür kannst du dein T-shirt ausziehen und wir gehen rüber.	zum Kind	

Reflexion – Warum läuft es gut? Die Ärztin spricht mit dem Jungen über seine Aktivitäten beim Fußballspiel im Verein. Um mögliche Sprachbarrieren zu überwinden, spricht die Ärztin in einfachen, kurzen Sätzen. Sie gestikuliert viel. Trotz wiederholtem Nachfragen der Ärztin bleiben die Antworten von Mutter und Sohn zum Inhalieren und zur Anwendung der Medikamente unscharf. Indem sie auf die Perspektive des Jungen eingeht, gibt sie ihm Verantwortung.

Der Junge ist gesprächsbereit und freundlich. Er zeigt eine Tendenz, seine Situation zu verharmlosen. Er räumt ein, dass er die Behandlung *nicht so regelmäßig* durchführt. Er erklärt seiner Mutter, dass es gerade um das Thema *Inhalation* geht.

Die Mutter lässt ihren Sohn zunächst selbst antworten. Erst durch die Beobachtungen der Mutter beim Fußballtraining erkennt man die Einschränkung der körperlichen Belastbarkeit. Bei konkreten Fragen zur Behandlung antwortet die Mutter anstelle ihres Sohnes. Mutter und Kind sind ein gut eingespieltes Team.

Schlüsselstelle 1: Torwart beim Fußball – Kannst du im Training beim Laufen mithalten? Was geht? Was ist schwierig? Medikamentöse und nicht medikamentöse Möglichkeiten, mit Anstrengungsasthma umzugehen: Aufwärmen und vorher das passende Medikament nehmen.

Schlüsselstelle 2: Die Ärztin befürchtet eine Verschlechterung der Symptomatik als Folge der unregelmäßigen Einnahme. Die Formulierung: *Wie schaffst du es, deine Medikamente einzunehmen?* würdigt die Leistung des Jungen. Sie erlaubt ihm, sein Vorgehen zu beschreiben, ohne sich kritisiert fühlen zu müssen. Wie viel haben Kind und Mutter verstanden? Wer ist für die Medikamenteneinnahme verantwortlich?

Ausblick: Wechselwirkungen beachten – Medikamente zur Asthmabehandlung können unruhig machen. Stimulantien zur Behandlung von Aufmerksamkeit und Unruhe können Asthmasymptome verschlechtern.

In krankheitsbezogenen **Schulungskursen** lernen Kinder (und Eltern), ihre Krankheit besser zu verstehen. In einer Gruppe trifft man auf andere Betroffene und kann Erfahrungen austauschen. Schulungen gibt es beispielsweise für Kinder mit Asthma, für Diabetiker, für Kinder mit Anfallsleiden (Programm Famoses), für Kinder mit Hämophilie (Bluterkrankheit). Die Schulungsprogramme sind durchgehend gut evaluiert (Petermann und Warschburger 2001; von Hagen und Schwarz 2009, 2011).

Literatur

Nationale VersorgungsLeitlinie (2018) Asthma bei Kindern und Jugendlichen. 3. Auflage. http://www.leitlinien.de/mdb/downloads/nvl/asthma/ph/asthma-kinder-kv2.pdf (Zugriff am 03.04.2019).
Petermann F, Warschburger P (2001) Kinderrehabilitation. Göttingen: Hogrefe Verlag.
Schauerte G, Petermann F (2011) Selbstmanagement bei Asthma bronchiale. In: von Hagen C, Schwarz HP (Hrsg.) Selbstmanagement im Kindes- und Jugendalter. Stuttgart: Kohlhammer. S. 163–188.
von Hagen C, Schwarz HP (Hrsg.) (2009) Psychische Entwicklung bei chronischer Krankheit im Kindes- und Jugendalter. Stuttgart: Kohlhammer.
von Hagen C, Schwarz HP (Hrsg.) (2011) Selbstmanagement im Kindes- und Jugendalter. Stuttgart: Kohlhammer.

7.4 Inkontinenz

Hintergrund: Harninkontinenz bedeutet, den Abgang von Urin nicht kontrollieren zu können. Uringeruch führt zu einer ablehnenden Reaktion des Umfeldes. Für Selbstbild und Eigenständigkeit bedeutet die Abhängigkeit von Einlagen oder Windeln eine schwerwiegende Belastung. Inkontinenz ist eine Begleitsymptomatik einer Myelomeningozele (Spina bifida): Eine angeborene Spaltbildung der Wirbelkörper führt durch Beeinträchtigung der Rückenmarksnerven zu Lähmungserscheinungen. Häufig ist die Steuerung der Muskulatur von Blase und Darm betroffen. Beim Fortschreiten der fehlgesteuerten Blasenfunktion droht eine Schädigung der Nieren.

Gesprächsziel: Die betroffene Jugendliche soll erlernen, die Blase kontrolliert zu entleeren, indem sie sich selbst katheterisiert. Selbstmanagement begünstigt die soziale Integration.

Schwierigkeit des Gespräches: Ein Gespräch über den Intimbereich ist nicht einfach für Arzt und Patient. Jugendliche haben Angst vor einer unüberwindbar erscheinenden Aufgabe. Die Aufgabe des Arztes ist es, zu erklären, zu ermutigen und zur Mitarbeit zu motivieren.

Selbst katheterisieren

Arzt, Jugendliche Sonia 13 Jahre, im Rollstuhl, Gesprächsdauer: 7 Minuten

Personen	verbal	nonverbal	Kommentar
Arzt	Hallo.		*Begrüßung*
Jugendliche	Hallo.		
Arzt	Wie geht es? Bitte nimm Platz.	Begrüßung mit Handschlag, beide nehmen Platz	*Kontaktaufnahme*
Jugendliche	Ja – geht schon.	gedehnt, blickt vor sich hin	
Arzt	Geht schon?		*Hörersignal*
Jugendliche	Geht schon.		
Arzt	Wann haben wir uns das letzte Mal gesehen?		*Fortführung der Arzt-Patient-Beziehung*

II Spezieller Teil – schwierige Gespräche

Personen	verbal	nonverbal	Kommentar
Jugendliche	Halbes Jahr?		
Arzt	Halbes Jahr. Genau. Ähm. Aber zwischendurch haben wir eine Blasenmessung gemacht.	schaut zu Jugendlicher Jugendliche schaut zum Arzt	Bestätigung durch Wiederholung
Jugendliche	Ohja.		
Arzt	Genau. Vor vier Wochen ungefähr.		
Jugendliche	Ja. Und gibt es ein Ergebnis?	leise	Thema: Untersuchungsergebnis
Arzt	Ja. Pass auf. Ja. Und über diese Messung müssen wir sprechen.	kneift Lippen zusammen	
Jugendliche	Ok.	schluckt	Anspannung
Arzt	Die Messung zeigt – und das hatte ich eigentlich immer schon vermutet, und wir hatten ja schon mal darüber gesprochen –		
	die Messung zeigt einfach, dass deine Blase zu hohen Druck hat.	holt Luft, wechselt seine Sitzposition	Anspannung: es gibt ein Problem
Jugendliche	Hmhm.		
Arzt	In der Blase ist immer hoher Druck.		
Jugendliche	Ok.		
Arzt	Und dieser Druck ist schlecht. Der Druck ist schlecht, weil er sich letztlich auf die Nieren überträgt.		
Jugendliche	Aber der ist in der Blase?	schaut kurz zur Seite	
Arzt	Genau. Und die Blase ist aber verbunden –		
Jugendliche	Hmhm.		
Arzt	– mit den Harnleitern, wo der Urin runterkommt.	zeigt mit zwei Fingern nach oben, dann Handbewegung	

7.4 Inkontinenz

Personen	verbal	nonverbal	Kommentar
Jugendliche	Hmhm.		
Arzt	Und der Druck überträgt sich auf die Nieren. Und das ist auf Dauer deswegen schlecht, weil die Nieren es nicht vertragen. Die Nieren gehen davon kaputt.		*Problembeschreibung*
Jugendliche	Ok.	beide schauen vor sich hin	
Arzt	Und von den Nieren lebst du.	schaut zur Jugendlichen – Pause	*Zeit zum „Verdauen" der Nachricht*
Jugendliche	Hmhm.	schaut zum Arzt	
Arzt	Deswegen müssen wir eine Lösung finden, wie wir den Druck wegkriegen.		*Was ist notwendig?*
Jugendliche	Aber die Niere, die arbeitet doch ganz normal?	öffnet beide Hände	*Nachfrage und Einwand*
Arzt	Die Niere? Die arbeitet normal. Ok. Die Niere ist noch in Ordnung.	Lockerungsbewegung im Sitzen, Handbewegung grenzt ein, Jugendliche hält die Hände locker gefaltet	
	Was gut ist. Wie gesagt. Da muss man schon froh darüber sein. Das heißt, wir haben noch nichts verpasst. Wir sind nicht zu spät.		*mitfühlend, gute Nachricht*
Jugendliche	Hmhm.		
Arzt	Aber wir müssen, um nichts zu verpassen, was tun.	unterstreicht mit Handbewegungen – Pause	
Jugendliche	Aber ich nehm doch immer schon die Tabletten.	spreizt die Hände	*Einwand, Bedenken*
Arzt	Ja, aber das reicht jetzt nicht mehr. Weil es ist nämlich so: Die Blase –	holt Luft	
	Sollen wir das mal aufzeichnen?	greift nach Papier und Stift	*Zeichnen verlangsamt und nimmt die Spannung*
Jugendliche	Ohja.		
Arzt	Pass auf. Das ist die Blase.	beginnt zu zeichnen	
Jugendliche	Ok.		
Arzt	Da oben ist ein Nierchen. Und da ist ein Nierchen. Da gehen die Harnleiter herunter.	beide schauen auf die Skizze	
Jugendliche	Ok.		

Personen	verbal	nonverbal	Kommentar
Arzt	Und jetzt: Hier ist die Blase. Die hat da so eine Blasenwand. So – Und da ist jetzt der Urin drin. Ok?	zeichnet einen Kreis, umfährt den Kreis noch einmal, schraffiert den Inhalt	
Jugendliche	Hmhm.		
Arzt	Und hier ist die Harnröhre. Ähem. Jetzt ist hier unten ein Schließmuskel. Weißt du, was ein Schließmuskel ist?		
Jugendliche	Hmhm.		
Arzt	Ein Muskel, der die Blase zumacht. Und der ist bei dir immer zu.	zeigt mit der rechten Hand einen Ring, Jugendliche hat rechte Hand fest geschlossen	Beschreibung
	Den kannst du nicht öffnen.	Jugendliche runzelt die Stirn, Arzt schaut Jugendliche an	
	Und das liegt bei dir an der Grunderkrankung – im Rückenmark.	Jugendliche wirft dem Arzt kurz einen Blick zu – Pause	Erläuterung: woher kommt das Problem?
Jugendliche	Ok.	nickt ganz leicht und schluckt	Unbehagen
Arzt	Deswegen kannst du schlechter laufen. Und die ganzen Probleme.		
Jugendliche	Ja.		
Arzt	Und dieser Muskel ist ja auch von Nerven versorgt. Und diese Muskeln funktionieren auch nicht richtig. Deswegen ist dieser Muskel immer zu.	Jugendliche nickt ganz leicht	
	Das heißt, hier oben läuft immer Urin rein. Und unten kann er nicht raus. Das gibt einen enormen Druck.	zeichnet es auf, beugt sich nach vorne und dreht sich zur Jugendlichen – Pause	
Jugendliche	Aber es kommt doch manchmal.	Jugendliche zeigt auf die Zeichnung	
Arzt	Ja. Es tröpfelt unten raus. Aber – immer unter hohem Druck. Es müsste aufmachen.	schaut zur Jugendlichen, dann wieder auf die Zeichnung	Behandlungsziel

7.4 Inkontinenz

Personen	verbal	nonverbal	Kommentar
Jugendliche	Hmhm		
Arzt	Wie ein Scheunentor aufmachen. Dann fließt es raus. Und dann ist der Druck weg.	mit begleitender Handbewegung, zeigt zur Jugendlichen, Jugendliche schaut wiederholt zum Arzt	
	Das heißt, wir müssen, da das nicht von alleine aufmacht, einen Trick anwenden, indem wir da ein Röhrchen reinschieben.		Behandlungsmethode
	Einen kleinen Katheter. So ähnlich wie bei der Messung.	schaut die Jugendliche an	
Jugendliche	Das war aber überhaupt nicht schön.	gesenkter Kopf, verzieht das Gesicht, schüttelt den Kopf und schaut den Arzt an	Unbehagen
Arzt	Nicht so schön. Ja. Ich weiß. Das ist auch nicht toll.	fällt ins Wort, schaut auf die Skizze	zeigt Verständnis
	Aber das ist immer noch besser, als irgendwann mit zwei kaputten Nieren herumzulaufen. Oder an die Dialyse zu müssen. Weißt du was Dialyse ist?	schaut zur Jugendlichen	
Jugendliche	Hab schon mal davon gehört.	murmelt	
Arzt	Wo man so dicke Nadeln gestochen kriegt, damit man die Giftstoffe aus dem Blut herauskriegt.	dazwischen, zeigt zu seinem linken Arm, holt Luft	Anspannung
	Und wir fangen damit auch heute noch nicht an. Du kannst ganz in Ruhe darüber nachdenken. Da braucht man ein bisschen Zeit dafür.	deutet auf die Skizze	Zeit zum Nachdenken
	Aber ganz klar ist: Du wirst dich mit dem Gedanken anfreunden müssen. Weil, wie gesagt, dieses Druckproblem auf Dauer deine Nierenfunktion beendet.	zeigt auf die Skizze, schaut die Jugendliche an	Haltung des Arztes: es muss sein.
Jugendliche	Das heißt, ich muss da ähnlich wie beim Tampon irgendwas da reinschieben?	zeigt auf die Skizze, Arzt nickt, schaut zum Arzt	Nachfrage zum Verständnis
Arzt	Hmhm, hmhm.	Pause	
	Du nimmst einen Katheter. Und die sind ganz klein. Unauffällig verpackt. Und gehst auf die Toilette ganz normal. Und statt dass du von ganz alleine das Wasser lassen kannst, nimmst du den Katheter und schiebst ihn durch die Harnröhre in die Blase. Dann läuft es raus.	schaut zur Jugendlichen, Jugendliche mit skeptischem Blick – Pause	Erläuterung der Anwendung

II Spezieller Teil – schwierige Gespräche

Personen	verbal	nonverbal	Kommentar
	Dann schmeißt du den Katheter weg. Und gehst wieder heim. Oder auch sonst wohin.		
	Es ist nicht sehr aufwendig. Aber – man muss es halt so oft machen, wie ein anderer Mensch auf die Toilette geht. Also sprich, das muss man schon 5, 6 Mal am Tag machen.	Jugendliche schaut ihn mehrmals kurz an	Was ist die Schwierigkeit?
	Mit jedem Toilettengang.	Jugendliche stützt den Kopf auf die Arme, seufzt, kratzt sich am Hals, schaut auf den Tisch, sieht traurig aus	Emotion
Jugendliche	Und – das seh ich doch gar nicht richtig.	schaut zum Arzt, schüttelt den Kopf	Bedenken
Arzt	Doch. Das kann man üben. Es gibt auch Hilfsmittel. Jetzt bist du sehr gelenkig. Da denk ich, geht das ohne. Aber es gibt Hilfsmittel wie Spiegel zum Beispiel, so dass man das sehen kann.		
	Und wenn das soweit ist – wie gesagt, das machen wir nicht – wir fangen heute nicht damit an. Aber wenn wir damit anfangen – da gibt es richtig Kurse.	lebhafte Gestik	es ist ein Lernprozess
	Und ich zeig dir das. Und andere Leute hier im Haus können dir zeigen, wie das geht. Es gibt ein paar Tricks und Kniffe und so weiter.		es gibt Hilfestellungen
	Es geht.	Pause	
Jugendliche	Hm.	Pause	
	Und und und.	wendet sich ein Stück ab	Ablehnung
Arzt	Wie gesagt, es ist nicht toll.	fällt ins Wort	Anerkennen der Schwierigkeit

7.4 Inkontinenz

Personen	verbal	nonverbal	Kommentar
	Aber es geht. Und ich kenn keinen, der nicht damit zurechtkommt.		*Vermitteln von Zuversicht*
Jugendliche	Aber wenn ich dann mit anderen zusammen bin, wie – wie blöd – oder –	schüttelt Kopf zieht die Schultern hoch	*Bedenken*
Arzt	Meinst du, in der Disco oder so?		
Jugendliche	Ja. Und überhaupt. Oder sonst wo.	gedehnt	
Arzt	Noch mal: Die Katheter sind verpackt in so ganz kleinen Tütchen. Du gehst auf die Toilette, zum Beispiel im Gasthaus. Ja.	fällt ins Wort: zeigt mit Stift auf die Skizze, wendet sich zur Jugendlichen	*konkrete, alltagsnahe Beschreibung*
Jugendliche	Ja.		
Arzt	Du gehst auf die Toilette. Gehst in eine Kabine. Für Jungs ist es schwieriger, weil die Jungs immer in so einen Trog pieseln.		
Jugendliche	Mhja.		
Arzt	Nebeneinander. Bei Mädchen ist es einfacher. Die gehen immer in die Kabine. Und dann setzt du dich dahin. Und statt dass du allein – natürlich – das Wasser lässt, nimmst du den Katheter und schiebst ihn in die Harnröhre. Das merkt kein Mensch.	Blickkontakt zwischen beiden, streckt den Unterarm aus	
		Pause	
	Da ist immer ein Eimer in der Toilette. Da schmeißt du es rein. Fertig. Das ist nicht das Problem. Das ist lösbar.	Jugendliche will etwas sagen, Arzt dazwischen	
		Jugendliche dreht sich dem Arzt zu und schaut auf seine Skizze, Arzt lehnt sich zurück	

Personen	verbal	nonverbal	Kommentar
	Du musst dich nur mit dem Gedanken ein bisschen anfreunden.	beugt sich wieder nach vorne	Ziel: Änderung der Einstellung
Jugendliche	Ja, dass das – einfach …		
Arzt	Es ist mir schon klar, dass das nicht so ganz einfach ist. Aber denk daran, wie wichtig das ist für dein Leben.		
Jugendliche	Und andere können das auch lernen?		Jugendliche zweifelt
Arzt	Ja.		Bestätigung

Reflexion: Warum läuft das Gespräch gut? Es ist eine ruhige, ungestörte Gesprächsatmosphäre. Der Arzt veranschaulicht das Ergebnis der Blasendruckmessung durch eine Skizze. Der hohe Blaseninnendruck führt zu Rückstau über die Harnleiter und lässt langfristig eine Schädigung der Nieren befürchten. Er beschreibt die selbst vorgenommene Blasenkatheterisierung. Er holt mehrmals tief Luft, bevor er zu einer Äußerung ansetzt. Er erkennt die Schwierigkeiten der Jugendlichen an, sich darauf einzulassen. Er macht Mut, dass er sie für fähig hält, die Prozedur unter Anleitung zu lernen.

Die Jugendliche hört aufmerksam zu und beobachtet ganz genau. Sie wirkt von der Körpersprache her bekümmert. Im Gespräch ist sie zurückhaltend. Sie versteht durch die Erklärungen des Arztes und seine Skizze worum es langfristig geht. Sie äußert ihre Bedenken. Am Schluss signalisiert sie, dass sich auf den Vorschlag des Arztes einlassen könnte.

Die **Skizze** dient der Veranschaulichung. Sie gibt zudem beiden Gesprächspartnern die Möglichkeit, sie als gemeinsamen Bezugspunkt anzuschauen und damit ein Stück Distanz zu wahren.

Emotionen, vor allem Anspannung, werden bei beiden durch **Körpersprache** ausgedrückt.

Wie geht es weiter? Um das Gespräch zu beenden, nachfragen, was die Jugendliche verstanden hat und ob sie noch Fragen stellen möchte. Einen Termin vereinbaren für das nächste Gespräch.

8 Schulversäumnis

Hintergrund – Wen man nicht sieht: Es gibt verschiedene Gründe, nicht in die Schule zu gehen und den Unterricht zu versäumen. Solche liegen vor bei Kindern und Jugendlichen mit chronischen Erkrankungen, mit wiederkehrenden Bauchschmerzen, hinter denen sich oft eine Angstproblematik verbirgt, oder auch mit Suchtproblemen. Wenn es von zu Hause keine Entschuldigungen gibt, suchen Jugendliche einen Arzt für eine Krankschreibung auf. *Du bist ja schon wieder da!* „Unscharfe Symptome" wie Schwindel, Kopfschmerzen oder Bauchschmerzen führen zu wiederholten Vorstellungen beim Hausarzt (Lenzen et al. 2016). Bei wiederholtem Fehlen ohne Begründung wird von Seiten der Schule eine Vorstellung beim Amtsarzt veranlaßt Die Schule erwartet vom Arzt eine Beurteilung, was für ein gesundheitliches Problem vorliegt und wie man von Seiten der Schule mit dem Schüler umgehen soll.

Gegenstand dieses Kapitels ist Schulschwänzen. *Ich habe keine Lust auf Schule. Die Sonne scheint so schön heute. Was gibt es Neues im Elektronikmarkt, im Internet?* Aus kinderpsychiatrischer Perspektive stehen Probleme des Sozialverhaltens im Vordergrund, insbesondere das Einhalten von Regeln.

Was erwartet der zum Arztbesuch geschickte Jugendliche? Er möchte ein Attest für die Schule. Er will es schnell hinter sich bringen, will sich möglichst wenig auf ein Gespräch einlassen. Mit der Ausstellung eines Attestes hat der Jugendliche sein Ziel erreicht.

Was erwartet den Jugendlichen beim Arzt? Das Thema „Attest für die Schule wegen fehlendem Schulbesuch" ist für einen Arzt unlustbetont. Er will ein Gespräch mit einem uninteressiert bis ablehnend auftretenden Jugendlichen schnell hinter sich bringen. Eine solche Einstellung trifft nicht nur auf einen einzelnen Arzt zu. Schulvermeidung und Aufmerksamkeitsdefizit-/Hyperaktivitätsstörung sind etwa gleich häufig. Im Jahr 2014 wurden in der internationalen Datenbank Pubmed 50 Publikationen zu Schulabsentismus und 2.718 zu ADHS gefunden, also im Verhältnis 1: 54 (Hebebrand et al 2016). Die Verfasser dieses Editorials sprechen von einem „Schulabsentismus der Therapeutenschaft".

Was ist die Schwierigkeit? Wie umgehen mit einem hergeschickten, wenig motivierten Gesprächspartner? Misserfolgsorientierung ist eine Erwartungshaltung von beiden Seiten.

Wie kann es gelingen? Jugendliche haben in der Regel keine Vorstellung davon, was ein Amtsarzt macht. Als Einstieg ist es sehr hilfeich, die eigene Rolle zu erklären: Auch der Amtsarzt unterliegt der Schweigepflicht. Eine Weitergabe von Informationen ist nur mit Einverständnis des Jugendlichen möglich. Die wesentliche Vorinformation des Arztes besteht darin, dass es um wiederholtes Fehlen in der Schule geht. Die Schule erwartet eine Stellungnahme. Überlegungen, was Dritte meinen – die Schule, Lehrer, Schulleitung – gehören ans Ende des Gesprächs. Der Jugendliche entscheidet, was an die Schule weitergegeben werden darf.

Ein strukturiertes Vorgehen beginnt damit, die Sichtweise des Jugendlichen zu seiner Gesundheit und zur Schulsituation zu erfragen. Es ist plausibel, dass ein Arzt nach der Gesundheit fragt. Jugendliche haben in der Sprechstundensituation die Chance, die eigene Sichtweise darzulegen. Eher unerwartet sind für Jugendliche Fragen nach Interessen, nach Stärken, nach einer Perspektive im Leben. Der Wunsch, eine Ausbildung zu machen, verträgt sich schlecht mit der realen Situation, nichts zu lernen. Im Mittelpunkt steht eine Diskussion zum Thema Vermeidung als einer kurzfristigen Lösung, die langfristig die Hürde immer höher setzt (Lenzen et al. 2016). Je größer der Abstand zur Schule wird, desto schwieriger ist es, wieder zurückzukommen und auch den versäumten Lernstoff aufzuholen. Wofür lohnt es, sich langfristig anzustrengen, Unlust zu überwinden? Gibt es Beispiele aus der Vergangenheit und außerhalb der Schule? Wie lässt sich aus Interessen und Stärken eine Perspektive entwickeln, für die ein Jugendlicher Verantwortung übernehmen und Durchhaltevermögen beweisen kann?

Jugendliche lassen sich sehr wohl auf ein Gespräch ein, wenn sie freundliche Zuwendung erleben und ein Interesse an ihrer Person spüren. Selbst ein einmaliges Gespräch kann bewirken, dass ein Jugendlicher sich akzeptiert und verstanden fühlt. Die Begleitung eines Jugendlichen zurück zur Schule sollte als dankbares Betätigungsfeld gesehen werden.

Gesprächsziele: Eine Beziehung aufnehmen, eine handhabbare Fragestellung erarbeiten. Wie könnte eine Perspektive des Jugendlichen aussehen? Was dürfen, was müssen die Eltern erfahren? Was darf, was muss an die Schule vermittelt werden?

Nicht in der Schule

Ärztin, Jugendlicher Johannes, 9. Klasse, wegen Schulversäumnis von der Schule zum (Amts-)Arzt geschickt, Gesprächsdauer: knapp 6 Minuten

Personen	verbal	nonverbal	Kommentar
		Ärztin stellt sich vor	*Begrüßung*
Ärztin	Darf ich überhaupt du sagen?	Jugendlicher nickt	*Kontaktaufnahme auf Erwachsenenebene: du oder Sie?*
	Du bist bei mir, weil du schon länger nicht in die Schule gegangen bist.		*benennt Thema*
		Jugendlicher nimmt ablehnende Haltung ein, Kopf abgewandt, Arme und Beine verschränkt	*nonverbal Ablehnung*
	Wann warst du denn das letzte Mal in der Schule?	Ärztin zugewandt, freundlich	*offene Frage*
		Der Jugendliche zuckt mit den Achseln. Die Ärztin schaut zu ihm und wartet.	*warten*
Jugendlicher	Vor zwei Wochen oder so. Ja – ich geh schon in die Schule. Manchmal hab ich keinen Bock.	Haltung zur Ärztin zugewandt	*2. Satz nachgeschoben, Blickkontakt, Körperhaltung signalisieren Gesprächsbereitschaft*
Ärztin	In welche Klasse gehst du denn?		*Schule*
Jugendlicher	Neunte.		
Ärztin	Und welche Schule besuchst du?		
Jugendlicher	Die Hauptschule.		
Ärztin	Ok. Gab es irgendwas? War was Besonderes, dass du da nicht mehr gegangen bist?		*offene Frage*
		Pause – wartet, hält Blickkontakt	*warten*
Jugendlicher	Kein Bock – irgendwie –		

II Spezieller Teil – schwierige Gespräche

Personen	verbal	nonverbal	Kommentar
		Schulterzucken	
Ärztin	Wie geht es dir denn im Moment? Geht es dir nicht so gut – körperlich?		Einstiegsfrage Gesundheit
Jugendlicher	Wie soll es gehen? Geht schon irgendwie.	nach längerem Überlegen	unverbindliche Antwort
Ärztin	Rauchst du?	Jugendlicher windet sich	Gesundheitsthemen: Rauchen
	Kannst es ruhig sagen. Ich mein – die Eltern sind jetzt hier nicht dabei.		Vertraulichkeit
Jugendlicher	Ja.	gedehnt, Anflug eines Lächelns	
Ärztin	Wie viel denn?		konkrete Nachfrage
		Pause Ärztin wartet	warten
Jugendlicher	20 vielleicht.		
Ärztin	Mhhm. Rauchst du vielleicht auch was anderes? Hast du schon einmal einen Joint probiert?		Drogenerfahrung?
Jugendlicher	Probiert schon.		
Ärztin	Regelmäßig?		
		Pause	
Jugendlicher	Nee. – Mal probiert.	schüttelt Kopf	2. kurzer Satz nachgeschoben
Ärztin	Ok. Und wie ist es mit Alkohol? Trinkst du Alkohol auch?		Alkohol
		Ärztin wartet	warten
Jugendlicher	Schon. – freitags, samstags. Mit Kumpels, manchmal.	gedehnt	

8 Schulversäumnis

Personen	verbal	nonverbal	Kommentar
Ärztin	Ok. Wenn du nicht in die Schule gehst, trinkst du dann Alkohol? Tagsüber auch?		
Jugendlicher	Nee.	denkt nach, schüttelt dann den Kopf	
Ärztin	Es ist auch kein Problem für dich – mit dem Rauchen?		unerwünschte Wirkungen?
Jugendlicher	Wieso soll es ein Problem sein?		
Ärztin	Ok. Du weißt aber, dass es schädlich ist.		
Jugendlicher	Ach. Irgendwann stirbt jeder.	ausholende Gestik	Bagatellisieren
Ärztin	Wie ist denn das? Hast du denn Freunde?		Freunde
Jugendlicher	Ja, so Kumpels halt. Doch.		
Ärztin	Gehen die denn in die Schule?		
Jugendlicher	Ja, ein bisschen. Mehr als ich schon.	gedehnt	
Ärztin	Wenn du dann nicht in der Schule bist, bist du alleine?		
Jugendlicher	Jaa.	gedehnt	
Ärztin	Oder was machst du denn dann? Wie kann ich mir das vorstellen?		
Jugendlicher	Ich sitz halt am Computer oder schau fern. Oder manchmal lieg ich auch bloß im Bett.		Aktivitäten anstatt Schule
Ärztin	Bist du denn dann zu Hause?		
Jugendlicher	Ja.		
Ärztin	Ist denn dann noch jemand zu Hause?		Familiensituation offene Frage
Jugendlicher	Nee. Meine Mutter ist auf der Arbeit.		
		Ärztin wartet – Pause	warten

II Spezieller Teil – schwierige Gespräche

Personen	verbal	nonverbal	Kommentar
	Meinen Vater seh ich alle halbe Jahr mal.		
Ärztin	Wieso? Sind deine Eltern getrennt?		
Jugendlicher	Da war ich schon ein Baby.	winkt mit der Hand	
Ärztin	Hast du denn Geschwister?	nickt	
Jugendlicher	Ja, Schwester.		
Ärztin	Wie alt ist die?		
Jugendlicher	Die ist neun.		
Ärztin	Und die geht zur Schule?	nickt	
Jugendlicher	Die – ja die geht zur Schule.		
Ärztin	Deine Mutter, wenn die arbeiten geht, bekommt die mit, dass du nicht zur Schule gehst?		
Jugendlicher	Die ist immer am Reden – und bla bla, und bla bla, aber, mir wurst.		Beziehungen in der Familie
Ärztin	Hat die dich auch schon krankgeschrieben – oder wie machst du das?		offene Frage zur Problemlösung
Jugendlicher	Da gibt es schon Tricks …	leichtes Lächeln	Änderung im Affekt, offenere Haltung, großer Nebelwerfer, „Sprüche?"
Ärztin	Wie sieht es aus? Was machst du sonst gerne? Hast du Hobbys?		Interessen
Jugendlicher	Ja – Computer halt. Computer vor allem.	überlegt	
Ärztin	Was für Spiele?		
Jugendlicher	Ich weiß nicht, ob Sie das kennen. Actionspiele halt.		Jugendlicher ist Experte, hier nachfragen
Ärztin	Machst du denn Sport?		
Jugendlicher	Mal mit Kumpels.	gedehnt	
Ärztin	Im Verein?		

8 Schulversäumnis

Personen	verbal	nonverbal	Kommentar
Jugendlicher	Früher – hab ich mal, aber es gab Stress mit dem Trainer.	schüttelt Kopf	Stress mit anderen
Ärztin	Was kannst du denn so richtig gut?	schaut auf ihre Unterlagen	Stärken?
Jugendlicher	Jaa …	denkt nach – Pause	Ärztin wartet
Ärztin	Bist du beim Computerspielen gut? Oder bist du auch im Internet?		
Jugendlicher	Ja, da bin ich schon gut.	sitzt entspannter	Stärke!
Ärztin	Mit den Freunden, da spielt ihr auch so miteinander?		
Jugendlicher	Ja … soo.		
Ärztin	Und mit deiner Familie – machst du mit deiner Mutter irgendwas?		
		Pause	
Jugendlicher	Wir nerven uns gegenseitig.	Kopfschütteln	
Ärztin	Wie soll es denn weitergehen, Johannes?		Perspektive
Jugendlicher	Ja – keine Ahnung.	Schulterzucken:	
Ärztin	Schule? Lehrstelle?		
Jugendlicher	Keine Ahnung.		
Ärztin	Du weißt, dass du noch schulpflichtig bist, wahrscheinlich, und dass es auch wichtig ist, einen Abschluss zu haben.		
Jugendlicher	Schon – aber keine Ahnung.	abwehrende Bewegung	
Ärztin	Dann dank ich dir.		Dank für das Gespräch

Reflexion: Die Ärztin ist freundlich und zugewandt. Sie geht strukturiert vor und verschafft sich einen Überblick über verschiedene Lebensbereiche. Sie hört zu, wartet und gibt Zeit zum Nachdenken. Der Hinweis auf die Schulpflicht ruft Widerstand hervor. Sie zeigt Interesse an der Person des Jugendlichen. Sie drückt Wertschätzung fürs Kommen aus, obwohl der Jugendliche sichtlich ungern und unter Druck gekommen ist.

Der Jugendliche ist gekommen. Er nimmt kaum Blickkontakt auf. Er lässt sich allmählich auf das Gespräch ein. Schon in der ersten Minute antwortet er mit zwei Sätzen hintereinander. Die Antworten sind sehr vage, nebelhaft. Bei der Erwähnung seiner Tricks gegenüber der Schule zeigt er den Ansatz eines Lächelns. Damit benennt er eine Stärke.

Probleme: Der Jugendliche wirkt leer und antriebslos. Als ein bisher nicht erkanntes Gesundheitsproblem könnte eine Depression mit einer Selbstwertproblematik vorliegen. Eine Depression kann gleichzeitig mit einer Störung des Sozialverhaltens auftreten. Der Jugendliche braucht Struktur und Bestärkung, um seine Fähigkeiten entwickeln zu können.

Option: Vertiefen: Wo sitzt das Problem mit der Schulsituation genauer? Rechtzeitig aufstehen, Schulweg, Frust in der Schule, lernen? Stärken herausarbeiten und würdigen: Tricks für Krankschreibungen, Computerspiele – wie gelernt? – mit wie viel Ausdauer?! Auf Interessen fokussieren: Freunde? Perspektiven für das Leben? Schule oder Lehre? Berufliche Perspektive? Träume? Realitätsbezug: Aktuelle andauernde Schulversäumnisse und der Wunsch, später eine gute Ausbildung machen zu können, passen schlecht zusammen. Mögliche Wege aufzeigen, Verantwortung einfordern.

Wie geht es weiter? Wer ist wofür verantwortlich? Erforderlich ist ein abgestimmtes Vorgehen durch Absprache zwischen mehreren Akteuren: Ärztin – Jugendlicher – Eltern – Schule. Der anzustrebende Lösungsansatz heißt: Wiedereinstieg in die Schule ohne Gesichtsverlust mit gleitendem Übergang. Ein Rückmeldesystem soll die Erfolge beim Schulbesuch dokumentieren und bei Bedarf zeitnah Modifikationen ermöglichen. Weitere mögliche Kooperationspartner sind Sozialarbeiter aus der Schulsozialarbeit oder über das Jugendamt als Begleiter sowie Kinder- und Jugendpsychiater. Das Arbeitsamt kann durch Berufsberatung Alternativen zum Schulbesuch aufzeigen und bei Bedarf ein Berufsfindungsjahr vermitteln.

Literatur

Hebebrand J, Frey H, Knollmann M, Reissner V (2016) Was geht uns Schulvermeidung an? Ein Plädoyer für eine kritische Auseinandersetzung. Editorial. Zeitschrift für Kinder- und Jugendpsychiatrie und Psychotherapie 44: 89–93.
Lenzen C, Brunner R, Resch F (2016) Schulabsentismus: Entwicklungen und fortbestehende Herausforderungen. Zeitschrift für Kinder- und Jugendpsychiatrie und Psychotherapie 44: 101–111.
Ricking H (2016) Schulabsentismus. Ein facettenreiches Problem mit gravierenden Folgen. Pädiatrische Praxis 86: 237–247.

Siehe auch ▶ Kap. 6 Bauchschmerzen, ▶ Kap. 7 Chronisch krank, ▶ Kap. 12 Sucht

9 Überbringen schlechter Nachrichten – *„Breaking bad news"*

Hintergrund: Das Überbringen schlechter Nachrichten ist in unterschiedlicher Intensität Teil des ärztlichen Alltags. Die Angst von Patienten und Angehörigen, „etwas Schlimmes" zu haben, stellt sich ein, wenn ein Befund als klärungsbedürftig deklariert wird. Das Warten auf Ergebnisse der Untersuchungen setzt die Betroffenen unter Spannung. Die Mitteilung einer chronischen Erkrankung erfolgt schrittweise, als Prozess. Sie kann nicht erschöpfend in einem einzigen kurzen oder auch längeren Gespräch erfolgen. Im Lauf der Zeit entwickeln sich neue Fragen und Sichtweisen. Chronische Erkrankungen und Erkrankungen mit schlechten Heilungsaussichten zeigen die Grenzen des Machbaren in der Medizin auf. Schwierig ist es, *nichts tun zu können*. Gespräche im Rahmen von Notfallsituationen gehören zu den schwierigsten Aufgaben von Ärzten.

Die Schwierigkeit: Umgang mit Emotionen – Jeder Gesprächspartner reagiert auf seine eigene Art. Der Arzt soll allen Beteiligten gerecht werden. Eine Hürde ist die Angst, in den Gesprächen selbst von Emotionen überwältigt zu werden und die Kontrolle über die Situation zu verlieren. Der Arzt muss in dieser Situation Druck von Seiten der Gesprächspartner und die eigene Ungewissheit über die zukünftige Entwicklung seines Patienten aushalten. Es hängt vom Verhalten des Arztes ab, wie Patient und Angehörige sich in dieser kritischen Situation aufgehoben fühlen können.

Worauf kommt es im Gespräch an? Ein ruhiger ungestörter Rahmen ist Grundvoraussetzung. Buckman (1992) empfiehlt als wichtigsten Schritt, sich hinzusetzen, „notfalls auf den Heizkörper". Die Informationen sollen verständlich sein. Sie müssen nicht umfassend sein. Angesichts einer schockierenden Nachricht kann man davon ausgehen, dass Informationen nicht mehr ankommen. Die Betroffenen brauchen Zeit, um realisieren zu können, was das für sie bedeutet. Es ist auch für erfahrene Ärzte schwierig, auf drängende Fragen der Eltern über den weiteren Verlauf nicht Gewissheit geben zu können. Am Ende des Gesprächs muss eine Perspektive benannt werden, wann, wo und wie Folgegespräche geführt werden.

Elemente des Gesprächs:

- Ruhiger Raum, hinsetzen, Begrüßung, Vorstellung mit Name und Funktion.

- Beschreiben, wie es dem Kind geht. Informationen in kleinen Portionen geben.
- Pausen machen, auf Emotionen eingehen, nachfragen: Was wurde verstanden?
- Keine langfristige Prognose, Folgegespräche vereinbaren, gemeinsam zum Kind gehen.

Szenario: Ein 10-jähriger Junge verunglückt auf dem Weg zur Schule schwer. Er verliert das Bewusstsein, wird mit dem Notarzt ins Krankenhaus gebracht und auf der Intensivstation versorgt. Die Eltern wurden von der Polizei verständigt. Sie möchten jetzt wissen, wie es um ihr Kind steht.

Gesprächsziel: Der behandelnde Arzt hat die Aufgabe, den Eltern erste Informationen über die Situation ihres Kindes zu vermitteln.

Szene 1: So? Auf dem Gang

Arzt der Intensivstation Dr. Liedl, Kind Lukas 10 Jahre, Mutter und Vater des Kindes, Krankenschwester, Gesprächsdauer: knapp 4 Minuten

Personen	verbal	nonverbal	Kommentar
		Eltern stehen an der Tür zur Intensivstation	
Mutter	Kommt jemand?		
Schwester	Ja, bitte?	öffnet die Türe	
Vater	Fischer ist mein Name.		
Schwester	Sie sind die Eltern von Lukas. Kommen Sie bitte herein. Ich suche einen Arzt. Können Sie bitte Platz nehmen.	lässt die Eltern eintreten, weist mit Handbewegung einen Sitzplatz zu	*freundliche Begrüßung, Schwester kann die Eltern dem Kind zuordnen*
Vater	Danke.	Schwester geht den Gang zurück, Arzt kommt	*Emotion: Anspannung, warten*
Arzt	Hallo, mein Name ist Dr. Liedl. Ich bin der diensthabende Arzt hier.	schaut die Eltern fragend an	*Begrüßung: Name und Funktion*
Vater	Was ist denn passiert?		
Arzt	Die Vergiftung – oder was?		
Vater	Wir wissen es nicht.		
Mutter	Wir wurden gerade angerufen.	fast gleichzeitig	*Arzt muss sich erst orientieren, um wen es geht*

9 Überbringen schlechter Nachrichten – „Breaking bad news"

Personen	verbal	nonverbal	Kommentar
Arzt	Wie war der Name?		
Vater	Fischer, Lukas.		
Arzt	Aah. Ach so, ja. Das war der Unfall – Ein Verkehrsunfall. Genau.	greift sich an die Schläfe	*mühsame Kontaktaufnahme*
Mutter	Ja. Deshalb hat uns die Polizei benachrichtigt.	hebt die Schultern an	
Arzt	Er ist gerade intubiert.	wendet den Kopf zur Seite	*Wortwahl verständlich?*
Mutter	Was?		
Vater	Was heißt das?		
Arzt	Ins künstliche Koma versetzt. Also beatmet.	fährt fort	
Vater	Ja, was jetzt? Ist er tot?	dazwischen	
Arzt	Nein. Er ist nicht tot. Er hat ein Schädel-Hirn-Trauma.		
Mutter	Was?		
Arzt	Subarachnoidalblutungen, Thoraxkompression –	kneift die Augen zusammen, legt den Kopf auf die andere Seite	
Vater	Ich verstehe gar nichts mehr.	dazwischen, schüttelt den Kopf	
Mutter	Ich verstehe nicht. Was ist los?	schüttelt den Kopf	
Vater	Was ist denn jetzt passiert?	schaut seine Frau an	*Was ist passiert?*
Arzt	Es war ein Verkehrsunfall, schon ein schwerer Unfall eigentlich. Und äh	schaut zur Seite, Richtung Intensivraum	
Mutter	Also – lebt er?	sehr lebhaft, richtet sich auf, Anspannung der Schultern, Armbewegung	
Arzt	Ja, ja, er lebt schon. Es geht ihm jetzt nicht gerade gut, würde ich sagen. Also –	wechselt mehrfach von einem Bein zum anderen	*Emotion des Arztes: Anspannung, Ungeduld*

II Spezieller Teil – schwierige Gespräche

Personen	verbal	nonverbal	Kommentar
Vater	Wird er denn wieder gesund?	Piepser läutet in der Kitteltasche des Arztes. Arzt schaut nach unten zu seiner Kitteltasche.	
Arzt	Ja.	Im Hintergrund geht eine Schwester am Gang.	Publikum
Vater	Sie können uns hier nicht so einfach abfertigen.	währenddessen zum Arzt	Emotion: Ärger
Arzt	Ähm –	schaut nach rechts und links, dann zu den Eltern	
	Nee, also. Da werden wir uns drum kümmern. Also. Er hat eine Sonde im Kopf. Und äh. Ja, Sie sind –	schaut die Eltern an, zeigt zu seinem Kopf.	
Mutter	Können Sie nicht einfach sagen, was –	unterbricht	
Arzt	Also – von der Zeit her ist es schlecht. Es wäre besser, wenn –	schaut zur Seite	abblockendes Verhalten
Vater	Das ist ja interessant, dass es für Sie schlecht ist.	Arzt weicht zurück, zeigt zur Intensivstation, Vater gestikuliert auch, hebt beide Hände	Arzt gerät in die Defensive
Mutter	Wir müssen ja irgendwann wissen, was passiert ist.	hebt die Arme an	
Arzt	Ja. Sie sind ja nicht die einzigen, die hier sind.	alle drei reden gleichzeitig und werden laut	offener Konflikt
		Vater wendet sich ab.	
	Äh – Ich versteh schon, dass Sie sich Sorgen machen.	schaut zum Boden, schluckt, schaut dann zu den Eltern, kurzes Anheben des Armes	Versuch: Empathie
Mutter	Aber es ist unser einziges Kind.		
Arzt	Ja, aber wir machen alles, was in unserer Macht steht. Also, wir kümmern uns da gut drum. Sie müssen sich da keine Sorgen machen, eigentlich.	hebt einen Arm an, Eltern hören zu	Floskel
Mutter	Ich weiß gar nicht, was er hat.	hebt die Unterarme an	

9 Überbringen schlechter Nachrichten – „Breaking bad news"

Personen	verbal	nonverbal	Kommentar
Vater	Wir müssen zu unserem Sohn Wir müssen irgendwie –	fast gleichzeitig	
Arzt	Äh – Ich muss noch mit den anderen Ärzten reden, mit den Kollegen. Und äh – ich werde Sie dann informieren, was Sie –	schaut zur Station zurück, eine Schwester kommt auf den Gang	Arzt verunsichert
	Also wenn Sie dann eine Weile Platz nehmen würden.	Eltern schütteln genervt die Köpfe	viel Ärger
Mutter	Ich möchte zu meinem Kind!	sehr drängend, mit Anheben der Schultern, schließt die Augen.	Ziel der Mutter: zum Kind
Arzt	Ich versteh schon. Aber Sie können da nicht einfach so rein, weil da –.	Mutter schluckt	
Vater	Ja, muss er denn operiert werden? Oder was ist denn jetzt?	fällt ins Wort, spannt sich an, spreizt die Arme, zieht die Schultern hoch, Handbewegung nach vorne.	Frage nach Information
Arzt	Das wird jetzt einfach im Lauf der nächsten Stunden entschieden. Und dann können wir Ihnen Bescheid sagen.	nickt	
Vater	Wann können wir dann endlich …		
Mutter	Stunden – oder was ?	gleichzeitig	
Arzt	Jaa – Das ist jetzt keine Sache, die man von sofort auf gleich –	legt den Kopf schief, nickt, beschwichtigend, schaut zur Station zurück und zum Boden, dann wieder zu den Eltern	sucht nach Worten, benennt die Ungewißheit
Mutter	Stunden warten??	Vater wendet sich nach hinten ab	
Arzt	– auf Zack entscheiden kann. Also, Sie müssen schon ein bisschen Geduld mitbringen, leider.	schlägt die Hände zusammen	
Mutter	Sagen Sie mal – ist da kein Pfleger da?		

II Spezieller Teil – schwierige Gespräche

Personen	verbal	nonverbal	Kommentar
Arzt	Was wollen Sie denn wissen?		
Mutter	Was mit unserem Sohn Lukas jetzt los ist!	Vater hebt die Arme, Mutter laut, betont, im Stakkato	*Frage nach Information*
Vater	Worauf müssen wir uns einstellen? Was, was ist –	Schwester geht zwischen Arzt und Eltern durch. Arzt schaut kurz zur Schwester.	*Störung*
Arzt	Also, es schaut nicht gut aus. Bereiten Sie sich auf alles vor. Zumindest müssen Sie auf alles vorbereitet sein. Auch auf das Schlimmste.	Vater wendet sich ab, hält die Hände vor das Gesicht, Mutter ernst und traurig	*schlechte Prognose*
	Aber ich kann Ihnen das jetzt nicht so genau sagen. Rechnen Sie mit allem. Das wird sich halt – wie gesagt – in den nächsten Stunden zeigen.	hält die Hände zusammen, zieht die Schultern hoch, breitet kurz die Arme aus	
Mutter	Ja, dann möchte ich aber sofort mein Kind sehen.	schüttelt den Kopf	*Anliegen der Eltern: Kind sehen*
Arzt	Sie müssen jetzt leider warten. Ganz kurz.		
Vater	Wie lange jetzt?	hebt die Arme an	
Arzt	5 Minuten, 10 Minuten, bis ich mit den Kollegen geredet habe, und dann können Sie wahrscheinlich gleich rein. Das wäre dann kein Problem. Also das ist –		*Arzt gibt nach*
Vater	Ja, dann machen Sie mal.	schließt die Augen, höchst angespannt, wendet sich kurz und heftig dem Arzt zu	*Ärger*
Arzt	Gell. Also, ich melde mich dann wieder.		
Vater	Ja.	schaut kurz zum Arzt, blickt dann auf den Boden, Mutter schaut in Richtung ihres Mannes, Arzt dreht sich um und geht den Gang zurück	

Personen	verbal	nonverbal	Kommentar
Mutter	Was ist denn das für einer? Wenn die alle so sind, hier.	zum Vater, Vater bläst die Backen aus, Mutter wendet sich ab	

Reflexion: Die Perspektiven der Beteiligten:

Arzt: Ich war gestresst. Ich habe die ganze Zeit darum herumgeredet. Es hat ganz gut funktioniert, die Eltern abzuweisen. Man hat sich nicht unwohl gefühlt dabei. Im Vertrauen: War aber kurz davor, selbst raus zu gehen oder die Eltern raus zu werfen.

Mutter: Man hat überhaupt keine Informationen bekommen. Man hat eine Frage gestellt und ist einfach nur abgewiesen worden.

Vater: Es war schwierig, in allen Bereichen, nicht zu überreagieren. Am Liebsten wäre man dem Arzt an die Gurgel gesprungen.

Kommentar: Beide Eltern stehen schon bei Ankunft unter hoher Anspannung. Positiv: Der Arzt begrüßt die Eltern. Er stellt sich mit Name und Funktion vor. Er hält Blickkontakt mit beiden. Er erklärt die Situation des Kindes. Er zeigt Ansätze von Empathie. Die Kontakt- und Beziehungsaufnahme ist geglückt. Negativ: Fachsprache und abblockendes Kommunikationsverhalten verhindern die Aufnahme einer tragfähigen Beziehung zu den Eltern. Der Ärger eskaliert von beiden Seiten. Unter dem Druck der Eltern weicht der Arzt zurück und zeigt sich nachgiebig und kooperationsbereiter.

Szene 2: Oder so? Im Zimmer

Arzt der Intensivstation Dr. Liedl, Kind Lukas 10 Jahre, Mutter und Vater des Kindes, Gesprächsdauer: insgesamt 5 Minuten, im Zimmer 4 Minuten

Personen	verbal	nonverbal	Kommentar
		Begrüßung per Handschlag	*Begrüßung*
Arzt	Guten Tag. Mein Name ist Dr. Liedl. Ich bin der Stationsarzt. Sie sind die Eltern von Lukas, ja?		*Kontaktaufnahme, Arzt ist vorbereitet.*
Mutter	Wie geht es ihm?		
Arzt	Äh. Ich möchte Sie bitten, zu mir ins Zimmer zu kommen. Da können wir alles in Ruhe besprechen.	schaut kurz zur Seite	*Rahmenbedingung: ruhiger Raum*
Mutter	Lebt er?		

II Spezieller Teil – schwierige Gespräche

Personen	verbal	nonverbal	Kommentar
Arzt	Ja. Da kann ich Sie beruhigen. Er ist am Leben. Für alles Weitere möchte ich Sie bitten, das im Zimmer zu besprechen.	schwenkt den Kopf, einladende Handbewegung, zeigt mit dem Kopf die Richtung an, Vater beißt die Lippen zusammen	erste Information, Strukturierung der Situation
Mutter	Ja.		Schlüsselstelle: Hier sich noch nicht auf ein Gespräch einlassen!
		Langer Gang, Wegdauer: 17 Sekunden – ohne Worte	
		im Zimmer	
Arzt	So, jetzt Platz nehmen.	mit Handbewegung, setzt sich als letzter	Arzt beginnt erst zu sprechen, als alle drei sitzen. Er verlangsamt dadurch das Tempo.
Vater	Was ist denn passiert?	stützt Kopf auf Unterarme.	
Arzt	Ich bin der diensthabende Stationsarzt. Und wir haben heute früh Ihren Sohn, den Lukas aufgenommen.	schaut zum Vater	Noch mal in Ruhe: Vorstellung mit Name und Funktion, dann Erläuterung
Mutter	Ja –		
Arzt	Es war ein Verkehrsunfall auf dem Weg zur Schule.	schaut zur Mutter	Was ist passiert?
Mutter	Das haben wir gehört.		

9 Überbringen schlechter Nachrichten – „Breaking bad news"

Personen	verbal	nonverbal	Kommentar
Arzt	Er ist von einem Wagen angefahren worden.		hält Blickkontakt zu den Eltern
	Und dann so schnell wie möglich zu uns ins Krankenhaus gebracht worden.	beide Eltern reagieren gleichzeitig	
Vater	Er ist überfahren worden?		
Arzt	Er ist angefahren worden auf dem Fahrrad. Ich würde sagen, ich erkläre Ihnen erst einmal, was der Zustand im Moment ist. Und dann können Sie noch Fragen stellen. Und dann würd ich sagen, gehen wir am Besten zu Ihrem Sohn.	hebt die Hände an	Schlüsselstelle: Festlegen der Agenda strukturiert das Gespräch
Mutter	Ja, aber –	bricht ab und breitet die Hände aus	
Arzt	Er ist am Leben. Ähm – Ich sag es mal so: Er hat schon schwere und ernste Verletzungen mitgenommen. Er hat – ne schwere Kopfverletzung.		verständliche Formulierung
Mutter	Was?	beugt sich vor	
Arzt	Eine schwere Kopfverletzung. Lassen Sie mich erst noch erklären, was er alles hat. Schwere Kopfverletzung. Er hat ne Quetschung am Brustkorb.	schluckt	Emotion des Arztes
Mutter	Mein Gott …	schüttelt den Kopf, nimmt die Hand zum Gesicht	Emotion der Mutter
Arzt	Und er hat den Unterschenkel gebrochen. Sein Zustand ist im Moment –		
		Mutter schaut den Arzt an und nickt	

Personen	verbal	nonverbal	Kommentar
Vater	Ja, wird er das schaffen? Was, was, was?	Vater unterbricht, hebt beide Arme an	
Arzt	Sein Zustand ist im Moment stabil. Also – Wir beatmen ihn künstlich. Und haben ihn in einen künstlichen Schlaf versetzt.	rückt sich auf seinem Stuhl zurecht, öffnet eine Hand, begleitet Aufzählung durch Handbewegung	
		lehnt sich zurück und bläst die Backen auf	*Anspannung Arzt*
Mutter	Er hat eine Kopfverletzung und er ist im Koma.	breitet die Hände aus	*Hörersignal der Mutter*
Arzt	Er hat eine Kopfverletzung und er ist in einen künstlichen Schlaf versetzt worden, damit sein Zustand stabil bleibt.	wiederholt und nickt, zählt mit den Fingern weiter auf	*Wiederholungen zeigen Verständigung an*
	Wir wollen den Kreislauf und die Atmung stabil halten. Damit seine ganzen Organe und das Gehirn gut versorgt werden können, damit dann langsam der ganze Heilungsprozess starten kann.	holt mit beiden Armen aus.	*benennt und begründet Behandlungsziel*
Vater	Aber bleiben da Schäden? Was wird da passieren?	hebt die Arme an	*Frage nach Prognose*
Arzt	Ich kann Ihnen keine Prognose machen, wie das weiter verlaufen wird. Ich kann Ihnen nur sagen, dass der Zustand im Moment stabil ist.		
Vater	Aber er wird wieder gesund?	nickt mit dem Kopf	*nochmal: Prognose?*
Arzt	Ich kann Ihnen – Wir können nur die Voraussetzungen schaffen, dass die Heilung beginnt. Ich kann Ihnen aber nicht sagen, wie lange die Heilung dauern wird. Und wie es weiter geht	hebt die Arme, die Hände sind offen	*Ungewissheit*
Mutter	Und er kann auch sterben?	dazwischen, Vater schaut zu seiner Frau	*Stirbt das Kind?*
Arzt	Prinzipiell ist das alles möglich.		
		kurze Pause	
Mutter	Oh Gott.	beide Eltern halten eine Hand vor das Gesicht.	

Personen	verbal	nonverbal	Kommentar
Arzt	Ich weiß, dass das für Sie jetzt eine schreckliche Situation ist. Was ich Ihnen alles hier erzähle.	hebt die Hände, Mutter nickt, Vater schaut nach unten – Pause	Empathie, Arzt wartet
Vater	Was sollen wir jetzt machen? Oder was kann man tun?	blickt zum Arzt und öffnet die Hände	
Arzt	Zuerst einmal würde ich gerne wissen, ob Sie soweit verstanden haben, was mit Ihrem Sohn passiert ist.	lehnt sich zurück und geht dann wieder vor, schaut nacheinander beide Eltern an, Vater presst die Lippen zusammen, schüttelt den Kopf, zieht die Schultern hoch	verlangsamt das Tempo, Schlüsselstelle: Verstanden?
Mutter	Ja, dass er sterben kann, dass er eine Kopfverletzung hat. Was ist mit der –	schaut den Arzt an, nimmt den Arm nach vorn, schüttelt den Kopf	
Arzt	Es ist natürlich ein ernster Zustand bei Ihrem Sohn – der Zustand, aber ich kann Ihnen nicht sagen, dass er sterben wird.	schaut nach unten	Eltern werden ruhiger
	Ich kann Ihnen nur sagen, dass es nicht gewiss ist, wie es weiter verlaufen wird. Auf jeden Fall schaffen wir die Voraussetzungen, dass die Heilung –	schaut zu den Eltern	Arzt benennt Ungewissheit
Vater	Und wann wissen Sie was? Wie geht es weiter?	fällt ins Wort	
Arzt	Das wird jetzt so verlaufen, dass wir von Tag zu Tag entscheiden, welche Schritte unternommen werden müssen. Damit sich eben seine Lage verbessert. Sie werden natürlich über alles in Kenntnis gesetzt. Und –	begleitende Handbewegungen	kurzfristige Perspektive: von Tag zu Tag
Vater	Wie lange dauert das?	dazwischen	
Arzt	Darüber kann ich Ihnen leider keine Aussage machen. Der Anfang ist gemacht. Wie es weiter verlaufen wird, das wird sich im Lauf der Zeit zeigen.		Schlüsselstelle: keine Prognose möglich, Beschreibung der zur Heilung führenden Schritte

Personen	verbal	nonverbal	Kommentar
	Und wir tun halt alles, um den Zustand zu verbessern.	Vater nickt, Mutter nickt	*Hörersignale: Zustimmung*
Mutter	Aber es besteht die Möglichkeit, dass er gesund wird?	nickt	
Arzt	Natürlich besteht die Möglichkeit, dass er gesund wird. Ich kann Ihnen nur keine Garantie geben. Das ist unmöglich. Aber natürlich hat er eine Chance, gesund zu werden.	schüttelt den Kopf – Pause	*Emotionen: nonverbal, sehr betroffen*
	Ist das soweit verständlich geworden?		*Nachfrage: Verständnis? Abschluss der Klärungsphase*
	Ich weiß, Sie werden sich unwohl fühlen.	Mutter nickt und schluckt, schaut kurz zu ihrem Mann, Vater hat Hand vor dem Mund, nickt, schließt die Augen, zuckt mit den Schultern, blickt nach unten und nimmt die Hand herunter	*spricht Emotion an*
	Und ich möchte Sie darauf vorbereiten, wenn Sie zu Ihrem Sohn gehen, wird er nicht so ausschauen wie als er heute morgen das Haus verlassen hat. Also, er hat diese Verletzungen. Er hat Verbände. Und er hat Kabel und Schläuche an seinem Körper, die einfach zur Überwachung dienen.		*Strukturierung der Situation durch Informationen, nächster Schritt: Vorbereitung der Eltern auf den jetzigen Zustand*
	Damit Sie jetzt nicht so sehr erschrocken sind, wenn Sie ihn jetzt sehen.	Pause	
	Ich würde sagen: Ich glaube, es ist am Besten, wenn wir jetzt grad zu Ihrem Sohn gehen. Sie schauen ihn sich erst einmal an. Bleiben erst einmal eine Weile bei ihm. Und wenn noch irgendwelche Fragen sind –	Vater wendet seinen Blick dem Arzt zu, Mutter nickt, Vater nickt	*Zustimmung nonverbal*
Mutter	Ja.	nickt	
Arzt	– wo Ihnen etwas unklar ist, können Sie sich gerne an uns wenden. Ist das ok für Sie?	lehnt sich zurück, beide Eltern nicken.	*weitere Fragen dürfen gestellt werden, Schlüsselstelle: Perspektive, Zustimmung der Eltern*

Personen	verbal	nonverbal	Kommentar
	Dann würd ich sagen, gehen wir jetzt zu Ihrem Sohn.	steht auf, alle stehen auf	

Reflexionen: Wie ist es den Beteiligten ergangen?

Arzt: Ich finde es schwer, sich nicht hinreißen zu lassen, auf das Tempo der Eltern einzusteigen. Das langsam Reden und Pausenmachen erscheint einem unendlich lang. Das ist wahrscheinlich nicht so. Im Endeffekt merkt man, dass eine gewisse Ruhe reinkommt und dass die Eltern irgendwann mehr zuhören. Man kommt an sein Ziel, die Eltern zu informieren und das Erstgespräch, als das es gedacht ist, schnell zu beenden.

Mutter: Es ist eine schreckliche Information, die man kriegt – und durch diese Pausen – ist es wirklich so, dass man aus dem Tief wieder hoch krabbelt und mitkriegt, was der Arzt sagt. Man hat Informationen gekriegt. Und – ich habe mich vom Arzt gut aufgehoben gefühlt. Die Situation ist schrecklich, aber es war Mitgefühl und er hat uns beigestanden.

Vater: Ich kann das nur bestätigen. Ich fand auch, die Information war nicht nur angeboten, sondern ist auch angekommen. Sie war dem Thema angemessen und war der Materie gemäß ruhig, traurig und belastend natürlich. Aber adäquat – und der Arzt hat sich korrekt verhalten.

Was trägt zum Gelingen des Gesprächs und zum Aufbau einer Beziehung bei?

Strukturierung:

- Ich erklär Ihnen erst einmal, wie der Zustand im Moment ist.
- Dann können Sie noch Fragen stellen.
- Und dann gehen wir ans Bett zu Ihrem Sohn.

Sprache: Verständliche Wortwahl – Intubieren = beatmen, Koma = bewusstlos, Begründung der Behandlung mit zuversichtlichem Ton: Kreislauf und Atmung stabilisieren, um Heilung möglich zu machen.

Pausen im Gespräch lassen die Eltern mitkommen, geben Gelegenheit, Fragen zu stellen, verlangsamen das Tempo.

Gefühle: Spannung und Druck von Seiten der Eltern aushalten. Der Arzt verhaspelt sich, aber er weicht nicht von seiner Haltung ab: Eine Prognose ist leider noch nicht möglich. Ansprechen der Emotionen: Ich weiß, dass das für Sie schwirig ist.

Kommentar: Die erste Szene am Gang dauert knapp 4 Minuten. Sie endet katastrophal im Konflikt. Die zweite Szene im Zimmer dauert etwas mehr als 5 Minuten. Die Eltern werden ruhiger und fühlen sich aufgehoben. Langfristig spart das gelingende Gespräch Zeit ein.

Literatur

Albrecht M, Ellsäßer G (2016) Unfälle im Kleinkindalter – Wie können evidenzbasierte Maßnahmen erfolgreich in der Beratung von Eltern umgesetzt werden? Pädiatrische Praxis 86: 187–201.

Baile WF, Buckman R, Lenzi R, Glober G, Beale EA, Kudelka A (2000) Spikes – A six step protocol for delivering bad news: Application to the patient with cancer. The Oncologist 5: 302–311.

Bucka-Lassen E (2005) Das schwere Gespräch. Einschneidende Diagnosen menschlich vermitteln. Köln: Deutscher Ärzte-Verlag.

Buckman R (1992) How to Break Bad News. Baltimore: The John Hopkins University Press.

Frank R (2011) Überbringen schlechter Nachrichten in der ärztlichen Praxis. Monatsschrift Kinderheilkunde 159: 1133–1144.

Siehe auch ▶ Kap. 7 Chronisch krank, ▶ Kap. 13 Das todkranke Kind

Gesprächsverläufe als Lehrfilm ansehen

Zu diesem Thema bietet der Autor ein Video an, welches online angeschaut werden kann. Den Weblink und QR-Code zum Lehrfilm Arztgespräche: **„Überbringen schlechter Nachrichten – Ihr Kind hatte einen Unfall"** finden Sie auf S. 11.

10 Notfall Kindesmisshandlung

Hintergrund: Es gibt Verletzungsmuster bei Kindern, die auf Gewalteinwirkung schließen lassen: Abschürfungen, äußere und innere Blutungen, Verbrennungen und Verbrühungen und Knochenbrüche. Verletzungen passen nicht zum Entwicklungsstand des Kindes, etwa ein Knochenbruch bei einem Kind, das noch nicht laufen kann. Die Eltern haben keine Erklärung oder auch verschiedene Erklärungen.

Bei einem Unfall steht die Beschreibung des Herganges am Anfang. Bei Verdacht auf Misshandlung/Kindeswohlgefährdung zieht sich die Frage, wie das passieren konnte, durch alle Gespräche hindurch. Zusätzlich zur Herausforderung, eine schlechte Nachricht überbringen zu müssen, muss nach Entstehung und Verantwortung gefragt werden. Eltern erleben das zwangsläufig als Vorwurf. Im Gespräch mit den Eltern von Angesicht zu Angesicht braucht es Mut und Festigkeit. Respekt für die Personen und Missbilligung in Bezug auf die Situation des Kindes müssen ausgesprochen werden und erkennbar bleiben. Es geht darum, in einer von Sprachlosigkeit geprägten Situation Worte zu finden. Also: **Wer sagt „es" den Eltern?**

Schwierigkeit: Ausblenden und „umfallen"
Situation: Kind mit misshandlungstypischen Verletzungen.
Arzt: *Diese Eltern sehen nicht danach aus! Die Eltern sind so nett. Das kann nicht sein.*
Eltern: *Das kann nicht sein. Wir lieben unser Kind. Bitte glauben Sie uns!*
Arzt: *Ich glaube Ihnen!*
Beide Seiten vermeiden zu Lasten des Kindes einen Konflikt. Sie betrachten die helle Seite und blenden eine mögliche dunkle Seite aus.

Arztrolle: Worauf kommt es an? Als Arzt ist man nicht Polizist, Detektiv oder gar Richter. Auch im Eifer des Gefechts empfiehlt es sich, beim ärztlichen Handwerkszeug zu bleiben. Aufgabe und Kompetenz des Arztes ist es, Verständnis für die Belange des kindlichen Patienten zu fördern. **Das Kind sehen!** Keine unbedachten Schnellschüsse! Eine gute Vorbereitung ist von zentraler Bedeutung. Die Herausforderung besteht darin, sachlich zu bleiben und zugleich mit starken **negativen Emotionen** zurecht zu kommen – mit den eigenen, denen der Eltern und des Umfelds. „Misstrauen" und „Schuld" sind die hoch emotionalen Themen in Gesprächen über mögliche Kindesmisshandlung. Eine kollegiale Beratung persönlich oder auch per Telefon hilft dabei, sich über die eigene Haltung klar zu werden und handlungsfähig zu bleiben. Eine respektvolle Haltung gegenüber den Eltern ist das eine, eine Missbilligung gegenüber dem, was dem Kind geschehen ist, das andere. Es ist nicht leicht, diese Sichtweise durchzustehen. Es entlastet, schon das Erstgespräch zu zweit zu führen, mit einem Kollegen oder einer Kollegin, einem Mitarbeiter in Praxis oder Klinik. In zahlreichen Kinderkliniken gibt es Kinderschutzgruppen.

Wie in jeder anderen Situation steht am Anfang die Thematik der Familie: *Sie sind gekommen, weil Sie sich um Ihr Kind Sorgen machen. Das Kind hatte ...* „*Sie sind gekommen, weil*" bildet einen Refrain, um immer wieder die Sorge und die Verantwortung der Eltern anzusprechen.

Alle Fakten müssen bereit sein. Die Eltern erwarten zu Recht vom Arzt Informationen und eine Beschreibung des Zustandes ihres Kindes, von dessen Verhalten und Entwicklungsstand. Bei den Fakten bleiben. Beschreiben! Zugewandt, freundlich auftreten, Zeit geben, die Fassung zu bewahren. Emotionen benennen: *Ich muss es noch einmal ansprechen, auch wenn es Ihnen unangenehm ist.* Einen Machtkampf umgehen: *Wer hat recht?* Unterschiedliche Sichtweisen stehen lassen.

> **Eine Befundbeschreibung ist unangreifbar!**

Im Gespräch entsteht eine Beziehung. Möglichkeiten der Entstehung von Verletzungen müssen im Interesse des Patienten, des Kindes besprochen werden. Beziehungsaufbau, Kooperationsangebote und Konfrontation sollen sich die Waage halten.

Szenario: Die sechs Monate alte Anna wird von ihren Eltern ins Krankenhaus gebracht. Sie hat erbrochen und ist schläfrig. Die bildgebende Untersuchung des Kopfes zeigt eine Hirnblutung. Subdurale Blutungen in diesem Alter sind **ein eindeutiger Hinweis** auf ein Schütteltrauma.

Gesprächsziel/Vorgehen: In einem ersten Gespräch beschreibt die Ärztin den Eltern den Befund des Kindes und fragt beide Eltern, wie es dazu gekommen war. Sie äußert den Verdacht auf eine Gewalteinwirkung gegen das Kind, da aus ihrer Sicht der Befund des Kindes und die Erklärungen der Eltern nicht zusammenpassen.

Szene 1: Bewusstloses Kleinkind

Oberärztin der Kinderchirurgie Dr. Huber, Vater Herr Maier, Mutter Frau Maier, Gesprächsdauer: 5 Minuten

Personen	verbal	nonverbal	Kommentar
		Begrüßung mit Handschlag	
Ärztin	Grüß Gott. Mein Name ist Dr. Huber. Ich bin diensthabende Oberärztin auf der Kinderchirurgie.		Begrüßung: Name und Funktion
	Und ich wollte mit Ihnen kurz sprechen – weil Ihre Tochter zu uns gekommen ist. Sie ist im Moment bei uns auf der Intensivstation.	spricht zur Mutter, Vater nickt	Thema
Mutter	Wie geht es ihr?	Mutter beugt sich vor, schnell, Vater schaut zu seiner Frau	Sorge um das Kind
Ärztin	Es geht ihr jetzt soweit gut. Aber wir haben dieses CT gemacht. Also ein Computertomogramm vom Kopf.	zeigt zu ihrem Kopf	Untersuchung
Mutter	Was bedeutet das?		
Ärztin	Das bedeutet, dass wir eine Bildgebung vom Gehirn gemacht haben,	zeigt hoch, Mutter nickt	verständliche Formulierung
	weil sie zu Hause bei Ihnen vorgefunden worden ist, dass sie erbrochen hatte und bewusstlos war –	nickt der Mutter zu	Vorgeschichte
Mutter	Hmhm.	nickt	Bestätigung durch Mutter
Ärztin	– soweit ich das verstanden habe.	Vater schaut zur Ärztin	
Mutter	Genau. Ich kam nach Hause und sie lag in ihrem Bettchen und war mit Erbrochenen voll.	hebt die Arme und zeigt dann mit ihren Armen zum Körper, Ärztin hört zu	Übereinstimmung zum Anlass der Klinikaufnahme
	Was nicht wirklich ungewöhnlich war, dass sie nachts mal spuckt. Aber ich wollte sie aufwecken.	streckt die Arme vor, zeigt es mit lebhafter Gestik, Vater schaut zu seiner Frau, streicht sich mit einer Hand über den anderen Arm, blickt vor sich hin	
	Und sie hat sich nicht wirklich gerührt. Und ich bin sofort panisch geworden. Und hab meinen Mann geholt. Und ab dann fing sie an, die Augen aufzumachen. Also, sie hat nicht sofort geschrien.	schaut kurz zu ihrem Mann	

II Spezieller Teil – schwierige Gespräche

Personen	verbal	nonverbal	Kommentar
		Ärztin nickt	Hörersignal
	Oder?	zu Vater	
Vater	Nee, kann ich mich nicht mehr erinnern.	schüttelt den Kopf, Ärztin nickt	Vater hat keine Erklärung
	Also sie war insgesamt müde. Oder? Ja.	zu seiner Frau, greift sich kurz ins Gesicht, hebt eine Hand	
Ärztin	Obwohl – Als sie zu uns in die Klinik kam, war sie deutlich von ihrem Bewusstsein eingetrübt und verlangsamt.	begleitende Handbewegung	klinischer Befund
Mutter	Ja, genau.		Übereinstimmung zum Befund
Ärztin	Und das war der Grund, dass wir so schnell nachgekuckt haben, ob in ihrem Kopf etwas nicht in Ordnung ist.	redet weiter, zeigt zu ihrem Kopf, Mutter nickt, Vater nickt kurz	Begründung der Untersuchung
	Weil wir das in dem Alter mit Ultraschall nicht mehr klären können, haben wir diese Röntgenuntersuchung gebraucht.	kurze Handbewegung	
		Mutter holt Luft, setzt zum Reden an.	
Vater	Und was ist jetzt kaputt? Oder was ist da jetzt?		Frage nach Befund
Ärztin	Was wir gesehen haben, ist, dass sie eine Hirnblutung hat.	nickt bekräftigend mit dem Kopf	Ergebnis
Mutter	Eine Hirnblutung?! Und wo kommt so was her?	geht nach vorne, erschrecktes Gesicht mit offenem Mund, spreizt die Arme, lehnt sich wieder zurück	Emotion: Erschrecken
		Ärztin wartet, hört zu	
	Wie kann das sein? Also, ich mein, sie lag in ihrem Bett – oder?	schaut zu ihrem Mann	Eltern untereinander
Vater	Ja, ich hab geschlafen. Ich weiß es nicht.	Vater wendet sich seitlich, hebt die Schultern, nimmt die Arme zusammen, legt Hände auf die Knie	keine Erklärung

250

10 Notfall Kindesmisshandlung

Personen	verbal	nonverbal	Kommentar
Ärztin	Also wir sehen im Moment, dass sozusagen zwischen dem Gehirn und der Schädeldecke eine Einblutung ist.	zeigt es mit ihren Händen an, zeigt kurz zu ihrem Kopf	langsame, detaillierte Beschreibung, gestisch begleitet
	Wir sehen, dass ein kleiner Bruch im Bereich der Schädeldecke ist. Und auch im Gewebe eine Veränderung ist im Sinne einer kleinen Schwellung.	zeigt mit den Fingern: klein, zeigt zu ihrem Kopf mit Handbewegung.	
		Vater setzt sich aufrecht und gerade hin, seine Frau schaut zu ihm	
Mutter	Ja …	setzt an zu reden	
Vater	Und was passiert jetzt? Was bedeutet das?		Wie geht es mit dem Kind weiter?
Ärztin	Das bedeutet, dass sie eine intensive Überwachung braucht, dass diese Blutung nicht weitergeht. Und dass wir sehen –		
Vater	Kann man das wieder richten?	fällt ins Wort	
Ärztin	Das wird sich in diesem Ausmaß, – wenn es so bleibt, wird es wahrscheinlich schon wieder gut werden. Aber für uns ist jetzt die Frage, wie es zu so einer Blutung kommen konnte.	nickt mit dem Kopf, bewegt die gefalteten Hände	Konfrontation: Wie ist es passiert?
Mutter	Aber jetzt noch mal. Sie hat jetzt eine Blutung. Wie ist es in zwei, drei Jahren? Ist sie dann ganz normal? Kann sie sich normal entwickeln? Sie hat jetzt Blut im Kopf, sagen Sie.	unterbricht, geht nach vorne, legt beide Unterarme auf den Tisch, bewegt ihre Arme hin und her	Themenwechsel durch Mutter: Prognose der Hirnblutung?
Ärztin	Ja. Aber für uns ist jetzt entscheidend, dass wir verstehen, warum es zu dieser Verletzung gekommen ist. In diesem Alter, mit sechs Monaten – ähem –		nochmal: Wie ist es passiert?
	– ist es ja nicht so, dass sie selber schon wo hochkrabbeln kann. Und schon wo herunterfällt oder so.	lebhaft, mit Gestik, Vater schüttelt den Kopf	Entwicklungsstand des Kindes berücksichtigen
	So eine Blutung würde nur dann auftreten und ein kleiner Bruch, wenn eine relativ große Gewalteinwirkung auf den Kopf passiert –	hebt Hand und Unterarm, zeigt mit dem Unterarm.	zur Sache: Gewalteinwirkung

251

II Spezieller Teil – schwierige Gespräche

Personen	verbal	nonverbal	Kommentar
	Und unser Assistenzarzt, der sie unten in der Ambulanz gesehen hat, hat mir jetzt nicht erzählt, dass so etwas im Vorfeld passiert wäre.	zeigt zu sich	
	Und das wäre jetzt die Frage, ob Sie sich erinnern können, dass relativ nah zu diesem Ereignis irgendetwas passiert ist.	zeigt mit ihrer Hand und dem aufgestützten Arm zu den Eltern, beide Eltern senken den Kopf	nochmal Nachfrage: Wie ist es passiert? Eltern betroffen
Mutter	Mhmh	schüttelt den Kopf, Ärztin hört zu und wartet	warten
Vater	Also, tagsüber bin ich nicht zu Hause. Aber …	hebt kurz einen Arm, presst die Lippen zusammen, schaut zu seiner Frau	
Mutter	Ich war mit Freundinnen aus. Und sie war quietschfidel, als ich gegangen bin. Und dann hast du sie ins Bett gelegt. Und sie hat geschlafen.	schaut nach unten, hebt die Unterarme an, schaut zur Ärztin, Ärztin nickt, Mutter schaut zu ihrem Mann	
Vater	Ja. Völlig problemlos.	zuckt die Schultern	
Ärztin	Also, sie war immer unter Ihrer Aufsicht.		fasst zusammen: in Verantwortung der Eltern
Vater	Ja, ja, ja.	dazwischen	
Ärztin	Sie war nie allein oder bei einer anderen Person.		
Vater	Nee, wir haben auch keinen Babysitter oder ähnliches. Es war immer einer von uns beim Kind.	schüttelt den Kopf, Mutter schüttelt den Kopf	

10 Notfall Kindesmisshandlung

Personen	verbal	nonverbal	Kommentar
Ärztin	Also von unserer Seite her ist es ganz klar eine große Gewalteinwirkung gegen den Kopf.	nickt, hebt eine Fußspitze an, mit Betonung durch Bewegung von Kopf und Oberkörper.	Ärztin angespannt, Beurteilung Gewalteinwirkung
	Und von daher müssen wir das schon noch genauer besprechen und genau rekonstruieren, wie das abgelaufen ist.	hebt eine Hand an, um den Ablauf anzuzeigen	es besteht Klärungsbedarf
	Ob nicht doch irgendwo eine Phase ist wo – äh – das passiert sein kann. Und es muss eigentlich zumindest ein paar Stunden vor dem Unfall, höchstens einen Tag vorher gewesen sein.	wieder Bewegung mit erhobener Hand.	zeitliche Eingrenzung der Entstehung der Verletzung
		Vater schüttelt den Kopf, Ärztin hört zu	
Mutter	Wieviel vorher meinen Sie muss das passiert sein? Kann das vielleicht vormittags in der Kindertagesstätte passiert sein?	hebt kurz einen Arm, Vater reibt sich am Kopf	Ablehnung gestisch
	Sie war ja danach, als du sie geholt hast, völlig normal, oder?.	Mutter schaut zu ihrem Mann, Vater schüttelt den Kopf	
Vater	Mir ist nichts aufgefallen.	presst die Lippen zusammen	Anspannung des Vaters
Ärztin	Sie hatten ja gesagt, dass sie öfters erbricht.	hebt ihre Schuhspitze an	Anspannung der Ärztin
Mutter	Ja. Das hat sie halt –		Emotionen
	Ja – halt auch sonst.	Vater hebt Arm an	
		Pause, Stille – Vater verzieht das Gesicht, atmet tief aus, Mutter schaut zum Boden	
Ärztin	Und ansonsten war zu dem Zeitpunkt keine andere Person in Ihrer Wohnung oder im Raum?	Vater schaut zur Seite, schüttelt den Kopf	
Mutter	Hmm-m	schüttelt den Kopf	
Ärztin	Könnte es denn sein, dass von Ihnen beiden einer Gewalt eingewirkt hat auf Ihr Kind?		direkte Konfrontation
Vater	Natürlich nicht.	sofort, beugt sich zurück	Hochspannung

Personen	verbal	nonverbal	Kommentar
	Was für eine Frage!	Vater schüttelt den Kopf, Mutter schüttelt den Kopf	*Abwehr der Eltern*
Mutter	Wir lieben unser Kind.		
Ärztin	Ich muss Sie das halt fragen, denn das ist ja ein klarer Befund, den wir hier haben.	streckt den Eltern eine Hand entgegen	*Verantwortung der Ärztin, Schlüsselstelle*
Vater	Ja, ok. Wir wissen nicht, wie das sein kann. Und wir haben – wir haben nichts falsch gemacht.	hebt Arme hoch, Mutter schüttelt den Kopf und schaut zu ihrem Mann	
Ärztin	Dann denk ich mal, dass wir als Allererstes mal auf die Intensivstation gehen.	hebt Fußspitze an	*gemeinsames Interesse: zusammen zum Kind gehen Deeskalation*
	Ich werd Sie da begleiten. Ich werd Ihnen ganz genau zeigen, wie sie liegt, an welche Monitore sie angeschlossen ist.	Mutter nickt	
	Sie werden die Schwester kennenlernen, die sie im Moment versorgt.	hebt die Hand	
		Vater nickt	
	Und dann können wir da erst einmal weiterreden.		*Perspektive*

Reflexionen – Nachbereitung: Die Ärztin verhält sich höflich und sachlich gegenüber den Eltern. Sie geht im Gespräch in kleinen Schritten voran: Warum kam das Kind in die Klinik. Wie war der Zustand? Sie erklärt anschaulich den Untersuchungsbefund des Computertomogramms. Damit schafft sie eine Basis in der Beziehung zu den Eltern. Im zweiten Teil des Gespräches (nach eineinhalb Minuten von 5 Minuten) beginnt sie, die Frage zu stellen, wie das Ganze passiert sein könnte. Sie benennt schließlich den Mechanismus: Gewalteinwirkung. Sie fasst zusammen: Das Kind war immer unter Aufsicht der Eltern. Und sie fragt die Eltern direkt: *einer von Ihnen beiden?* Zum Abschluss spricht sie die Eltern in ihrer Elternrolle an: *Ich begleite Sie jetzt zu Ihrem Kind.*

Ärztin: Es war schon angespannt für mich.

Die Eltern sind um ihr Kind besorgt. Bei den Fragen nach der Entstehung der Verletzung lenken sie mit Fragen nach der Prognose ab. Sie reagieren mit Empörung. Aber das Gespräch reißt nicht ab.

Mutter: Ich hab mich aufgehoben gefühlt, weil die Ärztin gleich erklärt hat, wo das Kind ist, was passiert ist und dass wir auch schnell und zügig zum Kind gehen. Eine eigenartige und sehr komische Situation war, mit dem Vorwurf konfrontiert zu werden, dass man selbst schuld ist an dem jetzigen Zustand des Kindes. Das fand ich persönlich eher – zwiespältig.

Vater: Da ist die ganze Zeit etwas im Raum gestanden, was die Situation – unangenehm gemacht hat.

> **Wie geht es weiter?**
>
> - Informationssammlung:
>   - Entwicklungsstand des Kindes erheben
>   - Eltern-Kind-Beziehung beobachten, beschreiben
>   - Einstellung zum Kind erfragen
>   - Lebenssituation, soziales Umfeld, psychosoziale Belastungen
>   - Wie geht es in welcher Situation? Umgang mit dem Kind unter Belastungsbedingungen
>   - Vorstellungen der Eltern: Unterstützungsbedarf?
> - Fallbesprechung im multiprofessionellen Team.
> - Dann vorbereitetes, geplantes Gespräch. Gesprächsziel: Schutz des Kindes gewährleisten.
> - Welche Maßnahmen, welche Hilfen sind angezeigt?

Hürden im Gespräch: *Wir haben kein Vertrauen zu Ihnen. Wir nehmen unser Kind mit.* Mögliche Antworten: *Sie sind gekommen, weil ... Die Sicherheit des Kindes ist das gemeinsame Interesse. Sie müssen kein Vertrauen haben. Aber es muss geklärt werden, was passiert ist.*

Das **Jugendhilferecht** sieht bei Verdacht auf Kindeswohlgefährdung die Möglichkeit vor, kurzfristig ein Kind auch ohne Zustimmung der Sorgeberechtigten an sicherer Stelle unterzubringen: **Inobhutnahme** nach § 42 des Sozialgesetzbuches SGB VIII durch das Jugendamt. Eine Inobhutnahme gibt die Möglichkeit, Gespräche weiterzuführen, „es" zu besprechen.

Nur ein (**Familien-)Richter** hat das Recht, in die elterliche Sorge einzugreifen und etwa im Rahmen des **Zivilrechts** eine Einschränkung des Aufenthaltsbestimmungsrechts der Eltern zu verfügen. Eine Anhörung beim Familiengericht gibt den Konfliktparteien die Möglichkeit, ihre Argumente darzulegen und den Konflikt verbal zu lösen.

Szene 2: Verlauf

Im zweiten Gespräch sprechen die Ärztin und die Sozialarbeiterin ihren Verdacht auf Kindesmisshandlung an. Gleichzeitig werben sie um Kooperation der Eltern im Interesse des Kindes.
Teilnehmer: Oberärztin der Kinderchirurgie Dr. Huber, Kliniksozialarbeiterin Dipl.-Soz.Päd. Zauber, Vater, Mutter, Gesprächsdauer: 6 Minuten

Personen	verbal	nonverbal	Kommentar
Ärztin	Frau Maier, Herr Maier, wir haben ja für heute einen Termin ausgemacht, dass wir uns noch einmal unterhalten können.	beugt sich vor	Beziehungsaufnahme
	Und ich habe Frau Zauber, die Sie ja schon kennen, vom Sozialdienst gebeten, dass sie noch einmal mit dabei ist.	zeigt auf sie	Vorstellung der weiteren Gesprächsteilnehmerin
	Sie waren ja gerade bei der Anna gewesen.	zu Mutter	
Mutter	Hmhm.		
Ärztin	Es geht ihr ja schon deutlich besser. Und wir sind ganz zuversichtlich, dass sie von der Intensivstation schon bald runterkommt auf die Normalstation.	nickt, Vater und Mutter nicken	klinischer Befund: Besserung, Übereinstimmung
Vater	Aber sie muss noch hierbleiben?	Mutter schaut zu ihrem Mann	Wie geht es weiter?
Ärztin	Sie muss schon noch hierbleiben. Ja. Ähm ... Was wir aber gerne mit Ihnen noch mal besprechen wollten, ist, dass Sie uns auch in den Gesprächen auf der Intensivstation –	nickt, ausholende Armbewegung	Anspannung, erneute Nachfrage
	uns eigentlich noch nicht klar ist, wie es zu dieser Verletzung gekommen ist.	Ärztin hebt eine Hand an – presst die Lippen zusammen, SozPäd nickt	Wie ist es passiert?
		Vater schüttelt Kopf, zieht Schultern und Arme an, blickt zur Seite, Mutter verzieht das Gesicht, schaut zum Boden	
	Und da wollten wir – auch wenn es vielleicht unangenehm ist, dass ich jetzt noch mal anfange. Aber wir wollten es gerne noch einmal durchgehen, weil wir einfach keine Erklärung dafür haben.	hebt beide Hände hoch, wiederholte Handbewegungen, lacht gepresst	Benennen der Emotion: unangenehm

10 Notfall Kindesmisshandlung

Personen	verbal	nonverbal	Kommentar
		Vater schaut zu seiner Frau, Mutter nickt, SozPäd schaut zur Ärztin	
	Weil von den Befunden her muss eine Gewalteinwirkung gegen den Kopf passiert sein. Und deswegen –	hebt die Hand, Vater wechselt die Sitzposition, schaut zum Boden, schaut zur Ärztin	*wieder Konfrontation*
	haben wir gedacht, wir gehen die Situation an dem Abend oder an dem Tag noch mal durch. Ob es nicht doch eine Situation gab oder Ihnen selber etwas eingefallen ist, was passiert sein könnte?	gestikuliert mit den Händen, Vater nickt	
Vater	Wir haben uns das genauso auch schon überlegt.	hebt die gefalteten Hände kurz an, hebt die Schultern, bewegt seine Arme zur Seite, Frau schaut ihren Mann an, Ärztin nickt.	*Ärztin und Sozialpädagogin warten und hören zu*
	Und immer wieder darüber nachgedacht. Können uns aber beide nicht an einen Fall oder irgendeine – ja – Gewalteinwirkung, wie Sie sagen, erinnern.	atmet tief, hebt Schultern und Arme, schaut zu seiner Frau. Mutter schaut ihren Mann an, schüttelt den Kopf und hebt die Schultern an.	*Anspannung*
	Es ist definitiv nichts anderes gewesen wie an allen anderen Tagen.	bewegt fortlaufend seine Ellbogen	
Mutter	Davor.		
Vater	Davor. Wir können uns nicht erinnern, dass irgendetwas passiert wäre.		
SozPäd	Wir haben in unserem Gespräch schon über Ihr Kind gesprochen. Sie ist ja abends, wenn sie ins Bett gebracht wird, oft mal unruhig.	öffnet eine Hand, Hände ineinander geknotet, immer wieder gestikulieren mit beiden Daumen	*Anspannung sichtbar, nimmt Bezug auf Gespräche mit der Mutter*
	Und nicht so, dass sie schnell mal einschläft. Und äh – es entstehen immer wieder Situationen, wo sie immer wieder aufwacht. Und also doch nicht so ein ganz einfaches Kind ist.	Vater nickt, SozPäd bewegt Kopf und Arme	*Erklärungsangebot: Ist das Kind schwierig?*
Mutter	Ja – aber nur weil sie kein einfaches Kind ist, heißt das doch nicht, dass wir sie gegen die Wand klatschen. Ich bitte Sie!	hebt ihre Hände an, Vater schaut kurz zur Seite	

II Spezieller Teil – schwierige Gespräche

Personen	verbal	nonverbal	Kommentar
SozPäd	Ja. Es ist so, dass wir eine Verletzung haben, die lebensbedrohlich war, und – wir natürlich mit Ihnen überlegen, wie kann es zu dieser Verletzung – dieser Verletzung gekommen sein.	nickt, bewegt ihre Fußspitze, breitet die Hände aus, hebt die Schultern an, öffnet ihre Hände	Formulierung der Dramatik der Verletzung des Kindes: „lebensbedrohlich!"
	Und äh – deswegen sind wir ja mit Ihnen im Gespräch.	hebt die Hände an	
		Beide Eltern haben den Kopf gesenkt.	
		Pause – Vater schüttelt den Kopf und seine Arme, schaut zu seiner Frau	
Mutter	Also, mein Mann und ich, wir können uns beide nicht vorstellen. Wir haben uns beide lange überlegt und haben auch den Abend lange gesprochen.	schüttelt den Kopf, hebt die Arme an, schaut zu ihrem Mann, breitet die Hände aus, Vater nickt	Antwort der Eltern: weiterhin keine Erklärung
	Und wir können es uns nicht erklären.	blickt zu Sozialarbeiterin und Ärztin, hebt die Schultern an, schüttelt den Kopf	
		lange Pause – SozPäd schaut zur Ärztin.	
		Ärztin kommt in Bewegung, lehnt sich erstmal zurück, SozPäd schaut zu den Eltern, dann wieder zur Ärztin. Mutter zieht sich die Ärmel herunter und faltet die Hände zusammen.	Sprecherwechsel

10 Notfall Kindesmisshandlung

Personen	verbal	nonverbal	Kommentar
Ärztin	Uns bleibt halt die Problematik, dass wir aus medizinischer Sicht diese Verletzung nicht anders erklären können.	mit begleitender Handbewegung und Bewegungen der Fußspitze	*Erklärung aus ärztlicher Sicht*
	Wenn es nur eine Blutung wäre, hätte man an eine Gerinnungsstörung oder so etwas denken können: Dass es auch ohne ein richtiges Trauma mal zu einer Blutung kommt, aber mit dem Bruch zusammen muss man davon ausgehen, dass es einfach ein richtiges Trauma gewesen ist.	lebhafte Handbewegungen, hebt die Hände mit gespreizten Fingern	
		SozPäd schaut zu den Eltern, beide Eltern sitzen reglos da	
	Ähm. Und dann besteht für uns die Problematik, dass wir – weil wir sind natürlich für das Kind zuständig – ja – und wir müssen uns darum kümmern, dass nicht nur das gut verheilt,	hebt den Fuß an, nickt bekräftigend, Vater presst die Lippen zusammen	*im Interesse des Kindes*
	sondern dass es nicht noch mal zu so einer Verletzung kommt. Und dafür müssen wir natürlich verstehen, wie das passiert ist. Ähm – und von daher ist das schon eine schwierige Situation.	kurzer Blick zur Sozialarbeiterin	*hohe Gefährdung: Wiederholungsrisiko*
Mutter	Aber Sie glauben doch wahrscheinlich nicht, dass wir wollen, dass unsere Anna in den nächsten zwei Wochen noch mal bei Ihnen auf der Intensivstation landet.	schüttelt den Kopf, Ärztin und Sozialarbeiterin hören zu, Vater schaut zu seiner Frau, Mutter breitet die Hände aus, schaut zu ihrem Mann	*Empörung, Appell: bitte glauben Sie uns!*
	Also das ist weder der Wunsch meines Mannes noch meiner. Wir lieben unser Kind. Und das ist das Schlimmste, was uns passiert ist, dass unsere Anna fast gestorben wäre. Also.	schaut ihre Gegenüber an, zeigt offene Handflächen, Vater blickt starr nach gegenüber	
		Pause –	

259

II Spezieller Teil – schwierige Gespräche

Personen	verbal	nonverbal	Kommentar
SozPäd	Darum können wir das Kind nicht einfach so nach Hause entlassen ohne dass wir dem Kind irgendwo Schutz geben.	hebt die Schultern an, nickt mit dem Kopf	Aufgreifen der Wiederholungsgefahr, nicht ohne Weiteres entlassen
Mutter	Kann man …?		
Vater	Das soll heißen, dass Sie uns unser Kind nicht wiedergeben wollen oder was?	gleichzeitig, schüttelt den Kopf, richtet sich auf, schaut die Sozialarbeiterin direkt an	beide Eltern machen Druck, Vater: Ärger
SozPäd	Es ist so, dass wir nicht einfach den Befund zur Seite schieben können und sagen können, wir geben Ihnen das Kind ohne Unterstützung oder ohne Gespräche so einfach mit nach Hause. Ohne dass wir wissen, das kann nicht noch mal passieren.	bewegt ihre Fußspitze, hebt die Hände an, seitliche Bewegung, Vater schaut nach unten	Sozialpädagogin: Anspannung
Vater	Ja es ist doch unser Kind. Ich meine, wir bemühen uns, alles zu tun, dass es ihr gut geht. Und deshalb verstehe ich nicht.	schüttelt den Kopf, bewegt seine Arme, Mutter schaut zu ihrem Mann	
SozPäd	Unter Ihrer Obhut ist es leider zu dieser schweren Verletzung gekommen.	mit Kopfbewegung, langsam	elterliche Verantwortung einfordern
Vater	Und was machen wir jetzt, wenn wir zu keiner Lösung kommen?	blickt zur Seite und presst die Lippen zusammen, schaut die Sozialarbeiterin direkt an	Benennung des Konflikts
SozPäd	Also, es gibt verschiedene Dinge, die wir organisieren müssen. Wo wir ins Gespräch kommen müssen.	hebt die Fußspitze an, Vater schaut zu Boden	
	Das eine ist, wir wissen nicht, wer diese schwere Verletzung verursacht hat, und müssen in dem Fall auch – ähem, deshalb andere Stellen mit einschalten, die auch ermitteln können.	breitet beide Hände aus, kurzer Blick zur Ärztin, hebt die Schultern	
Vater	Was heißt: andere Stellen? Wer?	scharfer Tonfall, Ärztin hebt ihre Fußspitze an, Vater hebt den Blick und schaut die Sozialarbeiterin an	Vater: Aggression
SozPäd	Zum einen eventuell die Kriminalpolizei, die ermitteln kann, die kann vor Ort schauen.	dreht den Kopf noch mehr dem Vater zu, hebt die Fußspitze an	Ermitteln kann nur die Polizei
Vater	Also, jetzt hören Sie mal. Die Kriminalpolizei. Sie schieben uns hier auf die Anklagebank. Wir haben nichts getan.	unterbricht: heftig, hebt Arme hoch, Mutter schüttelt den Kopf, Vater nimmt den Arm hinter den Kopf	

Personen	verbal	nonverbal	Kommentar
Ärztin	Wenn Sie selber sagen, es kann nicht in Ihrer Obhut gewesen sein, dann muss es ja irgendjemand anders dem Kind zugefügt haben. Und dann ist es doch in Ihrem Interesse, dass wir das herausfinden.	beugt sich nach vorne, beugt sich zur Mutter vor	„Mitgehen", Aufgreifen der Sichtweise der Eltern, in Ihrem Interesse
Mutter	Natürlich.	Vater wendet sich ab	
Ärztin	Wir wollen doch mit Ihnen arbeiten, nicht gegen Sie, wer Ihrem Kind diese Verletzungen zugefügt hat.	hält die Hände parallel vor sich hin	
	Und es ist ja jetzt nicht irgendeine Schramme, sondern es ist eine lebensgefährliche Verletzung gewesen, die sich jetzt, – die im Verlauf der Zeit gezeigt hat, dass es ihr gut geht. Aber wir können es auf keinen Fall so tolerieren.	hebt einen Arm	Appell zur Zusammenarbeit: schwere Verletzung des Kindes
SozPäd	Und wir können es auch so nicht stehen lassen. Und das wollen Sie ja auch nicht.	zur Mutter, Mutter und Sozialarbeiterin schauen sich an	betont gemeinsames Interesse
Ärztin	Dann würde ich sagen, dass wir diese Wege mal beschreiten: Dass wir diese Stellen mit einschalten und da zunächst mal Gespräche führen. Wir brauchen von Ihnen die Zusammenarbeit, dass die Anna zunächst bei uns in der Klinik bleibt, bis wir einen gemeinsamen Weg gefunden haben.		Ärztin fasst zusammen: Perspektive
Vater	Wie lange wird es Ihrer Erfahrung oder Einschätzung nach sein? Also, ich mein –		ruhigere Tonart
SozPäd	Also, es ist so, dass wir die Zuständigen vom Jugendamt informieren, dass die hierher zum Gespräch kommen.		
Vater	Das Jugendamt jetzt auch noch!	schüttelt den Kopf und überkreuzt die Beine	
SozPäd	Mit Ihnen gemeinsam in Kontakt kommen und dann überlegen, unter welchen Umständen wir das Kind aus der Kinderklinik entlassen können.		

Reflexion: Emotionen kommen durch Körpersprache, durch das Gesprächstempo mit Beschleunigung und Pausen (und durch Tonart und Lautstärke) zum Ausdruck.

Sprachliche Vermittlung der Dramatik: Ihr Kind hat eine **lebensgefährliche Verletzung** erlitten. Der Fachbegriff „subdurales Hämatom" nimmt die Emotion weg. Umgehung einer weiteren Konfrontation und Konsensfindung durch Aufgreifen der Sichtweise der Eltern: *Wenn es so ist, wie Sie es uns sagen, dann ist es auch in Ihrem Interesse, Ermittlungen durch die Polizei zu veranlassen, um herauszufinden, wer das getan hat.* Würdigen, dass beide Eltern am Gespräch teilnehmen, und als Ausdruck von Interesse am Kind bewerten.

Vater: Ich weiß nicht. Im Gespräch war es so ein Hin und Her: Es geht um uns. Es geht ums Kind. Es war so ein bisschen – schwierig.

Mutter: Ich muss sagen, ich hab mich im Gespräch schon sehr angegriffen gefühlt. Einfach weil unterstellt wird, man hat sein Kind so schwer verletzt, dass es fast gestorben wäre. Und nachdem wir gesagt haben, wir können uns an nichts erinnern, wurde ja doch immer nachgebohrt. Es ist eigentlich eine sehr unschöne Situation.

Ärztin: Aus Erfahrung gibt es auch Leute, die man sehr nett fand, am Anfang, und die haben ganz furchtbare Sachen gemacht. Also, man kann sich darauf ja nicht verlassen, nur weil jemand das immer wieder beteuert, er ist ein ganz toller Vater, er würde seinem Kind nie etwas antun, es gab nie Stresssituationen. Das heißt ja noch lange nicht, dass er es nicht in einer gewissen Situation doch gemacht hat. Und das jetzt so weit weggeschoben hat, dass er mir das so ehrlich im Moment rüberbringt. Weil er selber im Moment davon überzeugt ist, er habe das alles nicht gemacht.

Sozialarbeiterin: Diese Gespräche sind sehr anstrengend. Die Gespräche laufen in solchen Situationen nicht immer gleich ab. Manche Eltern reagieren sehr ablehnend, sehr aggressiv, greifen einen sofort an. Man muss so sein Ziel vor Augen haben. Und das hilft dann ein bisschen. Der Schutz des Kindes ist natürlich immer eine Gratwanderung. Wie kann ich den aufrechterhalten, ohne noch mal eine zweite Situation in Kauf nehmen zu müssen, dass das Kind wieder Verletzungen erleidet?

Rollenverteilungen
Rollenverteilung der Fachleute im Wechsel: Der jeweils nicht im Gespräch befindliche Part hört zu, um bei Bedarf einzugreifen und abzulösen.
Unterstützend: Gemeinsames Interesse ist das Befinden des Kindes. Sorgen über das Kind ansprechen, informieren: *unruhig, erbricht öfters*. Aktueller Zustand: Überwachung/Behandlung einer lebensgefährliche Hirnblutung.
Konfrontierend: Schweregrad der Symptomatik des Kindes vermitteln; elterliche Verantwortung einfordern.

Rollenverteilung der Eltern: Rolle der Mutter: besorgt um das Kind; Rolle des Vaters: bei Bedarf vehement verteidigend oder angreifend; gemeinsam: Wir können es uns nicht erklären.
Gesprächsziel verfolgen: Modalitäten der weiteren Betreuung entwickeln, Perspektive aufzeigen

Kommentar: Dieses Szenario ist aus Sicht erfahrener Ärzte einfach, weil die Symptomatik des Kindes eindeutig auf ein Schüttelsyndrom und zusätzlich eine Kopfverletzung hinweist, eine typische Misshandlungssymptomatik in diesem Alter. Nicht selten muss aber offenbleiben, was genau passiert ist. Umso wichtiger ist es, in Gesprächen handhabbare Themenstellungen zu definieren. Dafür lassen sich konkrete Hilfen und Ansprechpartner vermitteln.

Das Ziel besteht darin, zu einer kontrollierten **Risikoeinschätzung** zu gelangen, die die Sicherheit des Kindes gewährleistet und den Eltern Raum lässt, soweit vertretbar.

In der Rechtsprechung zur Frage eines Behandlungsfehlers sind Ärzten Irrtümer zugestanden, wenn eine Einschätzung des Risikos **dokumentiert ist!**

Kindeswohlgefährdung und Schutz des Kindes: In Bayern und anderen Bundesländern besteht für alle Gesundheitsberufe bei „gewichtigen Anhaltspunkten für Kindeswohlgefährdung" eine **Meldepflicht an das Jugendamt.** Bei Unsicherheit kann anonymisiert eine Beratung durch Jugendämter von einer „insoweit erfahrenen Fachkraft" eingeholt werden. Bei „Gefahr im Verzug" ist kurzfristig eine **Inobhutnahme** durch ein Jugendamt auch gegen den Willen der Eltern möglich.

Das **Familiengericht** ist für zivilrechtliche Schritte zuständig. Es hat die Macht, bei Kindeswohlgefährdung in das elterliche Sorgerecht eingreifen und Entscheidungen gegen den Willen der Eltern der Eltern treffen.

Eine Anzeige bei der **Polizei** ist für Ärzte eine Ermessensentscheidung. Nach einer Anzeige muss die Polizei wegen des Verdachtes auf die Straftat „Kindesmisshandlung" ermitteln.

Hilfen sind in Kooperation von Eltern und Fachleuten zu entwickeln. Nach dem Bundeskinderschutzgesetz KKG von 2012 wird in der Verantwortung der Bundesländer ein System **früher Hilfen** mit verbindlichen Kooperationsstrukturen eingerichtet. Eine Abstimmung innerhalb der Hilfesysteme ist unerlässlich. Es kommt vor, dass Zuständigkeiten von einander unabhängig doppelt besetzt sind.

Die Mitwirkung von **Psychiatern für Erwachsene** wird nur selten angefragt. Misstrauisch, aggressiv und hoffnungslos: Bei der Erkennung und Behandlung von Suchtproblemen oder Depressionen von Eltern und bei der Beurteilung ihrer Belastbarkeit ist ein psychiatrischer Beitrag von großem Nutzen.

Vernachlässigung wird von Ärzten häufiger gesehen. Der Verlauf ist längerfristig. Im Vordergrund stehen die Entwicklungsprobleme beim Gedeihen, bei der Sprachentwicklung und der Entwicklung des Sozialverhaltens. Die Beobachtung und Beschreibung der Eltern-Kind-Interaktion zeigt mangelndes elterliches Einfühlungsvermögen gegenüber dem Kind. Die Beschreibung des Kindes aus ärztlicher Sicht trägt dazu bei, das Kind realistischer einschätzen zu können. Über Fördermaßnahmen zu frühen Hilfen kommt man ins Gespräch.

Literatur

Bayerisches Gesundheitsdienst- und Verbraucherschutzgesetz (GDVG) Artikel 14, Schutz der Gesundheit von Kindern und Jugendlichen.

Bundesministerium für Justiz und Verbraucherschutz (2012) Gesetz zur Kooperation und Information im Kinderschutz – Bundeskinderschutzgesetz KKG. http://www.gesetze-im-internet.de/kkg/ (Zugriff am 28.08.2018).

Herrmann B, Dettmeyer R, Banaschak S, Thyen U (2016) Kindesmisshandlung. Medizinische Diagnostik, Intervention, und rechtliche Grundlagen. 3. Auflage. Heidelberg: Springer Medizin.

Jacobi G (Hrsg.) (2008) Kindesmisshandlung und Vernachlässigung. Epidemiologie, Diagnostik und Vorgehen. Bern: Huber.

Kindler H (2013) Qualitätsindikatoren für den Kinderschutz in Deutschland. Analyse der nationalen und internationalen Diskussion – Vorschläge für Qualitätsindikatoren (Eine Expertise). In: Nationales Zentrum Frühe Hilfen (NZFH) (Hrsg.): Beiträge zur Qualitätsentwicklung im Kinderschutz. Paderborn: Bonifatius, S. 1–78. Online unter: http://www.fruehehilfen.de/fileadmin/user_upload/fruehehilfen.de/pdf/Publikation_QE_Kinderschutz_6_Expertise_Qualitaetsindikatoren.pdf (Zugriff am 28.08.2018).

Kindler H, Lillig S, Blüml H, Meysen T, Werner A (Hrsg.) (2006) Handbuch Kindeswohlgefährdung nach § 1666 BGB und Allgemeiner Sozialer Dienst (ASD). München: Deutsches Jugendinstitut.

Mendes U, Piller G, Girschik H (2016) Kindeswohlgefährdung – Was tun? Was lassen? Umgang bei Verdacht, rechtliche Grundlage und praktisches Vorgehen. Pädiatrische Praxis 85: 613–626.

Mertens B, Pankofer S (2011) Kindesmisshandlung. Paderborn: Ferdinand Schöningh UTB.

Peschel O, Mützel E, Penning R (Hrsg.) (2009) Das Kind in der forensischen Medizin. Festschrift für Wolfgang Eisenmenger. Landsberg: ecomed Medizin.

Scholl-Bürgi S, Kapelari K, Michel M, Pavlic M, Streif W, Karall D (2016) Angeborene Stoffwechselstörungen in der Differentialdiagnose von Kindesmisshandlung. Pädiatrische Praxis 86: 273–283.

Universität Ulm (2010) Frühe Hilfen und frühe Interventionen im Kinderschutz. Internetbasierte Fortbildung des Landes Baden-Württemberg. www.fruehehilfen-bw.de (Zugriff am 28.08.2018).

Ziegenhain U, Fegert JM (Hrsg.) (2007) Kindeswohlgefährdung und Vernachlässigung. Frühförderung Interdisziplinär. München: Reinhardt.

Siehe auch ▶ Kap. 9 Überbringen schlechter Nachrichten, ▶ Kap. 14 Fehler

Gesprächsverläufe als Lehrfilm ansehen

Zu diesem Thema bietet der Autor ein Video an, welches online angeschaut werden kann. Den Weblink und QR-Code zum Lehrfilm Arztgespräche: **„Notfall Kindesmisshandlung"** finden Sie auf S. 11.

11 Notfall Suizidalität – Sprachlosigkeit überwinden

Hintergrund: Ärzte begegnen Menschen nach Suizidversuchen im Notdienst und in Notfallambulanzen. Jugendliche werden nach Suizidversuchen auf Intensivstationen von Kinderkliniken oder der Inneren Medizin oder Chirurgie aufgenommen. Eine gängige Strategie nach Tabletteneinnahme besteht darin, „den Magen auszupumpen" und die Betroffenen nach kurzer Überwachung der Vitalparameter nach Hause zu schicken. Die Annahme, dass die Behandlungsprozedur so abschreckend wirke, dass sie weitere derartige Aktionen verhindere, ist unbewiesen. Eine Beurteilung des körperlichen Zustands reicht als Entscheidungsgrundlage für das weitere Vorgehen nicht aus. Wesentliche Gesichtspunkte müssen in einem ersten orientierenden Gespräch erfasst werden. Wie bei anderen Notfallsituationen können Gespräche zur Erstversorgung bei Suizidalität vorbereitet und geübt werden. Medizinstudenten trainierten diese Notfallsituation im Rahmen eines Kurses Kinder- und Jugendpsychiatrie (Frank et al. 2009).

Was ist die Schwierigkeit? Viele Ärzte haben die Sorge, für den Umgang mit dieser Gruppe von Patienten nicht genügend geschult zu sein. Angst vor Emotionen und Angst, etwas falsch zu machen, führen dazu, ein Gespräch zu vermeiden. Eine Adresse eines Psychiaters auszuhändigen dient der eigenen Beruhigung und vermittelt den Eindruck, alles Erforderliche getan zu haben.

Worauf kommt es an? Zunächst geht es darum, Sprachlosigkeit zu überwinden, Worte zu finden. Zu Beginn eines Gesprächs erscheinen Gesprächspausen endlos. Das muss man aushalten. Ziel des Gespräches ist es, zuzuhören und versuchen zu verstehen. Selbst in einem kürzeren Gespräch kann es gelingen, eine Beziehung aufzubauen.

Vorgehen: Verständnis zeigen, Beziehung herstellen, lebensbejahende Haltung.

Klärung: Schilderung des Ablaufes des Suizidversuches

- Beschreibung der auslösenden Situationen
- Beschreibung der inneren Verfassung
  - Ausweglosigkeit, Hilf- und Hoffnungslosigkeit
  - Ambivalenz, Unklarheit, ob ich leben oder sterben will

II Spezieller Teil – schwierige Gespräche

- Auf der Seite des Lebens stehen, bei allem Verständnis für die Not des Patienten
- Lebenssituation, Umfeld: psychische und psychosoziale Belastungen
- Depression? Sucht?

Erfassung des Schweregrades und Risikoeinschätzung: Harte oder weiche Methode, frühere Suizidversuche, Distanzierung von suizidaler Haltung? Unterstützung – Belastungen, Haltung des Umfeldes (Erziehungsberechtigte), Therapiebereitschaft?

Szenario: Ein 15-jähriges Mädchen kommt in eine Notfallambulanz. Sie hatte Tabletten eingenommen in der Absicht, sich das Leben zu nehmen. Der diensthabende Arzt muss sich dieser Patientin annehmen.

Notfall Tabletteneinnahme

Ärztin Dr. Roth, Jugendliche Susan 15 Jahre, Gesprächsdauer 5 Minuten

Personen	verbal	nonverbal	Kommentar
Ärztin	Mein Name ist Barbara Roth. Ich möchte mich mit dir unterhalten.	stellt sich vor	Begrüßung
	Du bist ja von den Eltern hierher gebracht worden, weil es dir wohl nicht so gut ging.	beide haben Blickkontakt zueinander	Anlass zur Vorstellung, Thema, neutral beschrieben
	Was war denn da los? Möchtest du mal erzählen, was da vorher passiert ist?	Jugendliche senkt den Kopf, blickt dann von unten her zur Ärztin	offene Frage
		Pause	
	Also deine Eltern haben mir gesagt, sie haben dich im Badezimmer gefunden und – du hast wohl Tabletten eingenommen.	schaut nach oben, dann zur Jugendlichen	Wissensstand der Ärztin: Information von Dritten
Jugendliche	Hmm.	nickt	
Ärztin	Kannst du sagen, was da genau los war.	Jugendliche senkt den Kopf, zuckt mit Mundwinkel.	offene Frage

11 Notfall Suizidalität – Sprachlosigkeit überwinden

Personen	verbal	nonverbal	Kommentar
	Wie viele Tabletten hast du denn genommen?	Jugendliche schüttelt den Kopf.	geschlossene Frage: Wie viel?
Jugendliche	Alles, alles, was so da war. Ich weiß nicht, wie viele das waren.	leise	
		Pause	
Ärztin	Und hast du es schon länger geplant gehabt?		Planung
Jugendliche	Nein, das war – nicht schon länger geplant.	schüttelt leicht den Kopf	
Ärztin	Wie ist das dann abgelaufen?		Ablauf der Ereignisse
		Pause 5 Sekunden	
Jugendliche	Ich bin – ins Badezimmer und hab den Schrank von meinen Eltern – aufgemacht und hab die Sachen mitgenommen und gegessen.	hebt eine Hand kurz an	
		Pause 5 Sekunden	
Ärztin	Und äh – was hast du dann erwartet, was passiert?		innere Verfassung
Jugendliche	Dass es vorbei ist.	schüttelt Kopf	
		Pause 5 Sekunden	
Ärztin	Und äh, was hat dich dahin geführt? – Warum möchtest du, dass es vorbei ist?		
Jugendliche		schüttelt den Kopf, zuckt mit Schultern – Pause 5 Sekunden	
	Weil es so nicht schön ist.		
Ärztin	Seit wann bist du denn der Meinung, dass es nicht schön ist?		greift die Formulierung der Jugendlichen auf
Jugendliche	Hm …		
		Pause	

Personen	verbal	nonverbal	Kommentar
	Eigentlich schon lange.	schüttelt den Kopf – Pause	
Ärztin	Kannst du dich noch erinnern, wann es anders war?	Jugendliche schaut hoch	andere, schöne Situationen?
Jugendliche	Als ich klein war. Da war es noch anders.	nickt, Blickkontakt zur Ärztin	nimmt Blickkontakt auf
Ärztin	Und was hat sich seither geändert?		
Jugendliche		schaut nach unten und schüttelt den Kopf.	
	Das ist schon so leicht – alles.		
Ärztin	Und was würdest du sagen, stört dich am meisten?		
		Pause –	
Jugendliche	Da gibt es keine – mehr oder weniger Störsachen. Das ist alles nicht schön.	schüttelt den Kopf	
Ärztin		sitzt ruhig, hört zu, zugewandt – Pause 6 Sekunden	
	Hast du denn – ähm Probleme in der Schule?	richtet sich etwas auf	Umfeld? Schule?
Jugendliche	Mm mm. Nee, nicht schlimm.	schüttelt Kopf, nimmt langsam Blickkontakt zur Ärztin auf.	Blickkontakt nach 3 Minuten
Ärztin	Also das belastet dich eigentlich nicht so.	Blickkontakt	paraphrasieren, wiederholen mit eigenen Worten
Jugendliche	Mmmm.	presst die Lippen zusammen	

11 Notfall Suizidalität – Sprachlosigkeit überwinden

Personen	verbal	nonverbal	Kommentar
Ärztin	Ist es dann mehr was mit Freunden? Dass du – dich da nicht wohlfühlst?	Blickkontakt	*Freunde?*
		Pause 5 Sekunden	
Jugendliche	Eigentlich … Nein, ich hab schon Freunde.	schüttelt den Kopf	
Ärztin	Gab es denn in den letzten Tagen einen Auslöser? Wo du sagst, irgendwas war besonders – unangenehm?	hält Kopf nach links	*Auslöser? allgemein formulierte Frage nach Belastungen*
Jugendliche	Es hat jetzt einfach gereicht. Es hat gereicht, einfach. Nein, nichts Besonderes	aufgerichtet, Kopf hoch, senkt den Blick	
		Pause 7 Sekunden	
Ärztin	Hast du denn erwartet, dass deine Eltern dich finden?	neigt Kopf nach rechts, wartet	
		Pause	*warten*
Jugendliche	Da hab ich gar nicht darüber nachgedacht.		*Ärztin hört zu*
		Pause 6 Sekunden	
	Das ist bestimmt kein Glück für meine Eltern.	redet weiter, Blick gesenkt	*redet spontan weiter nach 4 Minuten*
		Pause 9 Sekunden	
	Hmm. Es tut mir auch leid, dass die das so – alles mitbekommen.	redet weiter	
		Pause 6 Sekunden	
Ärztin	Wir sehen das auch so ein bisschen als Hilferuf. Siehst du das auch so?	Jugendliche schaut auf	*Umbewertung*
Jugendliche	Hmmm.	knetet die Hände, verzieht den Mund, Ärztin schaut die Jugendliche an, Kopf schräg gelegt	
		Pause 5 Sekunden	
	Weiß ich nicht, ob man mir helfen kann.		
Ärztin	Denkst du denn, dass deine Eltern dir helfen können?		
		Pause 5 Sekunden	

269

Personen	verbal	nonverbal	Kommentar
Jugendliche	Nein – nein, die bemühen sich ja eigentlich schon, alles – so gut wie möglich zu machen.	schüttelt Kopf	

Psychischer Befund: Im Vordergrund stehen die gedrückte Stimmung und die Verlangsamung. Eine Kontaktaufnahme gelingt. Die Jugendliche nimmt nach etwa 3 Minuten Blickkontakt auf und beginnt nach vier Minuten, spontan weiter zu reden. Insgesamt handelt es sich um das Bild einer schweren Depression mit begleitender Suizidalität.

Reflexion: Ärztin: Es war eine schwierige Situation. Auch eine recht bedrückte Stimmung, die bei mir sehr echt und traurig rüberkam. Und ich find, es ist mir relativ gut gelungen, mit ihr Kontakt aufzunehmen, sie auch zu erreichen in ihrer Situation.
Jugendliche: Ja also ich bestätige das. Die Situation war ja von Grund auf sehr schwer. Also auch für die Ärztin. Eigentlich würde man sagen, es ist fast gar nicht möglich, da jemand zu erreichen. Und es war ja auch kein stetiger Redefluss oder kein stetiges Gespräch. Aber trotzdem habe ich genau gefühlt, dass wir beide Kontakt zu einander aufgenommen haben. Und alles, was sie in der Situation hat erreichen können, hat sie auch erreicht.
Ärztin: Ja man muss sich nur bewusstmachen, dass man sich Zeit lassen kann während so einem Gespräch. Weil man meistens hektisch reinkommt – und doch relativ schnell Antworten erwartet – und Fragen stellen möchte – und ganz viel im Kopf hat. Man muss sich halt bewusstmachen, dass man warten kann. Ich finde, es ist trotzdem eine gute Gesprächsatmosphäre entstanden.

Kontaktaufnahme: Während des Gespräches von fünf Minuten Dauer traten Pausen von insgesamt mehr als einer Minute auf: Stille aushalten, warten und Zeit lassen. **Die Stille aushalten ist für den Fragenden schwieriger als für den, der antwortet.**

Die Funktion offener und geschlossener Fragen: Ärztin: Offene Fragen sind im Prinzip schöner, weil man mehr erfahren kann, weil der Patient freier antworten kann. Aber es ist auf der anderen Seite auch schwieriger, wenn der Patient von sich aus nicht so viel erzählen möchte. Und deshalb hilft es in manchen Situationen, noch mal relativ konkret nachzufragen, wenn man schon eine Möglichkeit sieht, über ein Thema noch genauer zu sprechen.
Jugendliche: Ja, aber da war es ganz oft so, dass die Anstöße durch konkrete Fragen kamen. Sie hat konkret nach den Eltern gefragt. Dann hat man da noch einmal konkret über die Eltern nachgedacht. Und hat sich – aber es war nicht so, dass sie so bohrend gefragt hat. Nach jeder Frage war genug Zeit, nachzudenken. Und in der Spielsituation – man ist da auch wirklich wahnsinnig verlangsamt und so müde im Denken. Da wäre man völlig über-

fordert, wenn da eine Frage nach der anderen käme. Manche konkreten Fragen sind auch wichtig in so einer Situation, weil man auch etwas Konkretes braucht, um sich festzuhalten.

> **Weiteres Vorgehen: ambulant oder stationär?**
>
> - kurzfristig: Krisenintervention, Entlastung, **zuverlässige und unkomplizierte Ansprechmöglichkeit**
> - langfristig: **konkreten Ansprechpartner benennen**; Psychotherapie, Medikamente, wenn indiziert, Lebensumstände verbessern

Zur Vorbereitung gehören Kontakte zu geeigneten Gesprächspartnern – idealerweise persönlich, zumindest als Telefonkontakt: Klinik für Kinder- und Jugendpsychiatrie, Kinder- und Jugendpsychiater, Psychotherapeut, Kinderklinik mit Liaisondienst.

Als kritisch ist zu bewerten, wenn es im Gespräch nicht gelingt, in Kontakt zu kommen. Beim Vorliegen einer Depression oder einer Suchtproblematik ist das Suizidrisiko erhöht.

Fremd- und Selbstgefährdung begründen eine Klinikeinweisung gegen den Willen der Betroffenen. **Rechtliche Grundlagen** sind zum Beispiel im Unterbringungsgesetz der Länder geregelt.

Zur Klärung sind mehrere Gespräche notwendig, auch unter Einbeziehung der Erziehungsberechtigten. Bei der Mehrzahl der Jugendlichen gelingen Krisenintervention und längerfristige Betreuung auf der Grundlage einer sich entwickelnden Beziehung.

Wie auch bei Kindesmisshandlung sind dem Arzt Irrtümer zugestanden, wenn er eine **Risikoeinschätzung dokumentiert** hat.

Literatur

Braun-Scharm H (2016) Suizidalität bei Kindern und Jugendlichen. Können Pädiater antisuizidal aktiv werden? Pädiatrische Praxis 86: 493–495.
Braun-Scharm H (Hrsg.) (2002) Depressionen und komorbide Störungen bei Kindern und Jugendlichen. Stuttgart: Wissenschaftliche Verlagsgesellschaft.
Deutsche Gesellschaft für Kinder-und Jugendpsychiatrie, Psychosomatik und Psychotherapie (DGKJP) et al. (2016) Leitlinie Suizidalität im Kindes-und Jugendalter. 4. überarb. Version, 31.05.2016. Verfügbar unter http://www.awmf.org/leitlinien/detail/ll/028-031.html (Zugriff am 28.08.2018).
Fischer E, Vogt-Fischer E, Alterthum-Wajsberg K, Frank R (2010) Depressive Erkrankungen. Stellenwert in der kinder- und jugendpsychiatrischen Praxis. Monatsschrift Kinderheilkunde 158: 843–848.
Frank R (2005) Suizidalität von Kindern und Jugendlichen. Erkennen, Einschätzen, Vorgehen. Notfall- und Rettungsmedizin 8: 216–222.
Frank R, Gegenfurtner G, Steininger C, Kopecky-Wenzel M, Noterdaeme M (2009) Was lernen Medizinstudenten im Wahlfach Kinder- und Jugendpsychiatrie? Zeitschrift für Kinder- und Jugendpsychiatrie und Psychotherapie 37: 129–134.

Frank R, Kerbl R (2010) Depressionen bei Kindern und Jugendlichen. Monatsschrift Kinderheilkunde 158: 834–835

Kopecky-Wenzel M, Frank R (2010) Hausärztliche Primärversorgung. Erkennen von Depressionen bei Kindern und Jugendlichen. Monatsschrift Kinderheilkunde 158: 836–842.

Linder M (2010) Depressive Jugendliche in stationärer Behandlung. Monatsschrift Kinderheilkunde 158: 849–857.

Rotenstein L, Ramos M, Torre M, Segal J, Peluso M et al. (2016) Prevalence of Depression, Depressive Symptoms, and Suicidal Ideation Among Medical Students: A Systematic Review and Meta-Analysis. JAMA 316: 2214–2236.

Schaub A (2010) Sprechstunde für Kinder psychisch kranker Eltern. Monatsschrift Kinderheilkunde 158: 858–867.

Simkin S, Hawton K, Kapur N, Gunnell D (2012) What can be done to reduce mortality from paracetamol overdoses? A patient interview study. QJM 105: 41–51. doi: 10.1093/qjmed/hcr135. Epub 2011 Aug 19., Zugriff am 19.07.2016 (QJM An International Journal of Medicine – Quarterly Journal of Medicine)

Siehe auch ▶ Kap. 12 Sucht, ▶ Kap. 14 Fehler

Gesprächsverläufe als Lehrfilm ansehen

Zu diesem Thema bietet der Autor ein Video an, welches online angeschaut werden kann. Den Weblink und QR-Code zum Lehrfilm Arztgespräche: **„Notfall Suizidalität"** finden Sie auf S. 11.

12 Suchtfragen – Sucht fragen

Hintergrund: Die Mehrheit der Jugendlichen sammelt Erfahrungen mit den legalen Drogen Zigaretten und Alkohol. Nur eine kleine Gruppe entwickelt eine Suchtproblematik. In der Kinder- und Jugendmedizin begegnet man dem Thema Alkohol auf vielfältige Weise. Alkoholisierung eines meist männlichen Elternteils ist ein Auslöser für Gewalttätigkeit und Misshandlung von jungen Kindern. Bei schwangeren Frauen führt die toxische Wirkung des Alkohols auf das Gehirn des Embryos zur Entwicklungsstörung und Ausbildung eines fetalen Alkoholsyndroms. Mangelnde Verlässlichkeit und Unvorhersehbarkeit des elterlichen Verhaltens gefährden die Entwicklung von Kindern. Schon Kinder im Vorschulalter müssen auf ihre alkoholabhängigen Eltern aufpassen und somit ungewollt eine viel zu schwierige Verantwortungsrolle übernehmen. Nach Wetttrinken in Gruppen müssen Jugendliche im Vollrausch in Kliniken zur Komabehandlung aufgenommen werden: *Saufen, bis der Arzt kommt.*

Suchtverhalten entwickelt sich aus Wechselwirkungen zwischen Person, Drogen und Umgebungsbedingungen. Menschen mit Suchtproblemen sind in allen Bereichen der Medizin anzutreffen. **Ärzte als Berufsgruppe** haben im Vergleich zur Allgemeinbevölkerung ein erhöhtes Suchtpotential. *Der Mediziner singt oder säuft.* Eine hohe berufliche – emotionale – Belastung lässt sich scheinbar durch den erleichterten Zugang zu psychotropen Substanzen abfedern. Ärzte fühlen sich für den Umgang mit dem Thema Sucht unzureichend vorbereitet.

Was sind Suchtkriterien? Toleranzentwicklung, das heißt immer höhere Dosen, um im Verlauf die gleiche Wirkung zu erzielen; Entzugssymptome mit dringendem Verlangen nach „Stoff"; verminderte Kontrollfähigkeit in Bezug auf Beginn, Ende und Menge der Einnahme und gedankliche Einengung auf die Möglichkeiten zur Beschaffung der Droge (Dilling et al. 1991, 2015).

Der Konsum von Drogen kann als **Selbstbehandlung** mit Psychopharmaka verstanden werden. Ärzte stellen bei der Verordnung von medikamentöser Behandlung mit Psychopharmaka die Beschreibung der positiven Wirkung im Vordergrund, unerwünschte Wirkungen werden nachrangig angesprochen. Im Gegensatz dazu argumentieren Ärzte bei Suchtfragen – wenig wirksam – vorrangig mit den unerwünschten Wirkungen.

Polung: Schwerpunkte in der Besprechung von Psychopharmaka

	positiv	negativ
Behandlung vom Arzt verordnet	**positive Wirkung**	unerwünschte Wirkungen
Selbstbehandlung – Sucht	positive Wirkung	**unerwünschte Wirkungen**

Die Besprechung der Pharmakologie von Nikotin, Alkohol, Schmerzmitteln und illegalen Drogen mit dem Patienten schafft eine Basis. Ärzte bringen ihr Fachwissen, Jugendliche ihre eigenen Erfahrungen von Vor- und Nachteilen ein. Bei illegalen Drogen haben sie häufig einen Erfahrungsvorsprung und können das Wissen des Arztes erweitern.

Die orientierenden Kurztests zu Alkohol und Nikotin fragen nach dem Zeitpunkt der ersten Einnahme am Tag. Nach längerem Einnahmeintervall führt das Absinken des Blutspiegels zu Entzugserscheinungen. Diese sind folglich am Morgen zu erwarten.

Suchtfragen

	Alkohol: CAGE-Fragen (Mayfield et al. 1974)	**Nikotin:** Fagerström-Test (Auszug) (Fagerström und Schneider 1989)
Dosiserhöhung	**C**ut down – Haben Sie schon versucht, mit weniger auszukommen?	
Einengung	**A**ngry – Werden Sie ärgerlich, wenn Sie auf das Thema Alkohol angesprochen werden?	
Motivation	**G**uilt – Haben Sie schon einmal gedacht: Ich sollte weniger trinken?	
Entzug	**E**ye opener – Haben Sie schon einmal gedacht: Ich brauche morgens den ersten Schluck, damit das Zittern aufhört?	Erste Zigarette schon morgens? Rauchen auch bei Krankheit?

Person und Umfeld

Klärung: Lebenssituation erfragen, Interessen und Stärken erfragen, Erfolge wahrnehmen und rückmelden, Zuversicht entwickeln, Mut machen.

Ziele, Lösungsansätze: Zukunftsperspektiven, Wünsche, Träume, realistische Zielsetzungen entwickeln. Kleine Schritte zur Umsetzung; was kann hier und heute geschehen? Kritische Situationen bestimmen, Rückfälle ankündigen und vorhersagbar machen.

Fragen zur Beschaffung von Drogen sind ein Weg zur Realitätsprüfung. Wie schaffst du es, deinen Konsum zu finanzieren? *Freunde helfen mir*, ist eine vernebelnde Antwort. Gibt es Geld von großzügigen Eltern? Dealen ist eine naheliegende Möglichkeit, zu Geld zu kommen. Männliche Jugendliche begehen Autodiebstähle. Weibliche Jugendliche können sich prostituieren. Soziale Folgen eines Drogenkonsums sind Konflikte in der Familie und eine Beeinträchtigung des Schulerfolges.

Was ist die Schwierigkeit? Menschen mit Suchtproblemen zählen zur Gruppe unerwünschter Patienten. Herunterspielen und Verheimlichen sind suchttypische Reaktionsweisen. Eine Herausforderung für Patient und Arzt ist der Umgang mit Enttäuschung und Ärger. Ärzte fragen sich, ob das stimmt, was die Jugendlichen einem sagen. Bei Nachfragen ohne missbilligenden, abwertenden Unterton hat man eine Chance, verlässliche Antworten zu bekommen. Jugendliche nehmen sehr genau die Haltung ihres Gegenübers wahr und stellen sich darauf ein. Jugendliche: *Ich habe beschlossen, mich nicht zu outen.* Arzt: *Ich hätte schärfer nachfragen müssen. Die Jugendliche hat mich geführt.*

Worauf kommt es an? Fragen stellen! Was ist die Fragestellung des oder der Jugendlichen? Eigenes Gesundheitsproblem? Verschreibung eines Medikamentes? Schmerzmittel? Psychopharmaka? Krankschreibung? Utopisch sind Fragestellungen Dritter, also der Schule oder der Eltern: heimlich einen Drogentest zu machen oder per ärztlicher Verordnung eine Behandlung in die Wege zu leiten. Eine Klärung der Arztrolle mit Hinweis auf die Schweigepflicht eröffnet die Möglichkeit, ins Gespräch zu kommen. Im Mittelpunkt der Gespräche steht das **Ziel**, Eigenverantwortung und Stärken der Person hervorzuheben.

Stärken lassen sich zunächst am Drogenkonsum festmachen: Wieviel vertragen in guten Zeiten? Die organisatorische Leistung, die kommunikativen Fähigkeiten, alles sonnig aussehen zu lassen. Ich betrachte Mengenangaben von Jugendlichen als konservative Mindestschätzungen. Ihre Funktion besteht darin, den Gesprächspartner zu beruhigen. *Nur drei Flaschen Bier?* Als Kontrast biete ich ein anderen Schätzanker an: *Wie viel schaffst du von einer Flasche Wodka?*

Vor- und Nachteile der aktuellen Situation besprechen. Kritische Situationen in den Blick nehmen. Was nützt? Wer nützt? Wo sitzt das Elend? Was schadet? Ambivalenz akzeptieren *(ich will und ich will nicht)* und Schaden vermindern. In der Beraterrolle kann der Arzt die Zuversicht stärken, realistisch gesetzte Ziele schaffen zu können. Den Führerschein zu bekommen, ist für Jugendliche ein wesentlicher Ansporn.

Szenario: *Ich hätte mir gewünscht, dass Ärzte mir Fragen stellen*, sagt der junge Mann. Er war durch den Konsum von Drogen in Abhängigkeit geraten. Er hatte wiederholt Anläufe genommen, sein Leben in den Griff zu bekommen. Auf Grund eigener Erfahrung war er Experte für erwünschte und unerwünschte Wirkungen psychoaktiver Substanzen geworden. Er spricht von seinen Erfolgen und Misserfolgen, von seinen Wünschen, von Zielen in seinem Leben.

Gespräch mit einem Experten mit eigener Drogen- und Abhängigkeitserfahrung

Arzt, Experte, Gesprächsdauer: 22 Minuten

Personen	verbal	nonverbal	Kommentar
Arzt	Mein Gesprächspartner ist Experte für Drogenfragen.		Begrüßung
Experte	Hallo.	nickt	
Arzt	Vielen Dank, dass Sie da sind. Dass Sie gekommen sind und von Ihren Erfahrungen erzählen.		Kontaktaufnahme
	Wie geht es Ihnen jetzt?	Arzt nach vorne gebeugt, Arme auf den Tisch gestützt	Thema: Gesundheit
Experte	Jetzt geht es mir wieder gut.	lacht	
Arzt	Was treiben Sie so?		offene Frage
Experte	Derzeit bin ich leider außer Gefecht gesetzt. Denn ich habe zwei Knieoperationen hinter mir.		Lebenssituation
Arzt	Ah.		
Experte	Und die nächste wartet leider auch schon.		
Arzt	Mhmh.		
Experte	Ja. Aber eigentlich arbeite ich als Verkäufer.		
Arzt	Ja.	beugt sich kurz vor	
Experte	Und nebenbei – das Schreiben ist eines von meinen größten Wünschen geworden. Das nächste Buch zu schreiben. Da bin ich gerade dran.		Interesse/ Stärke
		Arzt nickt	
	Und generell geht es mir wieder gut.		
Arzt	Es gab ja andere Zeiten. Da, wo es nicht so gut ging.		allgemein formuliert: schwierige Zeiten, Problemsituationen
Experte	Richtig.	nickt	
Arzt	Vielleicht noch mal das Buch schreiben. Wie sind Sie zum Buchschreiben gekommen?	nimmt die Knie zusammen	Fähigkeiten: ein Buch schreiben –

12 Suchtfragen – Sucht fragen

Personen	verbal	nonverbal	Kommentar
			Wie war der Weg zum Erfolg?
Experte	Ich hab schon immer gerne geschrieben. Auch schon in meiner Jugendzeit, Grundschule, Hauptschule.		
Arzt	Sie haben gesagt, Sie haben in vier Wochen das Buch geschrieben. Das hat ja über 100 Seiten.	lehnt sich zurück, beugt sich kurz vor, Hände zwischen den Beinen an der Stuhlkante	
Experte	Richtig.	nickt	
Arzt	Wie haben Sie es geschafft, in vier Wochen ein Buch zu schreiben? Wie lang sind Sie jeden Tag drangesessen?		
Experte	Den ganzen Tag. Also manchmal 10, 12 Stunden. Ich muss sagen, die Motivation ist nicht immer da. Also nicht weg.	zieht die Stirn hoch, beugt sich nach vorne, kneift die Lippen zusammen, beugt sich kurz nach vorne	
Arzt	Das weiß ich ja. Deshalb frage ich Sie.	beugt sich mit dem Oberkörper nach vorn, zieht die Schultern, die Stirne hoch	
Experte	Genau.	beide lehnen sich zurück und lachen	
	Sie ist nicht jeden Tag da. Ich hab schon mal einen Tag gar nichts geschrieben. Dann hab ich mir gedacht: Oh jetzt musst du aber wieder schreiben. Sonst wird es nicht fertig.	hält kurz eine Hand vor den Mund, bewegt den Kopf	
Arzt	Hmm.	nickt	*Hörersignal*
Experte	Und das war eigentlich die Motivation, unbedingt auf diese Messe gehen zu wollen. Und das war der letzte Rest.	sehr bestimmt, mit Handbewegung	
Arzt		kurzer Blick an die Decke, dann auf seine Hände	*fasst zusammen:*
	Also Eigenmotivation und Termin mit Messe.	zählt auf, Blick zum Gesprächspartner	*Eigenmotivation, Zielsetzung*
Experte	Genau.	nickt	
Arzt		holt Luft, streckt sich, hebt die Schultern, zieht die Lippen hoch	
	Gut. Was sind noch Interessen?	sehr bestimmt, lehnt sich zurück	*weitere Interessen?*

II Spezieller Teil – schwierige Gespräche

Personen	verbal	nonverbal	Kommentar
Experte	Interessen?	zieht Augenbrauen hoch, verzieht den Mund	
	Ich verbringe soviel Zeit mit meiner Familie wie es geht.	beugt sich kurz nach vorn	*soziale Bezüge*
Arzt	Ja.		
Experte	Das ist natürlich ein ganz wichtiger Punkt in meinem Leben. Meine Familie zu besuchen und oft zu sehen.	Arzt nickt	*Familie*
	Ähem – Selbstverständlich, das was jeder Jugendliche beziehungsweise angehende Erwachsene gerne tut, – ich treffe mich mit Freunden. Das ist auch ein sehr großes Interesse von mir. Und so verbringe ich meinen Tag.	Experte nickt mehrmals, lächelt Arzt an, Arzt nickt	*Freunde*
Arzt	Gut. Ich stelle Ihnen mal die schwierigste Frage, die ein Psychiater stellen kann. Die schwierigste Frage heißt: Was können Sie gut?	beugt sich vor, reibt die Hände, beugt sich vor spricht von unten her, lehnt sich wieder zurück, lächelt	*Stressfrage: Was kannst du gut?*
		Pause	
Experte	Was ich gut kann?	schaut nach oben	
Arzt	Ja.		
Experte	Das ist eine gute Frage.	lacht, Arzt lacht	
		Pause	
	Hmm. Darauf weiß ich leider keine Antwort.		
Arzt	Das kann nicht sein.		*Dranbleiben: Was sind Stärken?*
Experte	Ich kann gut schreiben.		
Arzt	Ja. Also gut.	nickt	
	Ich sag immer: drei Punkte. Also gut: Schreiben auf jeden Fall.	zeigt drei Finger	

278

12 Suchtfragen – Sucht fragen

Personen	verbal	nonverbal	Kommentar
	Der Beleg ist hier. Da ist das Buch. Gut. Schreiben. Was können Sie noch gut?	zeigt auf das Buch	
Experte	Ich – kann sehr gut mit Menschen umgehen.		
Arzt	Ja.		
Experte	Ansonsten – noch ein weiterer Punkt? Da fällt mir jetzt wirklich nichts ein.	legt den Kopf schräg	
Arzt	Ach! Schauen Sie doch mal.	lehnt sich zurück	
Experte	Vielleicht bin ich zu bescheiden. Ich weiß es nicht.	beugt sich vor, nimmt die Hand zum Mund	
ARZT	Ich habe ja gesagt, das ist die schwierigste Frage.	zieht Schultern hoch	
Experte	Ja, richtig.		
Arzt	Versuchen Sie es mal.		
	Schreiben, mit Menschen –	zeigt zwei Finger	
Experte		nickt, denkt nach, schaut nach unten	
		7 Sekunden Pause	
	Mir fällt echt nichts ein.	schüttelt den Kopf	
Arzt	Entschuldigung. Aber das kann doch nicht sein. Das kann nicht sein!	beugt sich vor, lächelt	*Nachfrage zur Vertiefung*
Experte		greift zum Gesicht	
		beide lachen	
	Wirklich. Vielleicht im Moment fällt mir nichts ein. Wenn ich länger darüber nachdenken würde – eventuell.	hebt beide Arme an, nickt	
	Aber jetzt spontan –	schüttelt den Kopf	
Arzt	Wir haben ein bisschen Zeit.		*warten, Zeit lassen zum Nachdenken*
		beide lachen	
Experte	Ähm	schaut nach unten	
		Arzt nickt	
	Ich bin wirklich – also mir fällt nichts ein.	schüttelt den Kopf	
Arzt	Vielleicht, weil Sie es sich selber zu schwierig machen.		*Stärken aus Außensicht,*

II Spezieller Teil – schwierige Gespräche

Personen	verbal	nonverbal	Kommentar
			Selbstbild und Fremdbild
		Experte nickt	
	Ähem – Ich habe in Ihrem Buch mindesten fünf verschiedene Fähigkeiten gefunden, die Sie von sich beschreiben.	schaut zum Experten	
	Mindestens, wenn nicht mehr. Was Sie alles können.	Experte schaut Arzt an	
Experte		schaut lange, lacht, hebt Hand zum Mund	
	Ok. Ich weiss das nicht. Gut.	schaut nach oben	
		Pause	
Arzt	Ähm. Angefangen – wie Sie als Schüler sich Zigaretten besorgt haben.	schaut nach unten, blickt zu Experte	
Experte		schaut erwartungsvoll	
	Ja?		
Arzt	Über Ihr Organisationstalent.		
Experte	Das hält sich in Grenzen.		
Arzt	Äh, über Ihre Fähigkeit, Ihrer Umgebung Geschichten zu erzählen, und sie glaubhaft wirken zu lassen.	zählt mit den Fingern auf	
Experte	Da muss ich sagen, das stimmt. Ja.	beugt sich leicht vor, nickt	
Arzt	Klar stimmt das. Steht wunderbar im Buch drin.	lebhaft, hebt Hand, lehnt sich zurück	
Experte	Ja.	nickt, lächelt	
Arzt	Ist doch ne Fähigkeit.		
Experte	Natürlich. Vielleicht sollte ich das Buch auch noch mal lesen.		
Arzt	Und da kommt ja noch ne schwierige Frage.		*Eigenurteil: positive Eigenschaften*
		Experte presst Lippen zusammen	
	Ich stelle sie mal: Und zwar:	blickt kurz nach oben	
	Was sind so Eigenschaften bei Ihnen als Mensch, die Sie oder andere gut finden? Das ist noch eine schwierige Frage.	schaut Experten an	

12 Suchtfragen – Sucht fragen

Personen	verbal	nonverbal	Kommentar
Experte	Ähe, dass ich sehr sehr optimistisch eingestellt bin. Das auf jeden Fall.	betont „sehr"! zieht die Stirn hoch	
Arzt	Ja.	nickt, zieht die Stirn hoch	
Experte	Mein Durchsetzungsvermögen.		
Arzt	Aha.		
Experte	Ähm und die Fähigkeit, egal wie schlecht es in der Umgebung ist,		
	oder gerade in meinem Leben, immer wieder aufzustehen.	schüttelt den Kopf	
Arzt	Ja		
Experte	Auf jeden Fall.		
Arzt	Gut		
Experte	Das schätzen an mir sehr viele Leute.	sehr bestimmt, bekräftigt mit Kopfnicken	
Arzt	Und Sie selber?		
Experte	Ich selber sowieso.	holt mit dem Kopf Schwung, lächelt	
Arzt	Gut. Das ging jetzt leichter.	nickt lebhaft	*Kommentar zum Gesprächsverlauf*
Experte	Das ging jetzt leichter. – Ja.		
		beide lachen	
Arzt	Sehr schön.	beugt sich kurz vor, schaut nach oben, ruhig	
	Ich glaub, dann können wir noch mal über die „Karriere" reden.	blickt zum Experten	*holt Zustimmung ein: Suchtkarriere*
Experte	Ja.	ernst	
Arzt	Sie haben ja alles durchprobiert. So ziemlich alles, was es gibt.		
Experte	Richtig.	nickt	
Arzt	Und Sie haben ganz früh mit Zigaretten angefangen.		*Nikotin, geschlossene Frage*
		Experte nickt zustimmend	
	Wie alt waren Sie da?		
Experte	Das erste Mal, als ich geraucht habe, war ich 9 Jahre alt.		
Arzt	Wie sind Sie dazu gekommen?		*offene Frage*

Personen	verbal	nonverbal	Kommentar
Experte	Oh, ja, mein damals bester Freund, sein Bruder, sein Ältester, der hat schon geraucht.	zieht die Stirn hoch	*Einstieg: Umfeld, Freunde*
	Und wir waren meistens – ich war 9 Jahre alt – mein bester Freund war damals erst 8 – und die waren schon 14 und 15. Die haben dann mit Zigaretten angefangen.		*Arzt hört zu*
	Wir hatten jeden Tag mit denen was zu tun.	betont „jeden Tag", beugt sich etwas vor	
Arzt	Hmhm.		*Hörersignal*
Experte	Und naja – so haben wir dann auch angefangen.		
Arzt	Ähm, Sie haben beschrieben, dass Sie sich immer für alles Neue interessiert haben und alles ausprobiert haben.	schaut nach oben, zieht Schultern hoch, hält Beine zusammen, schaut zum Experten	
Experte	Richtig. Was für mich interessant war. Vor allem, was verboten war –	nickt	
Arzt	Ja.		
Experte	Das war für mich gerade interessant.	nickt, lächelt, breitet die Hände aus	*den Kick suchen – sensation seeking*
Arzt	Hmm. Die Zigaretten brauchen Sie heute noch?		
Experte	Die brauche ich heute noch.	nickt	
Arzt	Wie lange halten Sie es aus „ohne" oder wann brauchen Sie die nächste?		*jetziges Konsummuster Zigaretten*
Experte	Das kommt ganz darauf an. Also, wenn ich gerade zu Hause bin und an meinem neuen Buch schreibe, rauch ich in der Stunde schon mal 4, 5 Zigaretten. Und ansonsten, wenn ich arbeiten gehe, dann halt ich es auch drei oder vier Stunden aus.	hält Kopf schief, lächelt	*Aushalten „ohne" wie lange?*
Arzt	Ja?	nickt	
Experte	Es kommt wirklich auf die Situation an.		*Situationsabhängigkeit*
Arzt	Ja?		
		Pause	
		zieht die Stirn hoch	

12 Suchtfragen – Sucht fragen

Personen	verbal	nonverbal	Kommentar
	Und wann fangen Sie an morgens? Wann rauchen Sie die erste Zigarette?		erste Zigarette wann?
Experte	Sofort nach dem Aufstehen. Kaffee und Zigarette. Nichts essen natürlich.		
Arzt	Nichts essen.		Wiederholung = Hörersignal
Experte	Nein, das ist alles. Das ist sowieso mein Frühstück.		
Arzt	Und wenn es Ihnen schlecht geht, dann – rauchen Sie weiter?		rauchen, wenn krank
Experte	Ja.	nickt,	
Arzt	Also schon.		
Experte	Schlecht inwiefern?	unterbricht, beugt sich nach vorn	
Arzt	Wenn Sie Husten haben, Erkältung haben.	beugt sich leicht vor, lehnt sich zurück, entspannt sich	
Experte	Äähm. Wenn es mir wirklich schlecht geht, rauche ich nicht. Aber ansonsten rauche ich immer.	lächelt	
Arzt	Das sind schon die Suchtmerkmale. „Früh die erste nach dem Aufstehen". Und: „Ich rauche, wenn es mir schlecht geht."		Zusammenfassung und Rückmeldung, Suchtmerkmale: Entzugserscheinungen
Experte	Genau. Doch, die Zigaretten sind auf jeden Fall eine starke Sucht.	nickt, lächelt	
Arzt	Ähm. Wann sind Sie mit Alkohol eingestiegen?		Alkohol
		Experte schaut ratlos	Frage unverständlich
	Also ich glaub, da muss man weiter fragen: Wann waren Sie das erstemal betrunken?	Arzt wippt mit den Fingern, runzelt die Stirn	konkret gefragt
Experte	Mit 16.	antwortet sofort	
Arzt	Mit 16.		Hörersignal
Experte	Ja.		
Arzt	Das war dann eigentlich relativ spät.	nickt	positive Rückmeldung

283

Personen	verbal	nonverbal	Kommentar
Experte	Also, der Alkohol war bei mir sehr spät. Auch mit den Drogen war das relativ spät.	mit Kopf und Körperbewegung	
Arzt	Aah.	erstauntes Gesicht	
Experte	Das war auch erst mit 16.		*von 9 bis 16 Jahren nur rauchen*
Arzt	Ja?		
Experte	Weil davor hab ich immer nein gesagt.		*Stärke: die Fähigkeit, nein zu sagen*
Arzt	Darf ich da noch mal fragen. Sie haben gesagt, mit 16. Was war das für eine Lebenssituation?	beugt sich nach vorne, hebt einen Zeigefinger, lehnt sich zurück, Experte beugt sich ihm entgegen und hört zu	*Vertiefung: Was für eine Lebenssituation?*
Experte	Meine Eltern haben sich gerade geschieden. Also scheiden lassen.		
Arzt	Ja.		*Belastung durch Scheidung der Eltern*
Experte	Und wir als Kinder bekommen es auch mit. Und ich stand da genau in der Mitte.		
		Arzt nickt	
	Von meinem Vater und meiner Mutter. Genau in der Mitte stand ich.	beide Hände rechts, beide Hände links, zeigt Mitte mit beiden Händen	
Arzt	Hmm.		
Experte	Und das war eine schwere Zeit.	ernstes Gesicht	
Arzt	Hmm.	nickt	
Experte	Mit der Trennung.		
Arzt	Hmm.	nickt	
Experte	Mit der neuen Wohnungssuche. Auf jeden Fall.		
Arzt	Ähäm. Könnte man da sagen, dass es Ihnen nicht gut gegangen ist? In der Zeit?	kurzer Blick nach oben	*Nachfrage: Wie war es emotional?*
Experte	Da ist es mir nicht gut gegangen.	sofort, zustimmende Kopfbewegung	
	Aber ich habe es natürlich niemandem gesagt. Ich hab damals noch alles in mich reingefressen.	nimmt Kopf zurück, spricht schnell	

12 Suchtfragen – Sucht fragen

Personen	verbal	nonverbal	Kommentar
Arzt	Hmm.		
Experte	Mit niemandem darüber geredet.		
Arzt	Hmm.		
Experte	Und ich glaub – das war auch ein Fehler. Ein bisschen zumindestens.	kneift Augen kurz zusammen	
Arzt		Arzt holt tief Luft	Emotion Arzt
	Ja Fehler? Das war schon auch – das mein – glaub ich – schon auch die Suche nach dem Glück.	schaut hoch, lehnt sich zurück, Arme hinter die Stuhllehne, lächelt, schaut zum Experten	Umbewertung
Experte	Genau.	nickt wiederholt	Zustimmung
Arzt	Nach guten Gefühlen.		
Experte	Richtig. Und die guten Gefühle hatte ich mit den Drogen.	nickt	Drogen zur Selbsthilfe
Arzt	Hmm.		
Experte	Dann ging es mir wieder gut. Und ich musste natürlich nicht an das andere denken.		
Arzt	Ahem.	verschränkt die Arme vorn, lehnt sich zurück, lockert die Beine	Anspannung Arzt
	Was haben Sie in der Zeit schulisch gemacht?		
Experte	In der Schule, da war ich eigentlich ziemlich gut.	presst die Lippen zusammen	Umfeld, Schule
Arzt	Ja?		
Experte	Ja. Ich hab natürlich nichts getan in der Schule, hab nicht gelernt,	spricht schnell	
	keine Hausaufgaben gemacht. Aber ich war trotzdem gut in der Schule.	schüttelt den Kopf	
Arzt	Hmhm.	nickt.	
Experte	Ich hätte es auf jeden Fall locker schaffen können, die mittlere Reife.	schiebt einen Fuß nach vorn, betont „locker"	
Arzt	Hmhm.	nickt	
Experte	Aber das war mir auch egal.	schüttelt den Kopf	
Arzt	Ja. Äh.	holt tief Luft, schaut nach oben, blickt kurz zu Experte, verzieht den Mund, bläst die Backen auf	emotional schwierig für Arzt:

285

II Spezieller Teil – schwierige Gespräche

Personen	verbal	nonverbal	Kommentar
	Das Ziel – Sie hatten ja ein Ziel vor Augen. Aber das andere ist im Vordergrund gestanden.	zeigt mit einer Hand hoch. hebt die Schultern an	Ambivalenz: konkurrierende Ziele
Experte	Richtig. Genau. Mein Ziel war es eigentlich schon, meine mittlere Reife zu machen. Eine Ausbildung anzufangen.	nickt mehrmals	emotional schwirig für Experten
	Damals wollte ich Bauzeichner unbedingt werden. Und –	lächelt etwas, holt Luft	
	Das hab ich durch den Konsum von Marihuana komplett neben mir liegen lassen.	greift an den Hinterkopf, macht mit dem Arm eine wegwerfende Bewegung, nickt	
Arzt	Hmhm. Aber ich glaub, der Alkohol ist immer mitgelaufen.	Arme ausgebreitet	
Experte	Der ist immer mitgelaufen.	nickt kräftig	
Arzt	Und – wie viel haben Sie davon vertragen? In guten Zeiten?	bewegt die Beine	Konsummuster Alkohol, Trinkmenge, positive Formulierung
Experte	In guten Zeiten? Also – ich kann ohne weiteres ne Flasche Jägermeister trinken. Das war 0,7 l Flasche Jägermeister – ist kein Problem gewesen.	beugt sich vor, lächelt, zieht die Stirn hoch, verzieht die Mundwinkel	Emotion: Stolz
Arzt	Hnhn. Und auch da: Was ist das gute Gefühl, und was folgt hinterher?	nickt – wippt mit den Beinen, bewegt die Hände nacheinander seitlich, lächelt	Wirkungen
Experte	Beim Alkohol ist es so. Da ist nur das Gefühl da: Ähm	bewegt die Beine, richtet sich auf	positiv – der Glanz
	Man fühlt sich stärker. Man ist jemand.	betont!	
	Aber – der Tag danach, der ist immer schrecklich nach dem Alkohol. Der gefällt mir gar nicht.	lehnt sich zurück, lächelt dabei	negativ – das Elend

12 Suchtfragen – Sucht fragen

Personen	verbal	nonverbal	Kommentar
Arzt	Man weiß es irgendwann, dass es so ist.	lächelt	
Experte	Richtig. Man weiß es. Aber man tut es trotzdem.	nickt lebhaft, beugt sich vor, hebt die Hände an	Abwägung, Entscheidung
Arzt	Hmm.		
Experte	Das schreckt nicht davor ab.		
Arzt	Ich glaub, das, was Sie immer wieder beschreiben, heißt, für diesen Moment dieses guten Gefühls oder diese Zeitspanne guten Gefühls, da nehm ich einiges in Kauf.	nickt, beugt sich weit vor, Arme weit vorgestreckt zwischen den Beinen, lehnt sich wieder zurück, streckt eine Hand vor	Rückmeldung, Bilanz
Experte	Genau.	nickt	
Arzt	Ja das kann ich – das hat mich sehr beeindruckt, von Ihnen das so zu hören. Und die schwierige Frage heißt:	richtet sich im Stuhl auf, stützt sich mit den Armen hoch, beugt sich kurz vor und lehnt sich zurück	positive Rückmeldung
	Es kann nie etwas Besseres nachkommen, als dieses tolle Gefühl.	Finger verschränkt, Daumen in Bewegung	Was ist die Perspektive?
Experte	Ich denke nicht. Ich bin auf jeden Fall der Meinung, dass das das beste Gefühl ist.	nickt, ernst	
Arzt	Das macht es schwierig. Es kommt nichts Besseres mehr im Leben.	lebhaft, mit Körperwendung	Abwägen: Konsequenz
Experte	Doch. Besseres schon.	lacht auf, beugt sich nach vorn	
Arzt	Ja?		
Experte	Es ist ja ein Unterschied zwischen diesem Gefühl und Glücklichsein. Ich war zwar nicht glücklich, aber ich hatte dieses Gefühl.	begleitende Handbewegungen	Emotionen unterscheiden
Arzt	Aha.	runzelt die Stirn, geht etwas zurück	
Experte	Und – ich denk mal, wenn ich glücklich bin, – und das bin ich im Moment – komme ich auf jeden Fall an dieses Gefühl heran.		

287

II Spezieller Teil – schwierige Gespräche

Personen	verbal	nonverbal	Kommentar
Arzt	Ja, ist das so?	nickt, verschränkt die Arme, lehnt sich etwas zurück	
Experte	Ja, doch.	nickt	
		Pause	
Arzt	Ähm. Ich find, Sie haben in Ihrem Buch unglaublich viel über Gefühle geschrieben.	schaut nach unten, dann zum Experten, bewegt die Beine	*Gefühle*
		Experte nickt	
	Unglaublich viel. Sie haben dieses Gefühl beim Spritzen, bei der Nadel beschrieben. Und auch das, was danach kommt, was unglaublich elend klang.	streckt geöffnete Hand vor	*Glanz und Elend*
Experte	Hmm.	schaut und nickt	
Arzt	Wo Sie dann nur noch rumliegen und abmagern.	Experte nickt mehrfach	
	Und wo Sie angesprochen wurden, wie Sie aussehen.	verschränkt Arme immer mit Blickkontakt	
Experte	Von meinen Freunden, ja.	fällt ins Wort, nickt	
	Also ich hatte gar nichts mehr mit meinen wirklichen Freunden zu tun. Nur mit dem einen Mann, mit dem ich das genommen hab. Und meine Freunde, die waren schockiert, als sie mich gesehen haben, nach zwei, drei Monaten.	schüttelt den Kopf lebhafte Gestik	*Welches Umfeld?*
Arzt	Hmm.	nickt	
Experte	Die wollten auch gar nichts mehr mit mir zu tun haben, sag ich ganz ehrlich.	wendet sich zur Seite und kurz nach vorn	
		Pause	
Arzt	Hmhm. Vielleicht noch eins. Äh ähem, und zwar: Hatten Sie mal die Sorge … Oder war das mal ein Thema, ahem dass Sie an den Drogen sterben? Der goldene Schuss oder so was?	holt Luft, streckt die Arme aus, Blick nach unten, schaut dann Experten an	*schwierige Frage für den Arzt: Todesgedanken?*
Experte	War mal ein Thema, war mal ein Thema.	nickt	
Arzt	Waren Sie nahe dran?		
Experte	Ich war nahe dran.		
		Arzt nickt	
	Sehr nah.	nickt	

12 Suchtfragen – Sucht fragen

Personen	verbal	nonverbal	Kommentar
	Ähh. Aber – ich hab mich nicht getraut. Ich hab mich einfach nicht getraut.	Kopf vorgeschoben, Lippen zusammengepresst, schaut Arzt an	
		Arzt schaut, wortlos	
		Pause	
Arzt	Das wäre schon naheliegend. Dieses tolle Gefühl. Und dann nichts mehr.	begleitende Handbewegung, lächelt	Zuspitzung: mögliche Konsequenz sterben
Experte	Jaaa, doch. Dieses tolle Gefühl und dann nichts mehr.	lächelt auch, beugt den Kopf vor, bewegt die Beine	
	Natürlich hätte es sein können, dass mein Körper – sagt, es geht nicht mehr. Und ich würde sterben. Natürlich. Aber – ich hätt es nicht bewusst gemacht.	Ernst, breitet Arme aus, spricht schnell	ernste Stimmung, Tod in Kauf genommen
Arzt	Hm.		
Experte	Bewusst nicht.		
Arzt	Hm.		
Experte	Also, direkt umbringen wollt ich mich nicht. Und das war der Grund für meinen ersten Entzug.		
Arzt	Aber vielleicht noch mal. Das ist ja ne Kosten-Nutzen-Geschichte.	beugt sich vor, Hände auf den Tisch, lehnt sich zurück, Hand am Kopf	Abwägung, Ambivalenz
	Also dieses Glücksgefühl. Das besondere Glücksgefühl. Das Sie hinter sich lassen. Das Sie nie wieder erreichen wollen, obwohl es so fantastisch ist.	betont dann mit Handbewegung	Glücksgefühl
	Und dann ein Ziel vor Augen. Und der Weg dahin ist mühsam. Und der geht nicht ohne Frust ab. Das geht ja nicht zusammen.	legt Hand am Tisch ab, hebt die Schultern an	Mühsal und Frust

Personen	verbal	nonverbal	Kommentar
Experte	Es ist auch ein Grund – mit den Schulden. Ich hab mich durch das Heroin schwer verschuldet.	schluckt. Handbewegungen, nimmt den Kopf zurück, verschränkt die Hände	*Schulden*
Arzt	Ja.		
Experte	Und das war natürlich auch ein großer Grund. Ich hab ja nicht gearbeitet. Ich hab ja nichts gemacht.		*soziale Situation*
	Ich musste mein Leben irgendwie in den Griff bekommen.		*Eigenmotivation*
Arzt	Hmm.		
Experte	Und ansonsten, es ist wirklich schwer zu sagen. Das war wirklich –	schüttelt den Kopf, hebt die Hände an, sucht nach Worten	
	Der Gedankengang kam mir in der S-Bahn. Als ich in der S-Bahn gefahren bin. Das war die Zeit mit der Bäckerlehre.	nickt bekräftigend	
Arzt	Ja.	richtet sich auf, schaut weiterhin Experten an	
Experte	Und das kam in der S-Bahn. So jetzt hör ich auf. Da bin ich gerade in die Arbeit gefahren. Jetzt hör ich auf.	spricht schnell, hebt bekräftigend beide Hände an	*Entschluss aufzuhören*
Arzt	Hmhm.	schüttelt den Kopf	
Experte	Und ab dem nächsten Tag hatt ich dann Urlaub. Und dann …		
Arzt	Entzug?		
Experte	Entzug.	nickt	
Arzt	Unglaublich.	schüttelt Kopf, Experte lächelt	*Entzugserfahrungen*
		hält die Arme hinter der Stuhllehne, Fäuste gegen den Sitz gestemmt	
	Sie haben ja auch Entzugserfahrungen.	schaut nach unten, dann Blick zu Experte	
Experte	Ja.	nickt, ernst	
Arzt	Wie haben Sie das geschafft – und Sie haben es ja – glaube ich – alleine geschafft?		
Experte	Ganz allein.	bekräftigt mit Kopfnicken	
Arzt	Ähem.	schüttelt Kopf	

12 Suchtfragen – Sucht fragen

Personen	verbal	nonverbal	Kommentar
Experte	Es ist unvorstellbar. Also, das kann sich niemand vorstellen. Es war wirklich eine Phase in meinem Leben, die, die – diese zwei Wochen sind die längsten zwei Wochen in meinem Leben. Die härtesten und – Ich muss ganz ehrlich sagen: ich hätte mich da fast aufgegeben.	redet weiter, zieht die Stirn hoch	
		Arzt nickt, Stirn hochgezogen	
	Also es war wirklich sehr, sehr schwer. Und vor allem die – die Entzugserscheinungen, die man dann hat.		
Arzt	Hmhm.	sitzt unbewegt	*hört zu*
Experte	Was der Körper natürlich braucht. Der Verstand nicht. Aber der Körper, der braucht das. Das lässt er, das lässt er Sie auch knallhart spüren.	bewegt, mit viel Gestik	
Arzt	Hmm.		
Experte	Mit Schmerzen, Wärme, Kälte. Und das geht wirklich – über eine Woche konstant.		
Arzt	Hmm.		
Experte	Dass ich wirklich auf dem Boden gekrochen bin. Wenn ich zur Toilette wollte. Und wirklich jeder Schritt, jede Bewegung hat wehgetan. Das war doch sehr hart.		
Arzt	Das Besondere ist doch, dass Sie es irgendwie geschafft haben, einen oder mehrere – ich glaube, es müssen mehrere Entzüge gewesen sein –		*positive Bewertung*
		Experte nickt	*Mengenangabe hochsetzen*
	Es geht nicht anders.		
Experte	Ja, es waren mehrere.		
Arzt	Es geht nicht anders. Aber, dass Sie es ohne Hilfe oder mit der Hilfe aus Ihrem engsten Umfeld geschafft haben.	bewegt die Beine, schaut nach unten	
		Experte streckt ein Bein aus	
	Und Sie haben am Anfang von Freunden gesprochen.	blickt zu Experte	*Welche Freunde?*

291

II Spezieller Teil – schwierige Gespräche

Personen	verbal	nonverbal	Kommentar
		Experte nickt	
	Und da ist immer die Frage, was sind das für Freunde?		problematisches Umfeld
	Und äh – Und Sie haben gesagt, es gab eine Zeit, da sind Ihre Freunde, die Sie als Ihre wahren Freunde angesehen haben, die haben Ihnen den Rücken zugekehrt.	begleitet mit einer Hand	
		Experte nickt sehr deutlich	
	Und wie haben Sie es geschafft, sozusagen, aus dieser Szene rauszukommen? In der Sie ja bestens verankert waren.	begleitet mit beiden Händen	Wie war es Ihnen gelungen, da rauszukommen?
	Das waren ja plötzlich – ein Stück weit – Ihre wahren Freunde.	lässt die Arme sinken	Welche Freunde waren die wahren Freunde?
Experte	Damals schon. Ich hatte immer das Ziel eigentlich vor Augen gehabt, etwas aus mir zu machen. Ähm. Etwas Kreatives zu machen.	Arzt hört zu, Stirn hochgezogen	Eigenmotivation
	Weil ich schon immer kreativ veranlagt war. Und das ist mir erst sehr, sehr spät aufgefallen. Und dann hab ich wirklich von heute auf morgen einen Schlussstrich gezogen und hab gesagt: nie mehr.		
	Nie wieder. Ich mache was aus meinem Leben.	lebhafte Gestik, mit Stoppzeichen	Ziel und Entschluss
Arzt	Ähm. Jetzt haben Sie ein Stück von Ihren Erfahrungen erzählt. Sie haben davon gesprochen, dass Sie das Buch geschrieben haben.	richtet sich auf, schaut vor sich hin	
	Und das durchgehalten haben – was ich fantastisch finde, dass Sie das zustande gebracht und geleistet haben.	schaut zu Experte	Würdigung
	Ähm. Unter welchen Umständen könnten Sie wieder rückfällig werden?	schaut hoch, Blick zu Experte, beide lächeln	Rückfall? unter welchen Umständen?
Experte	Das ist sehr schwierig. Ähm. Ich hoffe natürlich, dass ich nicht mehr rückfällig werde. Jedoch ist es ähm immer schwer zu sagen.		

12 Suchtfragen – Sucht fragen

Personen	verbal	nonverbal	Kommentar
	Weil das Suchtverhalten – es ist immer da.	beugt sich nach vorn, lebhaft	
Arzt	Es ist immer da.	nickt, rückt sich auf dem Stuhl zurecht	
Experte	Ja, man steht immer auf einem Drahtseil.		
Arzt	Ja.	nickt	
Experte	Das ist ganz klar. Ich könnt jetzt auch nicht direkt sagen, ähm in welcher Situation ich wieder zu den Drogen greifen würde. Das könnt ich ehrlich gesagt gar nicht sagen.		
	Wie gesagt, es kommt auf die Situation darauf an. Und vielleicht – da setzt mein Gehirn, mein Verstand auf einmal aus. Und dann mach ich es wieder. Es wäre möglich.	schüttelt den Kopf, lebhaft	
		Arzt zieht die Luft ein	
	Das ist auch eine große Angst von mir.	rückt seine Jacke zurecht	
Arzt	Aber Sie haben das doch mehrfach erlebt. Zu sagen, ich will es hinter mich bringen.	unterbricht, beugt sich vor, verschränkt die Arme greift an die Stirn, zählt auf, mit Blick zu Experte	*Nachfragen, Konfrontation*
	Ich mach es nicht wieder.	Experte nickt	
		Pause	
	Und dann kommt was, und – und dann ist es doch wieder passiert.	Experte in angespannter Haltung	
	Und ich glaube schon, dass man irgendwo benennen kann, was Situationen sind, die kritisch sind für Sie.	blickt vor sich hin, schaut dann zu Experte	*Was sind kritische Situationen?*
		Pause	
Experte	Mmh – als ich zum Beispiel arbeitslos war.	Atmet tief, beugt sich vor, stellt ein Bein vor	*Affekt*
Arzt	Ja.	nickt, Kopf zurückgelehnt	

II Spezieller Teil – schwierige Gespräche

Personen	verbal	nonverbal	Kommentar
Experte	Das war, das ist ein großer Punkt gewesen. Wo ich dann damals wieder zu Drogen gegriffen hab.	mit Gestik der Arme	
	Also hat es immer etwas gegeben, was ich gegen den Frust brauchte, so gesehen.	vorgeneigt, Hände ausgebreitet	kritische Situationen: Umgang mit Frust
Arzt	Ja.		
Experte	Das kann natürlich jetzt auch wieder passieren.		
Arzt	Aber Sie haben doch zu tun mit Frustsituationen.	lehnt sich zurück, Arme hinter der Stuhllehne	
Experte	Richtig. Das auf jeden Fall. Wenn es mir nicht gut ging.	nickt	
Arzt	Sie haben ja beschrieben, dass Sie, dass es immer Ärger gegeben hat. Und dann haben Sie selber es hingeschmissen oder Sie sind rausgeflogen.	mit Handbewegungen, streckt einen Arm vor, verschränkt die Arme	
Experte	Genau.	nickt	
Arzt	Und dann – Beziehungsprobleme.	zeigt in eine Hand	
Experte	Auch ein großer Punkt.	nickt, zeigt Zustimmung	
Arzt	Also es ist eigentlich ganz einfach, dass das die zwei Situationen sind, die Ihnen Frust bereiten. Was jedem passieren kann.	beugt sich vor, lächelt	Gefährdung durch Frust in der Arbeit und in Beziehungen
Experte	Genau. Also, die Beziehungsprobleme, die dann auch.	zieht die Beine an	
Arzt	Und jetzt ist, glaube ich, ist die spannende Frage: – Frust kommt immer im Leben.	zurückgelehnt	
	Wann kommt der nächste Frust und wie können Sie damit umgehen?	Experte nickt, mit großer Bewegung	Vorhersage: Wann kommt die nächste Frustsituation?

12 Suchtfragen – Sucht fragen

Personen	verbal	nonverbal	Kommentar
Experte	Mmmh. Wie gesagt, derzeit geht es mir gut. und ich hoffe, der nächste Frust kommt erstmal nicht.	gedehnt, zieht die Stirn hoch, hebt die Schultern, lächelt	
Arzt	Ich wünsch es Ihnen auch. Aber das Leben …	beugt sich vor, dazwischen	
Experte	Ja, es kann – kann kommen. Ich habe jetzt eine andere Methode. Wenn ich Frust habe, dann spreche ich.	fährt fort, beugt sich weit vor	*Bewältigungsstrategie: Sprechen*
Arzt	Aha.	zieht die Stirne hoch	
Experte	Und da ist eine ganz große Anlaufstelle meine Mama.		*mit Mutter sprechen*
Arzt	Aha.		
Experte	Und – ich bin auch sehr froh, dass sie da ist. Und mit mir über alles redet. Und da kann ich den Frust abbauen.	beugt sich vor	
Arzt	Hmm.		
Experte	Und natürlich – anstatt frustriert zu sein – schreibe ich das einfach nieder.	langsam und betont, breitet beide Hände auf dem Tisch aus	
		Arzt nickt	
	Was mich frustriert, schreibe ich nieder. Und dann kann ich sehr, sehr viel verarbeiten.	Hände zusammen, langsam	
Arzt	Ja. Äh.		*Bewältigungsstrategie: Schreiben*
Experte	Da hab ich auch durch das Buch sehr viel verarbeitet.		
Arzt	Ja.		
Experte	Das hab ich mir so angeeignet. Ein wirklicher Frust, dass ich wieder zu Drogen oder Alkohol greife, ist bei mir nicht vorhanden.		
Arzt	Hmm. Könnte es sein, dass es für Ihre Mama manchmal zu schwierig ist?	holt Luft, lehnt sich zurück, reibt seine Hände	
Experte	Ja. Manchmal war es zu schwierig.		
Arzt	Gab es mal Überlegungen, ob Sie sich jemand anderes suchen? Also aus der Suchthilfe oder Psychotherapie?		*fachliche Hilfe?*

Personen	verbal	nonverbal	Kommentar
Experte	Manchmal schon.		
Arzt	Hatten Sie Kontakt mit Ärzten in der Zeit?		Ärzte?
Experte	In der Zeit nicht. Nein. In der Zeit nicht. Da hatte ich keinen Kontakt.	schüttelt den Kopf	
Arzt	Und später?		
Experte	Später schon. Als ich dann die Hepatitis bekommen hab.		gesundheitliche Folge: Hepatitis
Arzt	Ja.	nickt	
Experte	Da hatte ich dann schon in der inneren Medizin, in der Stadt, hatt ich Kontakt mit einer Ärztin.	beugt sich vor begleitende Handbewegung	
	Und die wollte natürlich wissen, woher das kommt, die Hepatitis. Und der hab ich dann gesagt – meinen Lebenslauf hab ich dann erzählt. Die hat mich schon gefragt, welche Drogen ich genommen hab.	Arzt nickt	Ärztin hat nachgefragt
	Alkohol, weil es natürlich die Leber betrifft. Also, die hat mich schon gefragt. Auf jeden Fall. Genau.		
		Pause	
Arzt	Jetzt haben wir über ganz viel gesprochen. Fällt Ihnen noch etwas ein, was Sie sagen möchten? Gibt es noch etwas, was Sie sagen möchten?		abschließende Frage: Was möchten Sie noch sagen?
Experte	Mmmh. Ich würde gerne mein Buch weiter verbreiten. Und ich würde natürlich viel, viel mehr Lesungen machen. Nicht nur in München, sondern in jeder Stadt. Das ist etwas, was ich sehr, sehr gerne machen würde. Um den Jugendlichen natürlich zu helfen. Und zeigen, dass es auch andere Wege gibt. Ja, das wäre schon ein großer Traum von mir.	beugt sich kurz vor, lächelt, streckt sich	Wünsche
	Und einen Verlag zu finden.	breitet die Arme aus	
Arzt	Ja. Gut vielen Dank.	lächelt	Dank für das Gespräch

Reflexion: Der Arzt nimmt bei seinen Fragen mehrmals Anlauf: Er holt Luft, schaut nach unten. Mit der Formulierung seiner Frage nimmt er Blickkontakt auf. Er fragt die schweren und dunklen Themen nach. Er lässt dem Gesprächspartner Raum. Die Fragen nach Stärken nehmen großen Raum ein – etwa drei Minuten.

Der Experte zeigt im Interview seine Fähigkeit, dem Gesprächspartner ein beruhigendes, freundliches Bild von sich zu vermitteln. Die Situationsabhängigkeit seines Konsums kommt beim Rauchen, bei Alkohol und bei illegalen Drogen zur Sprache. Das Thema Nikotinabhängigkeit begleitet er mit Lächeln. Der Tag nach dem Rausch ist schrecklich – begleitet von Lächeln. Durch seine Drogenerfahrungen konnte er sich gute Gefühle verschaffen. Negativ sind Frusterleben bei der Arbeit und in Beziehungen. Negativ sind auch die Entzugserfahrungen. Zwiespältig: Wer sind gute Freunde? Ein bemerkenswerter Ausdruck von Stärke ist das lange Intervall vom Beginn des Rauchens bis zum Konsum von Alkohol und härteren Drogen.

Insgesamt ein ruhiges Gespräch. Wechselseitig werden viele Hörersignale ausgetauscht. Die Emotionen kommen durch das Gesprächstempo (Pausen, „äh", Füllwörter) und durch themenabhängige Haltungsänderungen mit Anspannung und Entspannung zum Ausdruck. Zurückliegende und aktuelle Konsummuster und Drogenerfahrungen können flott besprochen werden. Zwei Themen erfordern Zeit und mehrfaches Nachfragen: Stärken zu entdecken und in Zukunft kritische Situationen mit der Gefahr eines Rückfalls zu identifizieren.

Literatur

Bauer C, Hegemann T (2008) Ich schaff's – Cool ans Ziel. Das lösungsorientierte Programm für die Arbeit mit Jugendlichen. Heidelberg: Carl-Auer Verlag.
Bundeszentrale für gesundheitliche Aufklärung: Materialien zu Suchtvorbeugung, Alkoholprävention, Förderung des Nichtrauchens. https://www.bzga.de/botmed_331 10100.html (Zugriff am 09.09.2018).
Corsi S (2014) Pech im Glück. Mein Weg zurück ins Leben. Die Geschichte eines Ex-Junkies. Berlin: Schwarzkopf und Schwarzkopf Verlag.
Dilling H, Mombour W, Schmidt MH (1991) (Hrsg.) Internationale Klassifikation psychischer Störungen. ICD-10 Kapitel V (F). Klinisch diagnostische Leitlinien. Bern: Huber (10. Auflage 2015, Hogrefe: Göttingen).
Fagerström K, Schneider N (1989) Measuring nicotine dependence: A review of the Fagerstöm Tolerance Questionnaire. J Behav. Med 12: 159–181.
Jakob A, Lieb K, Berger M (2009) Schwierige Gesprächssituationen in Psychiatrie und Psychotherapie. München: Urban und Fischer.
Kolitzus H (2000) Ich befreie mich von deiner Sucht. Hilfen für Angehörige von Suchtkranken. München: Kösel Verlag.
Kolitzus H (2012) Die Liebe und der Suff – regen die Menschen uff. 11. Auflage. München: Kösel Verlag.
Mayfield D, McLeod G, Hall P (1974) The CAGE questionnaire: validation of a new alcoholism screening instrument. Am J Psychiatry 131: 1121-3. Auch abrufbar unter: https://www.alk-info.com/tests/print/650-cage-test-mit-4-fragen-selbsttest-zum-alkoholkonsumverhalten-alkoholgefaehrdet (Zugriff am 03.05.2019).
Miller WR, Rollnick S (2004) Motivierende Gesprächsführung. Stuttgart: Lambertus.

Niethammer O, Frank R (2007) Prevalence of use, abuse and dependence on legal and illegal psychotropic substances in an adolescent inpatient psychiatric population. Eur Child Adolesc Psychiatry 16: 254–259.

Noeker M (2013) Psychologische Erstintervention bei Alkoholintoxikation. In: von Hagen C, Koletzko B (Hrsg.) Alkoholmissbrauch im Kindes- und Jugendalter. Stuttgart: Kohlhammer. S. 73–84.

Noeker M (2013) Motivierende Gesprächsführung. In: von Hagen C, Koletzko B (Hrsg.) Alkoholmissbrauch im Kindes- und Jugendalter, Stuttgart: Kohlhammer. S. 85–92.

Thomasius R, Sack P-M, Arnaud N, Hoch E (2016) Behandlung alkoholbezogener Störungen bei Kindern und Jugendlichen: Altersspezifische Empfehlungen der neuen interdisziplinären S3-Leitlinie. Z Kinder- Jugendpsychiatr Psychother 44: 295–305.

von Hagen C, Koletzko B (Hrsg.) (2013) Alkoholmissbrauch im Kindes- und Jugendalter. Stuttgart: Kohlhammer.

AWMF Leitlinien zu substanzbezogenen Störungen:

076/001 Screening, Diagnostik und Behandlung alkoholbezogener Störungen: http://www.awmf.org/leitlinien/detail/ll/076-001.html

076/006 Screening, Diagnostik und Behandlung des schädlichen und abhängigen Tabakkonsums: http://www.awmf.org/leitlinien/detail/ll/076-006.html

Siehe auch ▶ Kap. 3.4 Jugendliche, ▶ Kap. 8 Schulversäumnis, ▶ Kap. 11 Suizidalität

Gesprächsverläufe als Lehrfilm ansehen

Zu diesem Thema bietet der Autor ein Video an, welches online angeschaut werden kann. Den Weblink und QR-Code zum Lehrfilm Arztgespräche: „Suchtfragen" finden Sie auf S. 11.

13 Das todkranke, das sterbende Kind

Hintergrund: Wann und woran sterben Kinder? Kritische Altersbereiche sind der Beginn des Lebens und die Pubertät. In jedem Lebensalter sterben Kinder durch Unfälle und chronisch lebensbedrohliche Krankheiten. Am Häufigsten sterben Kinder auf Stationen für Frühgeborene – in der Neonatologie – und für krebskranke Kinder – in der Onkologie. Bei Jugendlichen ist Suizid die häufigste Todesursache. Schwere Erkrankungen wie Krebserkrankungen, Herzfehler, Lungen- und Nierenerkrankungen, Cystische Fibrose oder Diabetes sind in der Hand von engagierten und effizienten Fachleuten, durch strukturierte Behandlungskonzepte und einen hohen apparativen Aufwand beherrschbar geworden. Die Lebenserwartung Betroffener hat sich wesentlich verlängert. Bei Gesprächen über die Behandlungsmöglichkeit „Organtransplantation" in fortgeschrittenen Krankheitsstadien stehen technisch-praktische Einzelheiten im Vordergrund. Unausgesprochen bleibt häufig, dass es ohne diese Behandlungsmöglichkeit ums Sterben geht. Für die lebensverlängernde Behandlung eines Patienten durch eine Organspende muss erst jemand anders sterben.

Im Märchen steht Gevatter Tod neben dem Bett des Kranken. Wenn er am Kopfende steht, wird der Kranke wieder gesund. Sein Platz am Fußende bedeutet seinem Patenkind, dem Arzt, dass dessen ärztliche Kunst nichts mehr ausrichten kann. Gevatter Tod ist kein vertrauter Begleiter unseres Lebens. Über Tod und über Sterben zu sprechen ist schwer. Die Erfahrungen von Sterbeprozessen im engsten Familienkreis haben es mir ermöglicht, mich gelassener auf die Thematik einzulassen.

Was ist die Schwierigkeit? Die Erschütterung trifft neben den Angehörigen auch den Arzt. Als Arzt erlebt man angesichts des Sterbens das Gefühl, „mit leeren Händen" da zu sitzen. In einer Welt, in der alles machbar zu sein scheint, heißt die Kapitulationserklärung bei einer schweren Erkrankung: *Wir können nichts mehr für Sie tun.* Es gibt verschiedene Varianten, Emotionen abzublocken. *Ich habe keine Zeit. Das machen bei uns die Psychologen.*

Worauf kommt es an? Kind und Eltern hoffen auf Anteilnahme, auf Trost. Es aushalten und dabei bleiben sind die wesentlichen Elemente einer haltgebenden Beziehung. Indem man als Arzt zuhört, erfährt man, wie viel die Beteiligten wissen wollen. Alle Fragen verdienen eine wahrheitsgemäße Antwort. Das Abschiednehmen lässt sich auf vielfältige Weise gestalten und gibt dem Sterben einen würdigen Rahmen.

Neugeboren 1: Anna atmet nicht

Gespräch nach einer Woche intensivmedizinischer Behandlung: Arzt Dr. Baum, Leiter der Neugeborenenintensivstation, Mutter, Vater, Gesprächsdauer: 15 Minuten (verkürzt). Die Redebeiträge der Mutter und des Vaters sind fett hervorgehoben.

Personen	verbal	nonverbal	Kommentar
		Begrüßung	
Arzt	Ich bin Doktor Baum, einer von drei Oberärzten, die jeweils für ein oder zwei Wochen am Stück zuständig sind.	zu den Eltern, breitet die Hände aus	Vorstellung mit Name und Funktion
	Wenn es recht ist, äh, fang ich an zu erzählen.	Vater nickt, Mutter nickt	Einleitung
	Wie viel wissen Sie schon?	zu Vater gewandt, deutet zu ihm. Mutter lächelt, hat Kopf auf eine Hand gestützt. Vater schaut zu seiner Frau, Hände verschränkt am Tisch.	
	Für uns ist klar, dass die Anna schwer krank ist.	beugt sich vor, schaut zum Vater, Vater nickt. Mutter schaut hoch und nickt, lehnt sich kurz zurück.	Thema
	Und äh. Wir haben große Sorgen. Das ist einfach so.	schaut vor sich hin, schaut zum Vater	„Warnschuss": es ist ernst
	Von dem Ablauf. Wie kommt es zustande?	schaut vor sich hin, breitet die Arme kurz aus, beide Eltern blicken ernst	
	Da müssen wir jetzt nach einer Woche sagen: das Kind war bis zum Augenblick der Geburt zwar beeinträchtigt.	spreizt die Hände, nickt mit dem Kopf	informiert, ist angespannt
	Man hat einen schnellen Herzschlag festgestellt. Und den auch zum Anlass genommen, naja.	schluckt, betont „schneller Herzschlag", zieht dabei die Schultern vor, zählt mit den Händen auf	Klärung: bisheriger Verlauf
	Sozusagen die Geburt operativ zu beenden. Sprich das Kind holen.	macht Greifbewegung, beide Eltern nicken kaum merkbar, schauen zum Arzt	
	Und was unerwartet war, dass ein voll ausgetragenes Kind, – reif – wo auch die Lunge reif sein müsste,	betont „unerwartet", beugt den Kopf kurz vor, richtet sich auf, streckt die Arme vor, richtet Handrücken mehrfach vor. Mutter nickt kurz.	
	nicht in der Lage war, die Lunge selbst zu atmen. Aufzumachen. Dass es künstliche Maßnahmen	öffnet die Arme, nimmt den Oberkörper zurück	Problem: Kind atmet nicht

Personen	verbal	nonverbal	Kommentar
	brauchte, um überhaupt zu überleben. Und das war in der ersten halben Stunde wahnsinnig schwierig.		
Mutter	Hmm.	Vater nickt mit Augenbewegung, stimmt nonverbal zu	Hörersignal Mutter
Arzt	Und erst nach einer halben Stunde ist es gelungen, dass die Lunge genug Sauerstoff aufnimmt, dass das Gewebe mit Sauerstoff versorgt wird.	begleitende Handbewegungen, zieht Schultern vor, nickt mit dem Kopf, Vater streicht sich über die Wange	
	In der Zeit war das Kind nicht ausreichend versorgt.	schaut vor sich hin, Stimme wird monoton	Emotion Arzt, monotone Stimme
		Vater senkt den Kopf	Emotion Vater nonverbal
Mutter	Hmhm.		Emotion Mutter, äußerlich unbewegt
Arzt	Die Lunge hat sich gut erholt.	beugt sich vor, lebhaft, breitet die Hände aus	
		Mutter nickt unmerklich, Vater nickt, richtet sich auf und rückt sich auf dem Stuhl zurecht, lehnt sich zurück	Haltungsänderungen beider Eltern
	Wir haben ja einen Schlauch reinstecken müssen, weil ja dann sozusagen ein Pneumothorax – Luft außerhalb der Lunge – im Brustraum ist, die die Lunge wegdrängt und die Lunge kann sich nicht erweitern.	zeigt auf seine rechte Lungenseite, verdeutlicht es mit seinen Händen, demonstriert es an sich mit viel Gestik	verstehbare Erläuterung des Arztes
		Vater presst die Lippen zusammen	Emotion Vater: über Mimik
Mutter	Mh.		
Arzt	Weil ja Luft außerhalb ist, also im Brustraum. Deswegen mussten wir die raus bringen.	schaut zu Vater	
		Vater senkt den Kopf, nickt	Emotion Vater, Hörersignal Vater
Mutter	Hmhm.		Hörersignal Mutter
Arzt	Danach war der Zustand – nicht mehr so kritisch.	blickt zum Vater, murmelt	leise und langsam

Personen	verbal	nonverbal	Kommentar
Mutter	Hmhm.	Vater streicht über eine Augenbraue, hält die Hand dann an die Wange.	Hörersignal Mutter
		Pause	
Arzt	Das Problem, das wir sehen, ist, dass das Kind nicht richtig wach ist, sondern in einem Komazustand, der im Moment von den Medikamenten äh ausgeht – aber nicht nur.	betont „im Moment"	im Koma
	Wir haben schon eine Phase gehabt vor zwei Tagen, wo wir die Medikamente abgesetzt haben. Und geschaut haben, was macht das Kind. Die Atmung kommt, auch relativ zuverlässig.	schaut zum Vater	
		Pause	
	Zum Teil auffällige Atmung, nicht normal, wie die Atmung kommt.	holt Luft, ballt die Hände, verzieht das Gesicht, beugt sich vor, öffnet die Hände	kritische Situation des Kindes
Mutter	Mmh.	nickt, Vater nickt	Hörersignal der Eltern
Arzt	Es ist noch immer nicht normal. Das ist nach einer Woche eher nicht schön. Aber es ist eine eindeutige Verbesserung dagewesen. Offen gesagt bei solchen Fällen muss man manchmal darüber sprechen, was macht denn Sinn.	schüttelt den Kopf, neigt sich seitlich vor, greift sich an die Wange, rückt die Brille zurecht	Prognose problematisch
Mutter	Mmhh.		
Arzt	Muss man alles tun? Muss man künstlich alles machen? Bei Anna haben wir diese Gedanken bisher nicht gebraucht, weil sie sich in allem verbessert hat. Wo das aber genau hingeht, ist schwer zu sagen.		Entscheidung steht im Raum: machen oder lassen?
Mutter	Hmhm.		Hörersignal der Mutter
Arzt	Also wir haben – ja?	holt Luft, Vater setzt an zu reden, Arzt unterbricht sich und wartet	

13 Das todkranke, das sterbende Kind

Personen	verbal	nonverbal	Kommentar
Vater	**Besteht jetzt eindeutig Lebensgefahr?**	beugt sich nach vorn, Mutter schaut kurz zu ihrem Mann	*1. Satz des Vaters*
Arzt	Lebensgefahr würd ich nicht sagen. Ich würde sagen, das ist, das ist nicht das Hauptproblem.	lehnt sich weit zurück beugt sich vor, legt Arme auf den Tisch, Vater schaut zur Seite, lächelt kurz	
	Wir kriegen das Kind durch. Da bin ich ziemlich sicher.	schaut zum Vater	
Vater	Mhh.	nickt	
Arzt	Das Problem ist nur, in welchem Zustand. Ja?	Vater nickt	
	Nach unserer Erfahrung ist es so: Wenn die Atmung nach einer Woche kommt, dann wird die immer stärker.	breitet die Hände begleitend aus	
	Wir können das Kind erst dann von der Maschine nehmen, wenn die Atmung sicher ist.	sehr sicher, zuversichtlich, zählt mit den Fingern mit, schüttelt kurz den Kopf, Vater nickt	
	Von der Lunge her kann man jetzt sagen: kein Problem.	nimmt Hände zusammen, schüttelt den Kopf	
Mutter		schließt kurz die Augen mit freundlichem Gesicht	
	Dann kommt das also vom Gehirn her. Das ist schon Wahnsinn.	bewegt die Hand am Kinn	*1. Satz der Mutter*
Arzt	Ja, das ist jetzt nicht so ungewöhnlich. Diese äh Lungenprobleme nach der Geburt verstehen wir überhaupt nicht. Es gibt auch Fälle.	hält Hände parallel	
	Man nennt es das Atemnotsyndrom eines reif geborenen Kindes. Das Kind war voll ausgetragen.	zieht kurz die Schultern hoch, Vater nimmt beide Hände nach unten	*Atemnotsyndrom*
Mutter	Hmhm.	bewegt Hand am Kinn	
Arzt	Aber es ist mit einer Behinderung zu rechnen. Wie schwer die ausfällt, können wir nicht sagen.		*Prognose langfristig: Behinderung*

303

II Spezieller Teil – schwierige Gespräche

Personen	verbal	nonverbal	Kommentar
	Ähm. Ob das Kind laufen wird, sitzen wird, oder wie genau das ausgeht, weiß ich nicht.		
Mutter	Hmm.		*Hörersignal*
Arzt	Die Entwicklung der nächsten Wochen wird das schon einmal zeigen. Da gibt es Meilensteine.	begleitende Handbewegung	*Prognose kurzfristig*
	Schafft es das Kind beispielsweise zu schlucken? Lernt das Kind richtig Reflexe einzusetzen, um nicht sich zu verschlucken?	nimmt Hand vor das Gesicht, zeigt Schluckbewegungen an	
Mutter	Hmhm.		*Hörersignal*
Arzt	Lernt es richtig trinken innerhalb von 3, 4 Wochen? Das sind günstige Zeichen. Wenn nicht, ist es etwas ungünstiger. Das sind kleine Schritte, wie sich das Gehirn erholt.	begleitende Handbewegungen	
Mutter	Hmhm.		*Hörersignal*
Arzt	Das ist das Problem. Was passiert, ist, dass Nervenzellen im Gehirn zu Grunde gehen.	nickt dazu, Vater nimmt Hand an seine Backe	*Anspannung des Vaters*
	Da gibt es bestimmte Areale vom Gehirn, die besonders empfindlich sind, im Inneren drin, wo das Blut als letztes hinkommt, und die praktisch für die Bewegungssteuerung …	zeigt mit seinen Händen, schnelle Handbewegungen zeigen Bewegungssteuerung, Vater überkreuzt Arme, rückt sich auf Stuhl zurecht	
	Und die manchmal zu spastischen Bewegungsstörungen führen. Oder auch die Koordination von Bewegungen ist schwierig.	sehr lebhaft, betont mit Vorwärtsbewegung	
		Vater blinzelt mehrfach, atmet tief	*Emotion Vater, nonverbal: Anspannung*
	Jetzt ist eine schwere Zeit. Wo man sehr viel Unsicherheit hat.	spricht hier langsam, bekräftigt mit Kopfneigung	*benennt die Ungewissheit*
		Mutter nickt mehrfach, nimmt Kopf zurück, angedeutetes Lächeln	*Hörersignal der Mutter*

13 Das todkranke, das sterbende Kind

Personen	verbal	nonverbal	Kommentar
	Denn genau kann man ja nicht sicher sagen, was wird.	Vater reibt die Nase, Mutter schaut kurz zu ihrem Mann	*Eltern im Blickkontakt*
	Sie werden es immer mitbekommen. Sie werden sehen: Ok. Dieser Schritt heute. Kein Rückschritt zwischendurch. Das Wegkommen von der Intensivmedizin. Bei diesen Maßnahmen bin ich ziemlich sicher. Die brauchen Zeit, jedes Mal. Wie geht es mit der Atmung?	zählt mit Handbewegung und mit fester Stimme auf	
	Und dann wird man Stück für Stück sehen, was zurückbleibt.	leise	
Mutter	Hmhm.		*Hörersignal der Mutter*
Arzt	Und äh jetzt in einer so frühen Phase wird man nicht so viel Aussagen machen können.	zuckt mit den Schultern	
		Mutter nickt, presst dann die Lippen zusammen, beide Eltern schauen vor sich hin, ernst, traurig	*Eltern: Anspannung, Trauer*
		lange Pause 8 Sekunden	
	Jetzt hab ich viel geredet.		*viel Information*
		Eltern lächeln, schauen sich an	
Mutter	Hmm.		
Arzt	Für Sie –	lacht kurz, holt Luft	*spricht die Mutter an: Kontakt zum Kind?*
	Sie haben Ihr Kind zum ersten Mal gesehen, heute – oder?	zu Mutter	
Mutter	Hmm.	nickt, lächelt	*Stimmungswechsel*
Arzt	Der Kaiserschnitt war ein Notkaiserschnitt – in Narkose oder?		*geschlossene Frage*
Mutter	**Nur lokal. Sie haben es gleich –**		
Arzt	Oder PDA (Periduralanästhesie)?	redet gleichzeitig	
Mutter	**Nein, sie haben es gleich, gleich weg.**		
Arzt	Gleich beatmet. Sie haben Ihr Kind gar nicht gesehen?		*geschlossene Frage*

II Spezieller Teil – schwierige Gespräche

Personen	verbal	nonverbal	Kommentar
		Mutter schüttelt den Kopf, Arzt leise	
Mutter	Ja. An sich ging es die ersten zwei oder drei Minuten recht gut.		
Arzt	Es hat geschrien? Sie haben es gehört?	greift zu seinem Ohr	*geschlossene Frage*
Mutter	Nein, geschrien hat es nicht.	schüttelt den Kopf, Vater schüttelt den Kopf, Eltern schauen sich an	
Vater	Ich habe auch nichts gehört.	schaut zu seiner Frau, schüttelt den Kopf	**beide Eltern reden**
Mutter	Sie haben es gleich raus.	hebt einen Arm kurz an	
Arzt	Sie haben so eine Vermutung gehabt, wahrscheinlich.	wendet den Kopf	*Schilderung der Mutter, die Spannung ist weniger hoch*
Mutter	Die ersten Werte waren ja in den ersten zwei, drei Minuten …	schaut zu ihrem Mann	*Gespräch mit Eltern dauert hier 40 Sekunden*
Arzt	Wie gesagt, ich habe ja mit dem – ich weiß den Namen nicht mehr – mit dem Frauenarzt dort gesprochen, weil wir genauer wissen wollten, wie das abgelaufen ist.	fällt ins Wort, Mutter will weiterreden, presst die Lippen zusammen, Vater lehnt den Kopf weit zurück	*Anspannung der Eltern*
	Die Gynäkologen – Geburtshelfer – dort haben wahrscheinlich auch mit Ihnen gesprochen, die Situation mit Ihnen durchgesprochen?	beugt sich zur Mutter, Vater presst die Lippen zusammen	*Suggestivfrage*
	Oder wie war denn das?	spreizt die Hände, Vater presst Mundwinkel zusammen.	*offene Frage*
Mutter	Äh wegen, von?	überlegt	
Arzt	Oder die Kinderärzte haben sicher …	ganz schnell, spricht weiter, breitet die Hände aus	*neuer Frageversuch*
		Vater schaut zu seiner Frau	*Blickwechsel Eltern*
Mutter	Nein, die habe ich nicht gesehen.	schaut zu ihrem Mann	*Mutter kommt hier länger zu Wort, etwa 20 Sekunden*
Vater	Die wollten erst Befunde haben.		

13 Das todkranke, das sterbende Kind

Personen	verbal	nonverbal	Kommentar
Arzt	Überhaupt nicht, in der letzten Woche?		
		Vater schüttelt den Kopf	
Mutter	Also, meine Hebamme hat mir geschildert, wie es war. Das ist eigentlich eine Freundin von mir. Und die hat es mir dann gestern oder vorgestern übersetzt, wie das war.	Arzt hört zu, Mutter hebt eine Hand, blickt hoch	Hebamme hat informiert
Arzt	Ja.	lehnt Kopf zurück	Hörersignal vom Arzt
Mutter	Sie hat es mir geschildert, wie es rausgekommen ist, bis dahin, wo der Hubschrauber gekommen ist. Und dass es beim Flug noch Probleme gegeben hätte.	schüttelt eine Hand, begleitende Kopfbewegung	
Arzt	Eigentlich war das Kind vom Kreislauf und von der Atmungsaufzeichnung ausreichend versorgt.	hebt Hände kurz an	Dialog Arzt – Mutter
		Pause	
	Äh – kein großes Problem. Also. Das Kind hat ja natürlich noch intensivmedizinische Maßnahmen, die notwendig sind.	beugt sich vor, zählt mit den Händen auf, Vater preßt die Lippen zusammen	Vater reagiert nonverbal
Mutter	Hmhm		Hörersignal
Arzt	Katheter und so weiter. Wenn Sie fragen: „Wird das Kind überleben?", würd ich sagen: „Mit allergrößter Wahrscheinlichkeit", wenn jetzt nicht irgendwelche dramatischen Situationen passieren, Komplikationen, Thrombose im Gehirn, irgendwas –	mit fester Stimme und viel Gestik	
		Mutter streicht sich durchs Haar, Vater nickt	
	– dann ist nichts zu erwarten, woran das Kind versterben könnte. Ansonsten – wir kriegen das Kind lebend durch. Und Hirnschäden sind zu erwarten.	betont „nichts zu erwarten"	Antwort auf die Frage Lebensgefahr?
Mutter	Hmm.	Vater nickt	
Arzt	Das ist etwas, worauf Sie sich einstellen müssen.	dreht den Oberkörper, wechselt Sitzposition, hebt sich kurz vom Stuhl ab, legt dann die Arme auf den Tisch	Anspannung des Arztes

II Spezieller Teil – schwierige Gespräche

Personen	verbal	nonverbal	Kommentar
Mutter	**Damit haben wir eigentlich fast schon gerechnet.**	zu ihrem Mann gerichtet, leise, Vater nickt, lächelt kurz	
Arzt	Ich fänd es eigentlich –		
Mutter	**Was heißt gerechnet?**	dazwischen: mit Nachdruck, Arzt hält Hände vor den Mund	*setzt sich durch*
	Aber wenn eine halbe Stunde lang beim Kind das Gehirn nicht richtig versorgt wird, dann kommt man auf das Thema.	hebt den rechten Arm zum Kopf, bewegt den Oberkörper	*spricht mehrere Sätze hintereinander*
Arzt	Ja.	schaut Mutter gerade an, nimmt die Arme wieder vor	*Hörersignal vom Arzt*
		Vater nickt, zustimmende Bewegung, schwenkt einen Arm in Richtung seiner Frau	
Mutter	**Äh. Eigentlich schon.**	hebt die Schultern, schaut ihren Mann an, stützt sich auf ihre Unterarme	
		Pause	
Arzt	Es ist nicht alles machbar in der Medizin und lösbar.	breitet seine Hände aus	
Mutter	Hmm.	nickt	*Hörersignal*
Arzt	Statistisch passieren diese – Fälle bei eins von tausend Kindern, eins von hundert Kindern, je nachdem.	holt Luft	*Anspannung des Arztes*
	Warum es Ihr Kind getroffen hat – ich kann Ihnen keine Antwort geben.	öffnet die Hände	
Vater	**Nein. Das ist halt so. Man sieht es immer bei anderen und hofft, dass es einem selbst nicht pas-**	schüttelt den Kopf, zieht Augenbrauen hoch, hebt seine	*Vater spricht mehr als zwei Sätze*

13 Das todkranke, das sterbende Kind

Personen	verbal	nonverbal	Kommentar
	siert. Und es ist doch so nah, dass – dass auch …	verschränkten Unterarme und Schultern, bricht ab	
Arzt	Die Warum-Fragen, die werden nie beantwortet.		
Mutter	Hmm.	nickt, Vater seufzt tief	*Emotion des Vaters*
		Pause	
Arzt	Äh irgendwie – also, jetzt kann ich Ihnen nach einer Woche keine so ja – rosige Zukunft für die Anna schildern.	leise	
	Weil jetzt wäre es zu früh, überhaupt etwas über die Zukunft zu sagen.	breitet die Hände aus, zuckt mit den Schultern	
		Vater nickt	*Hörersignal*
Mutter	Hmhm.		*Hörersignal*
Arzt	Über alles, was besser kommt, freuen wir uns und sind dankbar.		
	Und wenn es nicht so kommt, müssen wir das Kind annehmen und fördern – und es wird ein besonderes Kind sein – und in jeder Hinsicht helfen.	zuckt mit den Schultern, atmet tief, breitet die Hände aus, leise, presst die Lippen zusammen	*Emotion des Arztes*
	Die Fortschritte sind da. Aber langsam.	wieder laut	
Vater	**Prognose – wie lange noch ungefähr?**	Vater deutet Zeitspanne mit Bogenbewegung eines Armes an	*Frage zur Dauer der Behandlung*
Mutter	**Intensivmedizin?**	ergänzt, schaut zu ihrem Mann, dann zum Arzt	
Arzt	Intensivmedizin? Oh, schwer zu sagen. Ähh also, wenn das Kind … Ich würde sagen eine Woche, vielleicht 10 Tage, zwei Wochen.	beugt sich vor, Hände parallel, lehnt sich zurück, zuckt mit den Schultern	*die schlechte Nachricht*
	Wenn wir natürlich das Kind noch zwei Wochen beatmen müssen, dann ist das ungünstig.	Vater beugt sich vor, stützt sich auf den Tisch und hält eine Hand vor das Gesicht, Mutter bleibt bewegungslos sitzen	
		Pause	
Mutter	**Wie ist es eigentlich mit – mit äh … Ja – Nottaufe, vorsichtshalber?**	hebt Hand, schaut zum Mann, dann zum Arzt, Vater schaut zu seiner Frau	*Gesprächsinitiative Mutter praktischer Umgang*

II Spezieller Teil – schwierige Gespräche

Personen	verbal	nonverbal	Kommentar
Arzt	Hmja …	Vater sagt kurz was, schaut zum Arzt, streckt eine Hand vor, Handfläche nach oben	
Mutter	**Mit mal rausnehmen? Oder …**		*Beziehung zum Kind*
Arzt	Eine sehr gute Frage –	nickt sofort, alle lachen	
Mutter	**Nächste Frage?**	lacht	
Arzt	Nein, wir haben sie wegen der Schwellung im Gehirn bewusst einfach in Ruhe gelassen.	greift mit gespreizten Fingern beider Hände zum Kopf	
Mutter	**Hmm.**		*Hörersignal*
Arzt	Wir haben im Ultraschall gesehen, dass es wesentlich besser geworden ist. Wenn Sie sie rausnehmen wollen, ist es von mir aus ab heute erlaubt. Ich spreche mit den Schwestern.	schüttelt den Kopf, klopft auf den Tisch, bewegt ruckartig Hand zur Mutter hin	*Antwort an die Mutter*
Mutter	Hmm.		
Arzt	Und wenn Sie heute lange genug da sind, dann können wir es gleich praktizieren. Mit Beatmungsschlauch.	Mutter will was sagen, Arzt redet weiter	
Mutter	**Ja, das ist klar.**		
Arzt	Da muss man darauf aufpassen. Die Schwestern zeigen Ihnen das. Wie es geht. Sie setzen sich neben das Bett und können das Kind zu sich nehmen. Auf die nackte Haut nehmen, und den Kittel drüber nehmen.	greift an seine Brille, beschwörende Handbewegung zeigt die Distanz an, nimmt seine Arme zu sich, zeigt das Drüberlegen des Kittels	
	Es ist dann so, dass die Anna das auch spürt.	betont „spürt"	
Mutter	**Die spürt das?**	wendet sich ihrem Mann zu, lächelt, Vater schaut sie an, nickt, lächelt	*Freude der Eltern*
Arzt	Und dass man ihr das einfach gibt, was ein normales Baby braucht. Die Nähe, körperliche Berührung, Hautkontakt.	Hände greifen ineinander, streicht seine Hände	
Mutter	**Das ist alles viel einfacher, wenn man das hier im Krankenhaus macht. Sonst würde alles an ihm hängen bleiben.**	dreht sich zu ihrem Mann, hebt eine Hand an	
Arzt	Sie waren praktisch getrennt vom Kind? Haben es nicht mehr gesehen?		*Frage an die Mutter*

13 Das todkranke, das sterbende Kind

Personen	verbal	nonverbal	Kommentar
Mutter	Ja, nur ein Foto.	nickt, lächelt, presst die Lippen zusammen	Freude und Schmerz
Vater	Apropos: Können wir ein Foto machen?	lächelt seiner Frau zu, zum Arzt, hebt Zeigefinger, beugt sich vor	was Praktisches: Foto vom Kind
Arzt	Jederzeit, jederzeit. Mit Kamera – oder?	antwortet sofort	
Vater	Genau.	nickt, lächelt, zeigt auf sich	Hörersignal, entspannt die Situation
		Pause	
Mutter	Ja. Seit gestern bin ich daheim. Und ehrlich gesagt, ich war froh, als es Nacht geworden ist und bisschen ruhiger. Es war so anstrengend dann auch.	senkt langsam ihre flache Hand	redet spontan, schildert ihre Belastung
Arzt	Gibt es noch Fragen von Ihrer Seite?		offene Frage am Ende
Mutter	Nein.	schüttelt den Kopf	
Vater	Ganz bestimmt nicht.	lächelt	
Arzt	Ja ja. Sie können sich was aufschreiben.	lebhaft	
Vater	Doch noch.	hebt einen Finger	entscheidende Frage am Schluss: Wie geht es weiter mit dem Kind?
		Arzt beugt sich vor, Mutter schaut zu ihrem Mann	
	Sagen wir mal, wenn in drei Wochen – irgendwie – keine Besserung – eintreten wird.	schüttelt Kopf und hebt die Schultern zu jedem Wort	
	Von – von...	schaut erwartungsvoll zum Arzt, nickt ihm zu, Mutter wendet sich dem Arzt zu	nonverbal zu Ende geführt
		Pause	
Arzt	Hmhm. Das ist sehr ungewöhnlich, aber es ist nicht so, dass die Diskussion – Äh, ja ist es alles sinnvoll, was wir hier machen – ganz zu Ende ist. Ja?	schaut vor sich hin, schaut zum Vater, breitet Hände aus. Vater atmet tief, schlägt die Arme übereinander.	Emotion des Vaters
	Sollten wir in den nächsten drei Wochen nicht weggehen von der		spricht Dramatik an:

311

Personen	verbal	nonverbal	Kommentar
	Beatmung, weil der Atemantrieb, einfach nicht ausreicht,	breitet Hände aus, schaut auf seine Handinnenseite, zieht die Schultern vor, Vater nickt	*Was ist im schlimmsten Fall?*
	sollten wir sehen, dass ganz dramatische Dinge passieren dann ist es denkbar, – ich halte es im Moment für unwahrscheinlich – bei der Anna, dass wir auch noch darüber sprechen müssen, sollten: Ja, wo gehen wir denn hin?	beugt sich vor, beugt wieder vor, zieht die Schultern hoch, öffnet seine Hände	
		Vater nickt	*Hörersignal*
Mutter	Hmm.	ist die ganze Zeit ernst, bewegt sich nicht	*Ernst und Erstarrung*
Arzt	Wollen wir um jeden Preis das Kind mit Maschinen am Leben erhalten? Würden wir uns das selber wünschen, wenn wir jetzt da liegen würden?	zeigt auf sich	
		Vater nickt	
	Würde ich es für mein Kind wünschen, wenn ich es da liegen hätte?	zeigt auf sich, zeigt nach vorne, Vater nimmt die Hand vor den Mund	*Emotion des Vaters*
Mutter	Hmm.		*Hörersignal*
Arzt	Und da ist natürlich gewichtig, wie die Eltern es empfinden. Weil der Spielraum ist noch da, zu entscheiden. Ja? Und es werden Wege angeboten, und Sie beschreiben sie oder nicht.	bewegt die Hände hin und her, beugt sich vor, breitet die Hände aus	*die Schwere der Ungewißheit, ernste Situation, gibt es einen Hoffnungsschimmer?*
		Stille	
		Eltern schauen sich an, Vater presst die Lippen zusammen	
	Ist das für Sie soweit für heute?	streckt Hände vor	
Mutter	Mhmm.	nickt	
Vater	Hmm ja.	beugt sich vor, lächelt	
Arzt	Gut. Dann schauen wir, dass wir im Kontakt bleiben. Der Arzt vereinbart einen weiteren Termin.		*Perspektive: in Kontakt bleiben*

Reflexion: Ausführliches Gespräch, am Tisch sitzend, in ruhiger Atmosphäre, frei von Störungen.

Der Arzt ist gut vorbereitet. Er erläutert in allgemein verständlicher Sprache. Er spricht vom Kind mit dessen Namen. Er greift Bemerkungen und Fragen der Eltern auf. Mit Gestik und lebhafter Körpersprache vermittelt er die Schwere der Situation. Sicher ist, dass das Kind eine Beeinträchtigung des Gehirns davontragen wird. Er benennt Unsicherheiten bei der Prognose und der weiteren Behandlung: Was kann, was macht die Intensivmedizin? In Abhängigkeit vom Thema ändern sich die Lautstärke des Arztes und sein Gesprächstempo. Er lässt Pausen zu. Er stellt sich einer emotional schwierigen Situation.

Mutter: Stützt den Kopf auf einen Arm. Sie wirkt wie erstarrt, zeigt lange Zeit kaum Bewegung. Sie gibt immer wieder Hörersignale „hmhm", stimmt mit Augen oder leichter Kopfbewegung zu. Die Mutter ergreift Initiative: Sie will ihr Kind in den Arm nehmen.

Vater: Verschränkt die Arme. Gibt Hörersignale: Nickt dem Arzt zu. Wechselt mehrmals die Sitzposition.

Beitrag der Eltern zum Gelingen des Gesprächs: Beide halten Blickkontakt zum Arzt, hören zu, geben Hörersignale. Sie warten auf Pausen des Arztes, um selbst etwas zu sagen. Sie wechseln untereinander Blickkontakt und unterstützen sich im Gespräch.

Die Redeanteile der Mutter und des Vaters sind kurz. Die Eltern bringen mit ihren Fragen die Sache auf den Punkt: Vater, erstmals nach sechseinhalb Minuten: Besteht Lebensgefahr? Mutter erstmals nach achteinhalb Minuten: Wie sieht es vom Gehirn her aus? Ein Dialog mit höheren Gesprächsanteilen beider Eltern findet im letzten Drittel des Gespräches statt. Praktische Fragen stehen im Vordergrund: Kind in den Arm nehmen. Ein Foto vom Kind. Da ist die Gestik beider Eltern lebhafter, die Stimmung deutlich entspannter.

Die innere Beteiligung zeigt sich bei allen drei Gesprächsteilnehmerin in tiefem Luftholen, zusammengepressten Lippen, angespannten Schultern und im Wechsel der Sitzposition. Alle drei stehen die Situation durch.

Neugeboren 2: Anna atmet nicht – weiterer Verlauf

Zweites Gespräch eine Woche später: zwei leitende Ärzte: Arzt Dr. Baum, Arzt 2 Dr. Stamm, Mutter, Vater, Papiertaschentücher auf dem Tisch, Gesprächsdauer: 15 Minuten

Personen	verbal	nonverbal	Kommentar
		alle sitzen und haben die Hände auf dem Tisch	*Begrüßung*
Arzt	Gut, dass Sie beide da sind. Wir wollen über den Verlauf bei Anna sprechen.		*Thema: Verlauf*
		Vater atmet durch, Arzt hält sich an seinen Ellbogen fest	*Anspannung von Vater und Arzt*

II Spezieller Teil – schwierige Gespräche

Personen	verbal	nonverbal	Kommentar
	Ähm. Das Wichtigste, was wir Ihnen mitteilen müssen, ist, dass wir nicht glücklich sind darüber, wie es jetzt weitergegangen ist.	Bedauern des Arztes – Ankündigung einer schlechten Nachricht	*drückt sein Bedauern aus, „Warnschuss" – Vorbereitung auf schlechte Nachricht*
Mutter	Hmm.		*Hörersignal der Mutter*
Arzt	Dass die Erholung –		
Mutter	Hmm.		
Arzt	– bei der Anna ganz klar ausbleibt!	schaut vor sich hin, rückt sich auf dem Stuhl zurecht, hebt die Schultern an, und sieht dann die Eltern an, Vater schluckt	*Emotion des Vaters*
Mutter	Hmhm.	nickt	
Arzt	Dass wir sozusagen, – ähm – wenn wir Kinder sehen, die nach 14 Tagen nicht atmen, eigentlich eine umso schlechtere Prognose stellen müssen.		
Mutter	Hmm.		*Hörersignal*
Arzt	Aber je länger es geht, umso schlimmer ist der Schaden, umso weniger ist er wieder gut zu machen. Das ist hart gesagt. Und kurz und knapp: das ist das, was wir mit Ihnen besprechen müssen.	zieht die Schultern vor, Mutter atmet verhalten ganz tief, senkt den Blick, Vater blinzelt mehrmals	*die schlechte Nachricht, Arzt kommt sofort zur Sache, Anspannung bei allen*
Mutter	Mhmh.	ballt eine Hand	
Arzt	Und das, was sich daraus ableitet. Was machen wir mit der Situation. Also, Sie haben gesehen, die Anna atmet. Äh. Jedenfalls ausreichend. Wir haben die Maschine im Prinzip abgestellt –	richtet sich auf, rückt sich auf Stuhl zurecht, bewegt seine Beine	*Beschreibung des Kindes und dessen Probleme*
Mutter	Hmm		*Hörersignal*
Arzt	– so dass nur ein Blähdruck erzielt wird über den Tubus. Aber das Kind macht die Atmung ganz alleine. Es funktioniert ausreichend ohne großen Stress auf die Lunge. Und der Atemantrieb ist ausreichend.	lehnt sich zurück, breitet die Hände vor seiner Brust aus, geht wieder nach vorne, wedelt mit einer Hand, stützt sich auf beide Unterarme, Vater presst die Lippen zusammen	*Anspannung des Arztes und des Vaters*
	Es ist zwar eine auffällige Atmung, auch das Muster. Sie haben auch die abgehackten Seufzer gesehen. Wir müssen davon	richtet sich auf, zieht hörbar die Luft ein, hebt eine Hand hoch auf Schulterhöhe, beugt sich	

Personen	verbal	nonverbal	Kommentar
	ausgehen, dass das Großhirn, was zuständig ist fürs Denken, Fühlen, für Bewegungsmuster, für Bewegungsabläufe und so weiter – wesentliche Dinge –, schwer beschädigt ist.	zurück, bewegt die Beine unter dem Tisch, Vater senkt den Blick	
		Pause	
	Es geht alles durcheinander. Das Großhirn arbeitet nicht richtig, dass das nicht in Gang kommt.	gestikuliert mit den Händen	
	Zum Beispiel Dinge wie selber essen, schlucken,	streckt Hände vor, begleitet jede Funktion gestisch	
	schlucken und atmen koordinieren können, können auch für immer gestört sein.	bewegt eine Hand vor und zurück, beugt sich zurück, Mutter atmet tief	
	Und, wenn man das Schlucken nicht richtig lernt, kann es sein, dass dann Dinge zurücklaufen. Das sind so die schlimmen Dinge, die so später, wenn das Kind überlebt, bleiben.	beugt sich vor, bewegt Hand mit ausholender Bewegung zu den Eltern und zu sich, Mutter drückt Faust fester zusammen	
		Pause	
	Äh. Ich habe Ihnen ja schon gesagt vor 6 Tagen, dass wir mit einer Behinderung rechnen, dass wir eine Erholung gesehen haben bei der Aktivität des Kindes. Allerdings ist das fast auf dem Niveau von der Vorwoche stehengeblieben.	legt Hände zusammen, Vater streicht sich über die Wange, schaut kurz nach unten, legt auch die zweite Hand auf den Tisch, atmet tief, Mutter atmet tief, schluckt	*das Kind erholt sich kaum, Emotionen nonverbal*
	Das Kind ist jetzt nicht mehr künstlich im Schlaf, sondern eigentlich unbeeinflusst in diesem Zustand. Die Atmung ist regelmäßig, aber ausreichend für das Kind.	bewegt Hände, als ob er etwas anhebt, spricht zunehmend leiser	*positive Wortwahl: „künstlich im Schlaf"*
		Pause	
	Und jetzt müssen wir halt überlegen. Welches ist der beste Weg für die Anna? Was gibt es für Möglichkeiten, die wir haben, mit der Situation umzugehen?	hält Hände parallel, öffnet sie mehrmals, leise, lehnt sich weit zurück, rutscht mit dem Stuhl nach vorn	*Welche Möglichkeiten gibt es?*
		Pause	

II Spezieller Teil – schwierige Gespräche

Personen	verbal	nonverbal	Kommentar
	Was haben Sie für eine Einstellung? Sie können sich auch Dinge überlegen. – Die will ich jetzt ein bisschen schildern.	beugt sich vor, schiebt seinen Stuhl zurück, stützt Arme wieder am Tisch ab. Arzt 2 schaut zu seinem Kollegen, dann zu den Eltern. Arzt betont „schildern", breitet die Hände aus, schaut den Vater an.	
	Äh. Grundsätzlich: Das Kind atmet.	Vater streicht sich über das Haar, senkt den Kopf	
	Aber diese Atmung ist eine niedere Funktion des Gehirns. Sie reagiert auch ein bisschen, das schon. Aber auch nicht normal. Wenn man mit einem Katheter – mit einem Atemschlauch – reingeht und absaugen muss, dann reagieren die Kinder. Oder sie müssen husten.	bewegt Beine und Rumpf, führt die Hand langsam vor und zurück, macht eine Ausweichbewegung, zeigt die Luftröhre an, dann verneinende Handbewegung	
	Das sind so ganz wichtige Reflexe, die die Anna nicht hat.	betont „wichtige Reflexe"	
	Wir sehen keinen Fortschritt.	ganz leise	
	Wie sehen Sie das??	zum Vater. Vater lehnt sich zurück, nimmt die Arme vom Tisch, zieht die Schultern nach vorn. Mutter atmet immer tiefer, reibt die geballte Hand mit dem Daumen.	
Vater	**Und? Also, die Entwicklung, wo geht das hin?**	Tonfall herausfordernd, schiebt beide Ellbogen nach vorn, Mutter nimmt eine Hand vor das Gesicht, Arzt und Vater reden weiter	*erste Äußerung des Vaters nach 7 Min 20*
	Schnauft halt ein bisschen.	bewegt einen Unterarm zu Seite, Arzt nickt	*Hörersignal Arzt zum Vater*
	Schnappatmung halt.	bewegt anderen Unterarm zur Seite, Arzt nickt	
	Aber mehr dann nicht. Was soll ich da sagen?	leise, schaut zum zweiten Arzt	
		Mutter weint	*Trauer*
Arzt	**Bitte?**	fragt nach	
Vater	**Dass sie sterben könnte.**	hält Hand vor Gesicht, mit der anderen Hand hält er seine	*tiefe Emotionen*

13 Das todkranke, das sterbende Kind

Personen	verbal	nonverbal	Kommentar
		Frau. Arzt nickt, blickt vor sich hin.	
		Pause von 10 Sekunden – beide Eltern schauen wieder hoch	
Arzt	Wir überlegen natürlich, was bedeutet das? Wo ist der Weg für die Anna? Ähm. Im Moment ist es so: Solange wir den Atemschlauch drin haben, und sie auf der Intensivstation liegt, ist das Leben des Kindes nicht unmittelbar bedroht. Also wir können das Problem – mit der Beatmung irgendwie lösen. Wir können Maschinen einsetzen, um das Kind am Leben zu erhalten. Da stellt sich jetzt doch langsam die Frage: Wie sinnvoll ist das? Ist das der bestmögliche Weg?	lehnt sich zurück und stützt dann Kinn auf beide Hände, rutscht auf dem Stuhl herum. Beide Eltern stützen Kinn mit den Armen ab. Arzt richtet sich etwas auf, bewegt Hände hin und her, stützt dann wieder Kinn auf.	Arzt „denkt laut": Ziel und Sinn der Intensivbehandlung
	Wie man ihn selber wünschen würde. Wie wir es unseren Kindern wünschen würden –	bewegt Hände zu sich	
	– wenn man, wenn man … in dieser Situation wäre? Wir sind halt ein bisschen im Zweifel und wir machen uns Gedanken, ob es das Beste ist, was man tun kann.	hebt mehrfach seine Oberschenkel an. Arzt 2 stützt Kinn auf die Hände. Arzt lehnt sich zurück, rutscht auf seinem Stuhl zurück, legt Arme auf den Tisch, breitet Hände aus	Zweifel der Ärzte: macht weitere Beatmung Sinn?
		Vater beugt sich zur Seite, nimmt eine Hand zur Stirn, hält Hand vor den Mund	
	Wir wollen einfach mit Ihnen in ein Gespräch kommen – diskutieren: Wenn man jetzt die Beatmungsmaschine ausschalten würde, den Schlauch rausziehen, würde das Kind atmen. Ja. Das tut es ja jetzt schon … ja? Wir haben ja die Beatmungsmaschine gar nicht mehr an. Sie hängt am Kind dran.	betont „würde", streckt Hand vor, nickt bekräftigend, bekräftigt mit Kopfnicken. Arzt 2 legt die Arme wieder auf den Tisch.	
	Sie hat einen Blähdruck. Das Kind atmet selber. Also die Atmung ist relativ – man könnte das durchaus auch machen – den Atemschlauch ziehen.	zeigt auf seinen Brustkorb, Vater hat beide Arme am Tisch	
	Mit gewissen Risiken – dass das Schlucken nicht funktioniert. Dass die Nahrung wieder hochgehen kann. Auf der anderen Seite – wie lange kann man so	streckt eine Hand aus	Risiken, wenn das Kind nicht weiter beatmet wird

317

Personen	verbal	nonverbal	Kommentar
	weitermachen mit der Beatmung – als Brücke?		
		Pause	
	Jetzt gibt es verschiedene Möglichkeiten, wie man auf die Situation reagieren kann. Ich kann Ihnen sagen, was wir mit Eltern in der gleichen Situation besprochen haben. Es gibt Eltern, die sagen, jegliche Risiken in Kauf zu nehmen, oder das Kind selber bestimmen zu lassen, kommt nicht in Frage.	Beide Ärzte rücken sich am Stuhl zurecht. Arzt schaut vor sich hin, richtet sich auf, schaut die Eltern an, breitet Hände aus. Vater nimmt eine Hand zum Mund.	*Optionen, Was sagen andere Eltern?*
	Ich glaube nicht, dass es sinnvoll ist.	bewegt die Beine	*beatmen?*
	Äh – Es gibt Eltern, die sagen: Da stellt man die Maschine ab. Das macht doch keinen Sinn.		*Beatmung beenden?*
	Dann gibt es Wege dazwischen: Naja – wir können mal schauen. Von der Beatmung wegbringen – Und dann dem Kind es überlassen. Wahrscheinlich ist eine Wiederbelebung, wenn etwas passiert – noch mal intubieren, noch mal beatmen – nicht sinnvoll. Wir geben dem Kind eine Chance, selber zu entscheiden.	streckt begleitend eine Hand vor, beugt sich jedesmal vor	*schafft das Kind es, selbst zu atmen? keine Wiederbelebungsmaßnahmen*
		Pause	
	Wir geben Möglichkeiten vor und müssen gemeinsam sozusagen zu einem Weg kommen. Wir wollen jetzt keine Entscheidung.	zuckt mit den Schultern	
		Mutter stützt Kinn auf eine Hand, andere Hand gefaustet, Vater hält Gesicht zwischen beiden Händen. Arzt 2 hält Hände ineinander, nimmt eine Hand zum Kinn.	*Anspannung beider Eltern*
	Wir würden Ihnen empfehlen, dass Sie sich Zeit nehmen, zusammen die Dinge zu besprechen. Dass Sie äh – Ihre Familien beteiligen. Vielleicht den Seelsorger, Priester. Wir können auch den Psychologen hinzuziehen, den Krankenhausseelsorger beteiligen, und einfach mal überlegen, –	lehnt sich zurück, beugt sich vor, streckt eine Hand vor	*Zeit geben zu entscheiden*

13 Das todkranke, das sterbende Kind

Personen	verbal	nonverbal	Kommentar
	– wie das für Sie ist. Was das für Sie heißt, wenn Sie ähm – ja, mitentscheiden zum Beispiel.	lehnt sich zurück, geht wieder nach vorne	
		Vater massiert sich die Schläfen, Mutter senkt den Kopf	*nonverbal: Emotionen*
		Pause	
Arzt 2	Was haben Sie für ein Gefühl? Wenn Sie so – am Bettchen stehen?	schaut die Mutter an, dann den Vater, zu Mutter	*gibt den Emotionen Raum*
		Stille für eine Minute. Mutter weint, schluchzt tief. Vater hält die Hände vors Gesicht.	*wortlos, sprachlos*
		Trost anbieten	
		Arzt schiebt Taschentücher über den Tisch, Mutter nimmt sich ein Taschentuch. Vater schaut zu seiner Frau, streichelt sie am Kopf, am Arm. Beide Ärzte warten.	*wortlose Anteilnahme und Unterstützung, Vater unterstützt Mutter*
		Halt geben – Halt finden	
Mutter	Ja.	Mutter wischt sich die Tränen ab, holt Atem, schüttelt Kopf und Schultern, hebt Schultern, lässt sie dann fallen	*kommt erstmals zu Wort*
		Pause	
	… Ich muss halt ein bisschen weinen und lachen. Immer wenn es schnauft, gefällt es mir. Sie lebt halt wirklich. – Dass es so schlimm ist.	zerknüllt das Taschentuch	
Arzt 2	Das hätten Sie jetzt nicht gedacht, dass wir Ihnen sagen, dass es so schlimm ist?	Mutter schüttelt den Kopf, nickt zum Arzt, schluchzt, schaut nach unten	*greift Bemerkung der Mutter auf*

319

II Spezieller Teil – schwierige Gespräche

Personen	verbal	nonverbal	Kommentar
		Pause 13 Sekunden – Mutter bewegt das Taschentuch, schluckt	
	Es ist leider die traurige Tatsache, dass wir allmählich sicher sind, dass es sehr schwer geschädigt ist. Wir können nicht hundertprozentig sagen äh – ob irgendetwas, was sie können wird – oder …	Arzt 2 lehnt sich kurz zurück, breitet die Hände aus	
Vater	**Aber sie wird behindert sein.**	Vater schaut nach unten, legt Hand an die Wange, dazwischen mit Blick zu Arzt 2	
Arzt 2	Sie wird schwer, schwer behindert sein.	nickt dem Vater zu, Arzt nickt dem Vater zu. Vater schließt die Augen, nickt	
		Pause	
	Es ist doch jetzt schon einige Zeit vergangen. Und das, was zurückgekommen ist, ist so wenig, dass wir das nach den ganzen Befunden praktisch – sagen können.	Eltern schauen Arzt 2 lange an, Arzt 2 hält dem Blick stand	
		Pause 17 Sekunden – Arzt 2 lehnt sich zurück	
Arzt	Haben Sie sich schon Gedanken gemacht, dass die Anna – nicht überlebt? Äh – Haben Sie hauptsächlich daran gedacht, dass alles gut geht?	zu Mutter, Mutter schaut hoch, zum Arzt	*Wahlfragen sterben? überleben?*
Vater	**Hmmm, ja, schon.**	nickt, Mutter knüllt das Taschentuch, holt Luft	
Arzt	Ja.		
Vater	**Ja, das stimmt schon. Wir sind schon lang da.**	streicht sich über die Wange. Arzt greift an seinen Nacken, legt dann die Hand an seine Wange. Mutter und Vater atmen tief.	*Hoffnung bis zuletzt*
		Pause 10 Sekunden	
Arzt	Unsere Zielsetzung für dieses Gespräch war, dass Sie wissen, was wir glauben. Sozusagen eine Hausaufgabe für Sie inzwischen, dass Sie sich Gedanken machen, wie Sie überhaupt zu diesen Dingen stehen. Dass wir uns wieder zusammensetzen, dass wir Dinge lösen können. Wie das ab-	sitzt zurückgelehnt	*Eltern sollen überlegen*

Personen	verbal	nonverbal	Kommentar
	laufen soll. Dass wir ein Gespräch führen, was Ihre Wünsche sind, Ihre Sicht ist. Und dass wir das dann auch niederschreiben.		
		lange Pause	
Arzt 2	Wir wollen jetzt bis nächste Woche warten. Es ist auch ein bisschen viel. Sie können sich schwer vorstellen, wie das im Einzelnen abläuft. Wichtig ist, dass Sie wissen, wie wir das sehen, und wie es ausschaut.	richtet sich kurz auf, breitet die Hände aus	*Perspektive*
		Vater nickt, beugt sich weit nach hinten	
Arzt	Wir haben einen Krankenhausseelsorger. Es gibt eine Psychologin. Machen Sie sich Gedanken. Es ist immer gut, sich mit Eltern, mit Familie, mit Freunden zu besprechen. Dann warten wir, bis Sie beide wiederkommen – nächste Woche.		
	Dann machen wir es für Mittwoch aus, dass Sie beide kommen.	Eltern nicken, alle stehen auf	*nächster Termin*
Arzt 2	Ich gehe noch mit Ihnen rüber.	begleitet zum Kind	

Reflexion: Gesprächsziel der Ärzte ist es, die Grenzsituation des Kindes zu vermitteln: überleben, voraussichtlich mit schwerer Behinderung – oder sterben. Eltern sollen mitentscheiden: *Wir möchten, dass Sie sich Gedanken machen.*

Der Arzt gibt den Eltern umfangreiche Informationen. Er bewegt sich mit dem ganzen Körper, den Beinen. In Mimik und Gestik zeigt sich seine emotionale Beteiligung.

Der zweite Arzt sitzt die ganze Zeit ruhig dabei. Er hat eine haltgebende Funktion. Er spricht die Emotionen der Eltern an.

Die Mutter wirkt erstarrt. Als sie der zweite Arzt anspricht, schluckt und weint sie.

Die Eltern, auch der Vater, kommen im letzten Teil des Gespräches zu Wort. Viel nonverbale Kommunikation. Im Verlauf des Gespräches treten zunehmend längere Pausen auf. Vom Schweregrad der Beeinträchtigung ihres Kindes sind die Eltern überrascht. Man sieht bei ihnen Lähmung, Sprachlosigkeit, Trauer, Unglauben.

Neugeboren 3: Anna atmet nicht

Drittes Gespräch eine weitere Woche später: Arzt Dr. Baum, Arzt 2 Dr. Stamm, Mutter, Vater, Gesprächsdauer: 18 Minuten

Personen	verbal	nonverbal	Kommentar
		alle sitzen	*Begrüßung*
Arzt	Am Besten knüpfen wir an das an, was wir zuletzt besprochen haben.	beide Ärzte haben ihre Hände ruhig auf dem Tisch. Mutter hält eine Hand vor den Mund, dann stützt sie das Kinn auf den Arm. Vater wippt mit seinen Händen am Tisch.	*Beziehungsaufnahme Thema*
	Ich wollt fragen, wieweit Sie sich Gedanken gemacht haben. Wie Sie die Anna jetzt selber einschätzen? Sie haben sie ja im Arm gehabt.		*offene Frage nach der Sichtweise der Eltern*
		Mutter nickt ganz leicht. Vater schaut nach unten, reibt seine Handflächen, schaut zu seiner Frau	*Vater aufgeregt*
	Sie haben sie gesehen. Sie haben mitgekriegt, was die Anna macht. Was sie betrifft, und was die Schwestern machen und so.	lässt seine Hände kreisen, verschränkt dann die Arme	
		Vater hebt den Blick zum Arzt. Schaut seine Frau an und nickt ihr zu. Mutter nickt zurück, hält Hand vor das Gesicht, beginnt zu weinen.	*Mutter traurig*
		Pause 7 Sekunden	
		Eltern schauen sich an	
Vater	Also, entschlossen haben wir uns,	räuspert sich, schlägt die Hände zusammen, zieht die Schultern hoch, schaut den Arzt die ganze Zeit an	*Klärung, Entscheidung der Eltern*
	dass wir den Schlauch rausnehmen lassen werden ... und die Anna entscheiden lassen.	reibt die Hände, zieht Schultern hoch, nickt. Mutter hält Hand vor den Mund.	
Arzt	Hmhm.		*Hörersignal vom Arzt*
Vater	Also sprich, wenn es Komplikationen geben sollte, –		
Arzt	Hmhm.		

13 Das todkranke, das sterbende Kind

Personen	verbal	nonverbal	Kommentar
Vater	– dass keine Wiederbelebung mehr gemacht wird.	bekräftigt mit Kopfnicken	
Arzt	Hmhm.	nickt	
Vater	.. und dass sie nicht leiden braucht. Das wär unser größter Wunsch.	breitet die Hände aus	*Wunsch der Eltern: nicht leiden*
Arzt	Das haben wir Ihnen ja versprochen. Da können wir auch Medikamente einsetzen, wenn wir den Eindruck haben, dass sie leidet.		*bestätigt Zusage*
Vater	Das ist in Ordnung.	Vater dazwischen, nickt mehrfach	
Arzt	Das glaub ich ja eher nicht, weil die Anna ja mit ihrer Hirnschädigung gar nicht so viel mitbekommt. Haben Sie ähm – irgendwelche Unterstützung in Anspruch genommen?		*Unterstützung der Eltern?*
Vater	Gestern war der Klinikseelsorger kurz da.		*Seelsorger*
Arzt	Das habe ich gehört, ja.	spricht schnell	
Vater	Und wir möchten unbedingt noch, dass sie getauft wird.		*Taufe*
Arzt	Hmm.	laut, deutlich, nickt	
Vater	Das auf alle Fälle. Und – die Frau hat gestern mit einer Schwester geredet, dass ein Foto …	Mutter nickt kurz, Vater schaut zu seiner Frau, wendet sich ihr zu	
	Dass wir ein paar Fotos von ihr haben und dass wir auch …	nickt, schaut den Arzt an, setzt Hand betont auf den Tisch auf	*Foto vom Kind*
Arzt	Da können wir auch. Wir wissen ja nicht, wie es ausgeht, wenn man den Schlauch rauszieht. –	dazwischen, macht ziehende Bewegung, Mutter und Vater nicken	*greift Wunsch auf: wie könnte man es machen?*
	Aber wir können auch schauen, dass wir Fotos machen, wenn der Schlauch weg ist, zum Beispiel.	streckt eine Hand vor	
Mutter	Das wäre super.	leise, Vater nickt mehrfach	
Arzt 2	Haben Sie schon organisiert, wann der kommt?	nimmt Hände etwas auseinander, Eltern wenden sich dem zweiten Arzt zu	

323

II Spezieller Teil – schwierige Gespräche

Personen	verbal	nonverbal	Kommentar
Vater	**Der Krankenhausseelsorger?**		
Mutter	**Nein.**		
Vater	**Nein, noch nicht.**		
Arzt	Der Fotograf?		
Vater	**Nein. Den Pater sollen wir bloß noch anrufen und irgendwann einen Termin ausmachen.**	schaut auf seine Hände, dann zum Arzt	*Tauftermin*
Mutter	**Wann wir die Taufe möchten.**		
Arzt	Also – die Taufe unterstützen wir. Sie können es als Familienfeier gestalten. Sie können auch mit mehr als zwei Personen pro Bett reinkommen. Sie können dann auch – ja – richtig Tauffeier machen mit Angehörigen. Ähm – was verlesen zum Beispiel. Einen Text, den Sie raussuchen, einen Taufspruch. Also, da kann Ihnen der Pater auch helfen.	breitet die Hände aus, beugt sich vor, betont „mehr"	
	Und bisschen fragen, wie Sie es für die Anna gestalten möchten. Und da können wir einen Termin ausmachen, wann wir das machen. Da wäre eine Möglichkeit vormittags, so um halb zehn oder so.	beide Eltern nicken, Vater lehnt sich zurück, wirkt entspannter	
	Je nachdem, wie Sie es gestalten wollen.	Vater beugt sich vor, legt seine Arme auf den Tisch	
		Pause	
	Wir sollten auch ein bisschen darüber sprechen, wie könnte das ablaufen. Genau wissen wir es nicht. Aber so wie Sie gesagt haben, ähm – wenn man so einen Entschluss fasst, dass man den Beatmungsschlauch herauszieht – Sie wissen, dass das Kind dann atmet. Ähem –	bewegt Hände ineinander, Arzt 2 beugt sich kurz vor, wechselt Sitzposition	*möglicher Verlauf, wenn der Beatmungsschlauch gezogen wird*
	Trotzdem kann es sein, dass der Schlund so weich ist durch die Schlaffheit des ganzen Körpers, dass es nicht geht mit dem Atmen. Das heißt, dass es möglich ist, dass es bald danach verstirbt. Es ist auch möglich, dass es eine Zeit lang weiter atmet.	streckt beide Hände vor, greift sich an die Kehle, beide Eltern nicken	

13 Das todkranke, das sterbende Kind

Personen	verbal	nonverbal	Kommentar
	Ich denke mal, man würde so vorgehen, dass man – äh – den Beatmungsschlauch rauszieht, das Kind unterstützt mit Sauerstoff und beobachtet, wie es tut.	nickt, bewegt die Hände vor, Vater nickt und schluckt, Mutter nickt ganz kurz	*Beschreibung des Sterbens*
	Es kann aber schon sein, dass das Kind für uns sichtbar um Luft ringt. Das kann man vielleicht beobachten.	holt mit einen Arm aus, zieht ganz schnell den Atem ein, beugt den Kopf nach hinten	
	Oder dieses Schnappen, das Sie schon gesehen haben. Dieses ruckartige – wie Schluckauf – schnappen. Das heißt nicht unbedingt – eigentlich nicht –, dass das Kind leidet, sondern es ist der Hirnstamm, der sozusagen verspürt, jetzt ist viel Kohlendioxyd im Blut.	Vater nickt	*Arzt stellt Übereinstimmung mit Beobachtungen der Eltern her*
	Es muss weggeatmet werden. Das treibt die Atmung so an.	holt mit beiden Händen aus	
	Das nur, damit Sie wissen, was kann sein. Ansonsten ähm, wenn wir sehen, die Lebensfunktionen lassen dann nach, also das Herz wird langsam, die Atmung setzt vielleicht aus – oder wird ganz ganz wenig.	räuspert sich, Vater nimmt eine Hand vor den Mund, Mutter bewegt ihre Hand am Gesicht	
	Wenn man absehen kann, dass das Kind verstirbt, dann würden wir die Monitorüberwachung ausschalten. Ja?	streckt seine Hände vor, Vater lehnt sich zurück, verschränkt seine Arme	
	Wir können das Kind – äh – von den Infusionen abstöpseln. Ähm. Und Sie können es auf den Arm nehmen.	hebt kurz eine Hand, spricht langsam, nimmt seine Arme zu sich, schaut Mutter und Vater an. Arzt 2 habt kurz seine Hände an, wechselt die Sitzposition.	
	Vielleicht haben Sie was überlegt. Aber mir ist wichtig, konkret darüber zu sprechen, wie es konkret aussehen könnte.	spricht schnell, breitet die Hände aus, beugt sich vor, spricht sofort weiter	*Emotion des Arztes: hohes Gesprächstempo*
Mutter	Hmhm.	nickt	
Arzt	Wir können auch dann, äh, wenn das Kind, das am Versterben ist – immer gesetzt den Fall es kommt so – so sicher wissen wir auch nicht, was passiert – ins andere Zimmer gehen,	schluckt, streckt eine Hand vor, schnelle Handbewegungen	

Personen	verbal	nonverbal	Kommentar
	Kennen Sie das kleine Zimmer?	zu Vater, streckt Arm aus, Vater schüttelt den Kopf, Mutter schüttelt den Kopf ganz leicht	
	In das kleine Zimmer, ohne diese medizinischen Dinge. Ein Zimmer mit Sofa und einem Stuhl, einem kleinen Schreibtisch in der Ecke. So dass Sie einfach noch Zeit haben, sich zu verabschieden.	zeigt Richtung Zimmer, breitet die Hände aus	
	Da können Sie auch Angehörige, den Priester mitnehmen, wenn Sie wollen, wenn Sie einen Beistand brauchen.	beugt sich vor	
	Da können Sie auch jemand von uns dabeihaben, wenn Sie möchten.	hebt eine Hand hoch, Arzt 2 nimmt kurz beide Hände zum Gesicht	
	Wenn jetzt irgendetwas Medizinisches passiert, Schnappatmung, dass man gleich sagen kann, was das bedeutet, vielleicht ein Medikament geben. Ähm. So könnte das ablaufen.	schüttelt Hände auf dem Tisch	
	Wenn wir uns festlegen, wir wollen nicht mehr wiederbeleben, wir wollen nicht mehr neu beatmen, keine Herzdruckmassage machen, sondern uns zurückziehen, –		*Entscheidung – was passiert dann?*
	heißt das nicht, dass das automatisch den Tod bedeutet. Es kann eben in die eine oder andere Richtung gehen.	Vater beugt sich vor, stützt Arme am Tisch auf	*Ausgang offen*
		Pause	
Arzt 2	Wie geht es Ihnen eigentlich dabei mit der Entscheidung?	Arzt 2 richtet sich auf, fragt.	*Sichtweise der Eltern? Emotionen?*
		Vater hat das Kinn auf die Hände gestützt, kurze Blickbewegung zu Arzt 2. Mutter schüttelt Hand vor ihrem Gesicht, schluchzt, weint. Vater wendet sich seiner Frau zu, lehnt sich zurück, streichelt sie.	
		Pause	
Mutter	Die Entscheidung war mir nicht leichtgefallen. Welche Mutter gibt schon gern ihr Kind her? Aber wenn sie so daliegt, es bringt doch nichts.	unter Schluchzen, hält Hand vor das Gesicht	

13 Das todkranke, das sterbende Kind

Personen	verbal	nonverbal	Kommentar
	Sie macht es doch nicht.	zuckt mit den Schultern	
Arzt 2	Hmm.	nickt	
		Pause	
Mutter	Also wir sind uns schon einig. Das sind wir schon. Wir haben nicht viel geredet in der letzten Zeit.	wendet sich dem zweiten Arzt zu, hält Hand vor den Mund	
	Aber ich mein, man versteht sich recht gut auch so. Aber da sind wir uns schon einig.	schaut ihren Mann an, schaut Arzt 2 an	
		lange Pause von 15 Sekunden	
Arzt 2	Ich glaube halt, das Atmen ist was ganz Elementares, was jeder Mensch machen muss und was eigentlich das Leben an sich definiert.		
	Und – äh – wenn man nicht mehr selber atmen kann, dann heißt das eigentlich, dass man nicht mehr weiterleben kann.	beugt den Kopf vor und betont „kann", dreht eine Hand nach oben	
		Mutter nickt leicht mit dem Kopf	
	Von daher glaub ich schon, dass die Entscheidung richtig ist. – Und sie hält es ja auch offen. Wenn das Kind atmen kann, dann kann es ja weiterleben.		
		Vater nickt ganz leicht	
	Aber wenn es nicht in der Lage ist, das selber zu machen, dann hat es auch keinen Sinn, äh – dass wir das dann erzwingen.	Arzt 2 betont „nicht", begleitende Handbewegung	
		Pause	
		Mutter streicht sich übers Kinn, Vater nickt ganz leicht	
	Daher glaub ich schon, dass das eine richtige Entscheidung ist fürs Kind.		
		Pause	
Mutter	Das sagt ja der Verstand auch. Aber, wenn man daheim ist, geht es ja noch. Aber wenn man da ist und sieht sie wieder, ist es schwirig zu verstehen und zu begreifen.	seufzt tief, bewegt Hand unschlüssig vor dem Gesicht, schaut zu Arzt 2, zieht die Schultern hoch, atmet tief, zuckt mit den Schultern, streicht sich über das Gesicht, holt Taschentuch vom Tisch, wischt sich	

II Spezieller Teil – schwierige Gespräche

Personen	verbal	nonverbal	Kommentar
		die Augen, seufzt. Vater atmet tief.	
		Gesprächspause 20 Sekunden	
		Arzt tippt sich an die Nase, verschränkt seine Arme, Arzt 2 streckt sich	
Arzt	Haben Sie es in Ihrer Familie irgendwie besprechen können?	Vater lehnt sich zurück, streicht über seine Schläfe, nickt	*Frage nach Unterstützung*
	Oder haben Sie da nicht so viel Unterstützung?		*Wahlfrage*
	Also die Freundin, Geschwister?	Vater nickt, wendet sich seiner Frau zu und zeigt zu ihr	*Antwortvorgaben*
Vater	**Die Schwägerin,**		
Arzt	Also ein bisschen geteilt.	Mutter hält die Hände vor den Mund	
Vater	**Also – so – sind alle gleicher Meinung.**	nickt, schaut den Arzt an	*gemeinsame Entscheidung der Eltern*
Arzt	Hmhm.		
		Pause	
Vater	**Wenn noch ein bisschen Hoffnung gewesen wäre, –**		
Arzt	Ahm.	nickt	
Vater	**– vom Gehirn her, dass die Prognose ein bisschen rosiger wäre, dann ... aber ...**	zuckt mit den Schultern, lacht kurz auf, bricht ab	
Mutter	**Die Untersuchungen werden nicht viel Neues geben?**		
Arzt	Ja, genau, das wollten wir Ihnen auch sagen. Es ist ja gar nicht mehr so viel zu besprechen. Der spontane Verlauf – obwohl wir nicht alles vorhersehen können – der wird so sein, dass die Anna nicht lange leben kann.	kurze Handbewegung	
	Wenn es so Ihr Wunsch ist, dann werden wir es so, wie ich Ihnen gesagt habe, schriftlich festhalten.	breitet die Hände kurz aus	

Personen	verbal	nonverbal	Kommentar
	Die wesentlichen Dinge, die wir beschließen, äh – aufschreiben. Und ich zeige Ihnen das als Protokoll. Und dann können Sie es anschauen und sagen, ob es so Ihr Wille ist, so dass wir das dann gemeinsam unterschreiben.	Mutter nickt ganz leicht, Vater nickt und schluckt	
		Vater nickt	
	Wir alle, die wir da sind. Es den Schwestern auch noch zeigen, das wäre eine Hilfe. Dann werden wir bis nächste Woche das Kind ernähren, pflegen. Sie können kommen. Sie können es halten. Und medizinischerseits wird nicht viel passieren.	greift sich ans Ohr, Arzt 2 greift kurz ans Kinn, Vater nickt, Mutter stimmt mit Augenbewegung zu	
Vater	Und sollte das Schlimmste eintreten, sollen wir das dann mit dem Pater besprechen? Wie das dann weiter abläuft?		Tod des Kindes
Arzt	Wegen Beerdigung? Das ist gut, dass man sich Gedanken macht –		Beerdigung wie?
Vater	Ja.		
Arzt	Davor. Und das ist ganz richtig, dass man vorausdenkt. Da gibt es übliche Abläufe. Sie werden sich Gedanken machen: Wo ist der Friedhof? Wahrscheinlich vor Ort. Muss dann überführt werden.		
	Wir würden Sie bitten, dass Sie einer Obduktion des Kindes zustimmen. Das ist grundsätzlich für die Verstorbenen aus unserer Sicht wünschenswert. Das ist Ihre Entscheidung. Die Obduktion verunstaltet den Leichnam nicht. Man kann auch nach der Obduktion im offenen Sarg bestattet werden. Und es gibt auch keine Zeitverzögerung. Wir verstehen nicht ganz, warum die Lunge nicht aufgegangen ist.		Bitte um Zustimmung zur Obduktion
	Also – ähm – Konsequenzen der Obduktion für Ihre Familie gibt es wenig – Positives.	bewegt seine Hände vor	
Vater	Aber die genaue Todesursache herausfinden kann man schon?	schaut Arzt an, betont mit den zusammengefalteten Händen	

II Spezieller Teil – schwierige Gespräche

Personen	verbal	nonverbal	Kommentar
Arzt	Die Todesursache – genau. Die Todesursache, wenn es so abläuft, wie wir glauben, das sehen wir unmittelbar.	beugt sich kurzzeitig weit vor, schiebt die Arme nach vorn, nickt, streckt eine Hand vor	
	Da ist das Kreislaufversagen, das Atemversagen, das wir sehen.	gestikuliert mit den Händen	
	Man kann Organveränderungen sehen, die dem entsprechen. Die Lunge untersuchen ist vielleicht der einzige Punkt, der noch was ergibt. Der Pathologe kann dazu eindeutig Stellung nehmen.		
	Mit Untersuchungen von Feingewebe aus kleinen Stücken von Gewebe. Es ist nicht sehr wahrscheinlich.	zeigt „klein", Vater nickt, Mutter hört zu	
	Aber die Gesamtheit der Untersuchungen kann was ergeben, was vielleicht von Relevanz ist. Es entsteht der Anna kein Schaden dadurch. Sie müssen sich nicht jetzt sofort entscheiden. Aber lassen wir das Thema jetzt.	zeigt „gesamt", lehnt sich zurück, verschränkt die Arme, Vater lehnt sich zurück, lässt die Arme sinken	
		Pause	
Vater	Ja.	nickt	
Arzt	Sie müssen jetzt keine Antwort darauf geben.	streckt Hände vor, Eltern nicken, entspannen sich, lächeln kurz, nehmen eine Hand zum Gesicht. Mutter schaut ihren Mann an, tiefer Atemzug. Arzt 2 wechselt seine Sitzposition.	
Arzt 2	Die Taufe –	Pause	
Arzt	Haben Sie noch andere Themen, die Sie ansprechen wollten? Haben wir etwas vergessen?		*Gibt es noch andere Themen?*
Vater	**Die Taufe ist mal sehr wichtig. Dass, dass ...**	streicht fest mit der Hand über den Tisch, reibt die Hände, schaut in die offenen Hände, dann zum Arzt, nickt mehrmals, sehr lebhaft, tiefer Atemzug	*Taufe*
Mutter	**Hmm.**		
Arzt	Mit dem Pater – oder?	hebt eine Hand an	
Vater	Ja.	nickt mehrfach – mit dem ganzen Oberkörper	
Mutter	**Mit dem Pater wäre das Beste.**		

13 Das todkranke, das sterbende Kind

Personen	verbal	nonverbal	Kommentar
Arzt	Besprechen Sie es mit ihm. Er kann Ihnen schöne Dinge anbieten, wie er und wie Sie es gestalten möchten.	Vater nickt lebhaft	
Mutter	Hmhm.	Arzt 2 greift ans Kinn	
Arzt	Und wo er sich darauf einstellen kann. Da sprechen Sie mit ihm.	Eltern nicken	
Mutter	Ja.		
Arzt	Und dann fassen wir vielleicht den Termin ins Auge, Dienstag, halb zehn, vormittags. Ist das für Sie …?	Vater wippt mit beiden Händen auf dem Tisch, nickt. Eltern schauen sich an. Mutter lehnt sich zurück, dreht sich ihrem Mann zu, stützt Arm auf den Tisch.	Vater zeigt Anspannung und Ungeduld, konkrete Terminvereinbarung
Mutter	**Mal schauen, ob das gehen kann.**	Vater nickt seiner Frau zu	
Arzt	Der Pater kennt ja unsere Abläufe. Da können Sie was mit ihm ausmachen.	beugt sich vor	
Vater	Schauen wir mal, ob wir den Krankenhausseelsorger erwischen.	zu seiner Frau	
Mutter	Ja.		
Arzt	Aber dann passt es jetzt?		
Mutter	Ja.		
Vater	Ja.	nickt, hat Arme verschränkt, atmet durch, presst die Lippen zusammen, Eltern schauen sich an	
		Pause 20 Sekunden	
Arzt 2	Die Entscheidung ist so klar rausgekommen am Anfang.	zum Vater, streckt Hände Richtung Vater, wechselt Sitzposition	Ist die Entscheidung eindeutig?
Vater	**Das war ja letzte Woche schon klar.**	nickt, Mutter nickt	
Arzt	Ja. Sie haben nicht so Zweifel in sich selber, – dass Sie sagen: bereue ich das hinterher?	Vater schüttelt den Kopf, Mutter schaut vor sich hin	Wie geht es dem Vater dabei?
Vater	**Also, wenn die Prognosen stimmen – und ich glaube Ihnen und vertraue Ihnen und ich weiß,**	aufgerichtet, hält Arme verschränkt, schwenkt kurz zur Seite, zuckt mit den Schultern	

II Spezieller Teil – schwierige Gespräche

Personen	verbal	nonverbal	Kommentar
	was ich sehe – dann … Mir fällt es schwer…		
	Ich kann es nicht so zeigen. Innerlich schaute es nicht so gut aus bei mir. Das muss ich auch sagen.	lacht kurz auf, Arzt sitzt vorgebeugt, nickt	
		Pause	
	Aber wenn ich sehe, – meine Schwester arbeitet im Krankenhaus. Und die sieht viel.	zuckt mit den Schultern, holt tief Luft	
Arzt	Hmhm.	lehnt sich zurück, Mutter schaut vor sich hin, atmet tief	
Vater	Und wir haben es alles besprochen.	Mutter öffnet kurz ihre verschränkten Hände	
		Pause	
	Ein Bekannter von mir, der liegt schon seit fünf Jahren im Koma. Von der Frau eine Freundin oder Bekannte – der Bub hatte einen Unfall gehabt – der liegt daheim.	Vater zuckt die Schultern, weist mit dem Kopf auf seine Frau hin	Vorerfahrungen: Menschen mit Hirnschädigung
Arzt	Hmm.		
Vater	Und hat halt die Augen auf, schon seit Jahren.	schaut an die Decke hoch, beugt sich kurz vor	
Arzt	Hmm.		
Vater	Da sagt man auch: warum?		
		Pause	
	Es wird mit Sicherheit schwer für uns, wenn es – sehr, sehr schwer sogar.	nickt mehrfach, Mutter beugt sich etwas vor	
		Pause	
	Aber – Das hört sich ziemlich blöd an, aber ich glaub, dass –	bricht ab, schaut den Arzt direkt an, Arzt schaut den Vater an, Mutter wendet sich ihrem Mann zu	Darf man sich für den Tod des Kindes entscheiden?
		Pause	
Arzt	Dass es so besser ist?	neigt sich zum Vater vor	
Vater	Mhmh ja.	nickt mehrfach	
Arzt	Ja, das darf man sagen, klar. Ich mein, die Frage ist ja überhaupt,	schaut vor sich hin, blickt zum Vater	Arzt „gibt Erlaubnis"

13 Das todkranke, das sterbende Kind

Personen	verbal	nonverbal	Kommentar
	wahrscheinlich gibt es nicht wirklich eine Alternative? Ähm.		
		Vater schluckt, zuckt mit den Schultern, schüttelt den Kopf	
Vater	Dass man jetzt … Und ich muss Ihnen ganz ehrlich sagen, schon am ersten Tag, in der Geburtsklinik, wo der Arzt dazu gekommen ist, hat er uns lange in die Augen geschaut, – und da hat er damals schon gesagt: es schaut nicht gut aus.	redet weiter, zieht Schultern hoch	
Mutter	Hmm.		
Arzt	Hmm.		
Vater	Aber man hofft halt.	tiefer Seufzer	
		Pause	
Arzt	Mit den zwei großen Kindern kommen Sie zurecht? Oder kann man irgendwie noch etwas tun? Der Kindergarten akzeptiert nach wie vor, dass sie länger da sind?		Situation der Geschwister: indirekte Frage, dann offene Frage
Mutter	Hmja.		
Vater	Den ganzen Tag – voll.		
Mutter	Ja.	zeigt Anflug eines Lächelns	
Vater	Die ganzen Bekannten sind wirklich ein Halt dann. Da sieht man, was sein kann in so einem Alter. Gott sei Dank.	schüttelt leicht den Kopf, beugt sich vor, lächelt etwas, wippt mit dem Oberkörper	Unterstützung aus dem Umfeld
Arzt	Ja.	nickt dem Vater zu	Hörersignal Arzt
Vater	Da kann man ja von Glück sagen, dass … Was danach kommt, wissen wir nicht, weil wir es nicht gelernt haben. Also ich weiß es nicht.	bricht ab, beugt sich kurz vor	
Mutter	Also, ich weiß es auch nicht.	bewegt Taschentuch zwischen ihren Händen	
		Pause	
Arzt	Haben die Kinder mit dem Tod schon mal zu tun gehabt?	Mutter schaut kurz zu ihrem Mann	Nachfrage: Erfahrungen mit Tod?
Vater	Mein Vater.		

Personen	verbal	nonverbal	Kommentar
Mutter	Der ist vor einem viertel Jahr erst gestorben. Also da haben sie naja nicht so direkt. Aber jetzt.	schüttelt den Kopf, Vater schluckt	
Arzt	Aber dass er nicht mehr da ist?		
Mutter	Ja.	holt tief Luft	
Vater	Wir sind alle zwei Wochen zu meiner Mutter gefahren. Da waren sie ganz gern. Die wohnen nicht weit weg von uns.	zeigt mit einer Hand, hebt die Schultern an, Mutter streicht sich über eine Wange	
Mutter	Da waren sie oft.		
Vater	Wo ist denn der Opa? Der Opa ist nicht mehr da.	Vater bläst Luft aus	
Arzt	Hmm. Ich glaub, dass man einem drei- bis vierjährigen Kind gegenüber offen sein kann.		
Mutter	Sagen wir mal so: sie sehen ja, sie kriegen es mit, dass wir jeden Tag nach München fahren – zu Anna. Also das wissen sie ja. Wir verheimlichen es nicht, vielleicht, ich weiß nicht.	hebt die Schultern, betont „zu Anna"	offener Umgang mit dem Thema in der Familie
	Wenn wir es verheimlichen würden, würden sie es gar nicht mitbekommen wahrscheinlich. Weil – ich mein – wir sind ja wieder zu der Zeit zurück, wo sie im Kindergarten sind.	schaut in Richtung ihres Mannes	
	Aber ich seh keinen Grund, dass wir es verheimlichen sollten, weil sie sind doch noch so –	hebt die Schultern an, atmet tief	
Arzt	Sie können es noch nicht verstehen.		
Mutter	Ja.		
		Pause	
Vater	Gut, dass wir sie haben, die zwei.		
Mutter	Ja.		
Arzt	Ja.		
		Pause	
	Ist noch was zu besprechen?		
Vater	Wir machen selber einen Termin mit dem Pater aus und kümmern uns um einen Fotografen.		Eigenaktivität Eltern

Personen	verbal	nonverbal	Kommentar
Mutter	Ja.		
Arzt	Gut.	alle stehen auf	

Reflexion: Der Arzt stellt offene Fragen. Er fragt nach der Entscheidung der Eltern und danach, was ihnen wichtig ist. Es gibt viele und lange Pausen. Er gibt den Wünschen der Eltern breiten Raum und macht konkrete Vorschläge, wie sie verwirklicht werden können. Er beschreibt den Vorgang des Sterbens. Auch bei der Frage nach einer Obduktion nennt er das Kind respektvoll mit Namen. Er fragt nach dem Alltag mit den beiden anderen Kindern der Familie und nach Unterstützung im häuslichen Umfeld.

Der zweite Arzt sitzt die ganze Zeit aufmerksam und ruhig dabei. Er spricht die Emotionen an, fragt nach der Festigkeit der Entscheidung der Eltern. Er würdigt ihre Entscheidung.

Die Eltern sind zu einem Entschluss gekommen. Sie können eine aktivere Rolle einnehmen, indem sie entscheiden und gestalten. Insgesamt löst sich die Erstarrung und Sprachlosigkeit der Eltern. Jeder Elternteil kommt ausführlich zu Wort. Die Eltern reden zunehmend miteinander.

Die Mutter weint, zerknittert ihr Taschentuch, seufzt, hält die Hand vor ihr Gesicht.

Der Vater seufzt, atmet tief, lacht verzweifelt. Sätze bleiben unvollständig, abgebrochen, werden mit Gesten zu Ende geführt. Die Stimmung ist von Trauer und dem Schmerz der Eltern getragen. Die Beziehung zu den Ärzten ist vertrauensvoll.

Verlauf der drei Gespräche: Störungsfreie Umgebung, ausreichend Gesprächszeit. Auf dem Tisch liegt keine Akte. Taschentücher sind bereitgelegt.

Im ersten Gespräch bringt der Arzt den Ernst der Situation zur Sprache, vor allem das Problem der Gehirnschädigung durch langen Sauerstoffmangel des neugeborenen Kindes. Er äußert sich sehr vorsichtig optimistisch. Am zweiten und dritten Gespräch nimmt der zweite Arzt teil. Er ist ruhig und zugewandt, in einer haltgebenden Beziehung. Er spricht die Emotionen der Eltern an. Der Schwerpunkt liegt auf der fehlenden Erholung des Kindes. Es zeichnet sich mehr und mehr ab, dass das Kind eine sehr schwere Behinderung davontragen oder sterben wird. Ärzte und mit ihnen die Eltern stehen vor der Entscheidung, die maschinelle Beatmung und Intensivbehandlung zu beenden. Im dritten Gespräch tragen die Eltern ihre Vorstellungen mit Festigkeit vor: Die Beatmung soll beendet werden. Fragen, wie das konkret aussehen kann, und Fragen nach dem Alltag mit den weiteren Kindern der Familie geben den Eltern die Möglichkeit, sich zu fassen.

Zwei leitende Ärzte nehmen sich Zeit. Sie vermitteln den Eltern dadurch ihren Respekt und die Wichtigkeit der Gespräche. Sie stellen sich dem schwierigen Thema und zeigen in ihrer Körpersprache, im Wechsel des Sprechtempos, und mit unbestimmten Formulierungen wie „vielleicht" oder „so" ihre emotionale Beteiligung.

Weiterer Verlauf: Das Kind Anna wurde getauft. Dann wurde der Tubus zur Beatmung entfernt. Das Kind Anna verstarb in den Armen seiner Eltern.

Literatur

Abel R, Schirrmeister J (2015/2016) Sterbebegleitung auf pädiatrischen Intensivstationen. Pädiatrische Praxis 85: 403–414.
Frick E (2009) Psychosomatische Anthropologie. Ein Lehr- und Arbeitsbuch für Unterricht und Studium. Stuttgart: Kohlhammer.
Führer M, Duroux A, Borasio GD (Hrsg.) (2006) „Können Sie denn gar nichts für mein Kind tun?" Therapiezieländerung und Palliativmedizin in der Pädiatrie. Stuttgart: Kohlhammer.
Jäkel K (2017) Zurück zu den Sternen – Elternbedürfnisse beim Abschied vom Kind. Pädiatrische Praxis 87: 325–331.
Rechenberg-Winter P, Fischinger E (2008) Kursbuch systemische Trauerbegleitung. Göttingen: Vandenhoek & Ruprecht.
Thiel M (2017) Spiritualität in der Neonatologie. Ergebnisse einer systematischen Literaturrecherche. Pädiatrische Praxis 87: 333–342.
Ullrich G (Hrsg.) (2006) Lungentransplantation aus der Sicht der Betroffenen. Ergebnisse von Befragungen und Interviews mit jungen Erwachsenen. Norderstedt: Books on Demand.

Siehe auch ▶ Kap. 7 Chronisch krank, ▶ Kap. 9 Überbringen schlechter Nachrichten, ▶ Kap. 10 Misshandlung, ▶ Kap. 11 Suizidalität

14 Mein Fehler – wie damit umgehen?

Hintergrund: In der Luftfahrt sind Meldesysteme für Fehler etabliert. Dahinter steht die Philosophie, Fehler nicht Personen zuzuschreiben, sondern als Schwachpunkte von Abläufen innerhalb eines Systems zu betrachten. Auswertungen von Fehlermeldungen werden als Lernquelle für Verbesserungen genutzt (Schmitt-Sausen 2018). Die Verpflichtung für Ärzte, eine Versicherung zur Berufshaftpflicht zu haben, beruht auf dem Wissen, dass mit Fehlern gerechnet werden muss. Fehlen ist menschlich. Innerhalb der Medizin bestehen institutionalisierte Vorgehensweisen zur Klärung von Fehlern, um daraus zu lernen. Mortalitätskonferenzen in Kliniken haben eine solche Funktion.

Vermeidung von Fehlern: Es gibt Erfahrungen mit einem Fehlermeldesystem in Kliniken: Critical incident reporting system (CIRS). Der Erfolg eines solchen Systems beruht auf verschiedenen Voraussetzungen: Die Leitung muss erkennbar dahinterstehen.

> Der Umgang mit Fehlern ist Chefsache.

Kritik entgegenzunehmen ist Aufgabe der Leitung. Verantwortung soll nicht auf Mitarbeiter abschoben werden. Hinweise auf Fehler sind als Verbesserungsvorschlag zu würdigen. Die Meldenden müssen sicher sein, nicht als „Nestbeschmutzer" ausgegliedert zu werden. Auswertungen müssen zeitnah erfolgen und rückgemeldet werden. Konsequenzen sollen mit den Beteiligten diskutiert und sichtbar umgesetzt werden.

Instrumente zur Fehlervermeidung nutzen strukturierte Informationen: Checklisten im Operationssaal, das standardisierte Notarztprotokoll, ein systematischer psychischer Befund zur Kommunikation mit den Betroffenen und mit Fachleuten, die Übersendung eines Arztbriefes auch an den Patienten oder bei Kindern an deren Eltern.

Welche Fehler können auftreten?

- **Prozeduren:** Verwechslung von Medikamenten; ungeeignete Dosierungen; nicht altersgerechte Anwendung.
- **Anwendung:** bei der Impfung rutscht die Kanüle ab, der Impfstoff geht daneben; eine Infusion läuft „daneben".
- **Organisatorische Fehler:** Verwechslung von Patienten; Klinikorganisation – Personalmangel (Neelmeier und Koch 2017).
- **Kommunikationsprobleme:** Irrtum bei Terminvergabe; fehlende Kommunikation innerhalb des Krankenhauses (*die Akte ist nicht da*) oder zwischen Klinik und Praxis (*keinen Bericht erhalten*), zwischen Kollegen: ein zuvor behandelnder Arzt hat den Entwicklungsrückstand des Kindes nicht erkannt; Arzt-Patient-Beziehung: *Mein Mann ist ein Alkoholiker* – unkritische Übernahme der Sichtweise einer Mutter durch den Arzt, ohne den Betroffenen gesprochen zu haben.

Was begünstigt das Auftreten von Fehlern? Zeitdruck, fehlende Vorbereitung, unzureichende Kommunikation in komplexen Situationen (verschiedene Berufsgruppen arbeiten auf ein gemeinsames Ziel hin – bei Operationen, in Notfallsituationen, bei chronischen Erkrankungen zwischen den Versorgungsbereichen ambulanter und stationärer Behandlung), Überlastung, Übermüdung, „nicht gut drauf" = schlechter Tag.

Was tun, wenn es passiert ist? Ein stufenweises Vorgehen umfasst folgende Schritte (APS 2017, 2018; Doms 2010; Freres und Walter 2013; Gallagher et al. 2006):

- Atmen Sie! Dadurch behalten Sie die Führung des Gesprächs, Sie nehmen den Druck raus (auch Ihren eigenen!) und signalisieren Glaubwürdigkeit.
- Gestehen Sie sich selbst zu, dass derartige Ereignisse passieren können. Das befreit und wird ebenfalls vom Patienten bemerkt.
- An erster Stelle steht die angemessene **Versorgung des Patienten**.
- **Offenlegen:** Worüber darf und soll informiert werden? Der Arzt darf immer über die Tatsachen aufklären: Feststellen und Anerkennen eines ungünstigen Ereignisses, auch eines (eigenen) Fehlers. Was ist geschehen? Wie konnte es geschehen (sofern dazu sichere Aussagen gemacht werden können)?
- Atmen Sie noch einmal tief durch! Nehmen Sie den Blickkontakt zum Patienten wieder auf.
- **Entschuldigen:** Bedauern und Mitgefühl ausdrücken und sich entschuldigen.
- **Wiedergutmachung:** Informieren Sie, ob und welche Folgebehandlung notwendig ist. Welche Auswirkungen hat der Fehler? Fatal? Bleibend? Vorübergehend?
- **Entschädigung:** Nicht spontan, Rücksprache mit Leitung und Haftpflichtversicherung.

Schwierigkeit im Gespräch: eigene Fehler eingestehen – Unter Beschämung und Schuldgefühlen ist es schwer, offen zu sein und Vorwürfe und Aggressionen auszuhalten. Bei schweren oder lebensbedrohlichen Fehlern oder solchen mit bleibenden Folgen kann der Arzt zum „zweiten Opfer" werden. Unterstützung ist durch Gespräche unter Kollegen möglich (Protschka 2012; Schiess und Schwappach 2018; Schiltenwolf und Sack 2014; Schlesinger und Günther 2013).

Worauf kommt es im Gespräch an? Eine Feststellung des Befundes trägt zur Klärung, zur Verlangsamung und zur Entwicklung einer gemeinsamen Basis bei. Eventuell Gesprächspause – Time out – zur Abkühlung und Emotionsregulation. Jemand zur Unterstützung holen. Zweitmeinung einholen.

Notfall „Fehler": Bereiten Sie sich auf entsprechende Situationen vor. Üben Sie Gespräche.

Szenario: Teilnehmer eines Fortgeschrittenenkurses schlugen vor, sich mit dem Umgang mit eigenen Fehlern zu befassen: Ein Arzt hatte einem 2-jährigen Kind wegen Warzen auf der Stirn eine Salbenmixtur aus der Apotheke verordnet. Die Mutter trug die Salbe auf die Stirn auf. Danach traten in diesem Bereich Blasen und eine bräunliche Hautirritation auf. Arzt: *Die Eltern waren mit dem Kind schon in der Klinik gewesen und wussten, dass die Sache nicht ganz korrekt gelaufen war. Leider wusste ich nicht, dass die Salbe eine lokale Entzündung mit Verfärbung der Haut bewirkt und deshalb nicht im Gesicht und nicht bei Kleinkindern angewandt werden darf. Der Vater überschüttete mich sofort mit Vorwürfen. Die junge Mutter wirkte still und depressiv. Es war ihr sichtlich peinlich. Das Kind schaute völlig verstört.* (Fehler in der Anwendung: nicht altersgerecht, ungeeignete Lokalisation.)

Falsche Salbe

Arzt, Mutter, Vater, Kind Hanna 2 Jahre, Gesprächsdauer: 4,5 Minuten

Personen	verbal	nonverbal	Kommentar
Arzt	Kommen Sie herein. Guten Tag. Sie haben Ihr Kind ja auch dabei. Sehr schön. Da freu ich mich.	begrüßt Vater per Handschlag, zu Mutter mit Kind an der Hand, einladende Handbewegung, sich hinzusetzen	*freundliche Begrüßung und Kontaktaufnahme, Strukturierung der Situation: bitte Platz nehmen*
Vater	Äh, also –	schaut zu seinem Kind, noch mal einladende Handbewegung des Arztes	

II Spezieller Teil – schwierige Gespräche

Personen	verbal	nonverbal	Kommentar
		Vater deutlich lauter, Hand in die Hüfte gestemmt, andere Hand auf die Stuhllehne gestützt	*herausfordernd*
	Was haben Sie denn da mit meiner Tochter gemacht?		*Thema*
Arzt	Darf ich mal schauen.	schaut zum Vater, schaut das Kind länger an, dann Blick zum Vater	
Vater	Also, das gibt es wohl nicht. Ich war vorhin im Krankenhaus gewesen deswegen. Da hat man mir auch gesagt:	laut, zeigt zum Kind, Mutter schaut zu ihrem Mann, dann zum Kind	
	Sie hätten mir das sagen müssen.	laut, zeigt auf den Arzt	*Vorwurf*
Arzt	Ich schau es mir noch mal genauer an. Ja.	geht um den Tisch herum	*Befund erheben verlangsamt das Geschehen*
Vater	Sehen Sie – da. Da geht die Haut ab! Da geht die Haut ab – hier! Da geht die Haut ab! Wie sieht aus. Da!	sehr laut, beugt sich vor, zeigt mit gestrecktem Arm auf das Kind	*Emotion: Sorge um das Kind*
	Warum haben Sie mir das nicht gesagt? Was soll denn das?	Mutter schaut den Arzt an, geht ein paar Schritte zu ihrem Mann, schaut ihn an. Arzt schaut erst das Kind an, dann den Vater, nickt dem Vater zu.	
Arzt	Ja, ich sehe das. Das tut mir leid.		*Fehler eingestehen, entschuldigen*
Vater	Sie sind der Arzt! Sie sind der Arzt! Sie müssen mir doch sagen – das ist eine Allergie von dem Kopf.	laut, zeigt zum Arzt	
		Arzt spricht zum Vater (nicht verständlich), in ruhigem Ton, leise, zeigt mehrfach auf das Kind	

14 Mein Fehler – wie damit umgehen?

Personen	verbal	nonverbal	Kommentar
	Ja wollen Sie denn, dass Ihre Tochter so rumläuft? So?! Aber das will ich nicht.	sehr laut, beugt sich weit zum Arzt vor	
Arzt	Ich kann Ihnen versichern, dass Ihr Kind in ein paar Tagen wahrscheinlich wieder völlig normal aussehen wird. Das ist der Abheilungsprozess.	zeigt auf das Kind, schaut Vater an	günstige Prognose des Arztes
Vater	Was sollen wir jetzt machen? Was sollen wir jetzt machen damit?		Frage nach dem weiteren Vorgehen
Arzt	Wir können eine Behandlung mit Salbe machen. Das erleichtert die Heilung.		
Vater	Das ist ja wieder so was … Dann sieht sie ja noch schrecklicher aus. Oder?	Mutter schaut zum Vater	
Arzt	Da können Sie mir vertrauen. Das ist so, wie ich vorhin gesagt habe. Nein … dass ist nicht so schön geworden, wie ich gedacht habe.		
	Mir gefällt das nicht. Ich bin auch nicht zufrieden damit.	legt Hand an seine Brust, nickt mehrfach	Arzt stimmt dem Vater zu
	Das können Sie mir glauben … und es geht mir auch ans Herz.	zum Vater, Mutter schaut abwechselnd zu ihrem Mann und zum Arzt	Bedauern
Vater	Was wird jetzt daraus? Was wird jetzt daraus? Wie soll das weitergehen?	Arzt streichelt Kind, übergibt es der Mutter, Mutter holt das Kind zu sich	Arzt bezieht die Mutter nonverbal mit ein
	Also wissen Sie – Was sollen wir jetzt machen damit?	ruhiger im Ton, zeigt zum Kind	
Arzt	Setzen wir uns mal.	einladende Handbewegung zum Sitzen, Arzt setzt sich, Mutter macht Anstalten, sich auch hinzusetzen, bleibt stehen	erneuter Anlauf zu Strukturierung der Situation

II Spezieller Teil – schwierige Gespräche

Personen	verbal	nonverbal	Kommentar
Vater	Ich will mich gar nicht hinsetzen. Ich möchte, dass das geklärt wird.		
	Und – äh – Wie können Sie so was machen, mit meinem Kind?	ausladende Armbewegung, deutet zum Kind, betont: „meinem", Mutter und Arzt schauen zum Kind, Vater zum Arzt	
	Halt –	Mutter sagt leise was zu ihrem Mann. Vater bedeutet Mutter per Handbewegung zu schweigen.	
	Schauen Sie sich das an – hier. Da geht die Haut ab, diese Flecken da.	legt das Kind auf den Untersuchungstisch, laut	
Arzt	Ja, da hat das Kind Flecken.	spricht ruhig, nickt	*Befund*
Vater	Ja, geht denn das wieder weg?		
Arzt	Ja, das geht wieder weg.	nickt mit Bestimmtheit	*gute Prognose*
		Mutter ergreift beschwichtigend den Arm ihres Mannes	*nonverbal, unterschiedliche Haltungen der Eltern*
Vater	Nein, nein, nein! Wie stellen Sie sich das vor?	zeigt auf das Kind, beugt sich vor, Arzt wartet, schaut den Vater an	
	Also, ich will Ihnen was sagen, wie wir das hier machen. Sie geben mir die Papiere und ich gehe woanders hin. Also das gibt es doch wohl nicht, so was.	hebt die Arme mehrfach an	

14 Mein Fehler – wie damit umgehen?

Personen	verbal	nonverbal	Kommentar
Arzt	Es steht Ihnen frei, woanders hinzugehen. Aber ich kann Ihnen eine Salbe aufschreiben. Sie werden sehen, dass es in den nächsten zwei Tagen besser wird.	schaut den Vater an, ruhig	
	Und ich kann Ihnen natürlich auch eine Überweisung ausschreiben. Es steht Ihnen völlig frei, zu einem anderen Arzt zu gehen.	gibt Kind zur Mutter, ruhig	Arzt greift den Lösungsvorschlag des Vaters auf
Vater	Ich glaube, das wird noch ein Nachspiel haben. Und die Flecken? Soll mein Kind die ganze Zeit mit diesen Flecken rumlaufen? Sein ganzes Leben? Oder was? Nein, nein, nein!	deutet mit Heftigkeit auf das Kind	
Arzt	Was ich mir noch vorstellen könnte, was Sie noch machen könnten: Vielleicht gehen Sie damit in die Klinik. Lassen Sie sich dort beraten.	hält seine Hände auf dem Tisch, rückt seine Beine gerade hin	zweite Meinung einholen
	Vielleicht sind Sie dann zufrieden.		Arzt spricht Emotion an
Vater	Ich war ja schon in der Klinik die waren auch ganz entsetzt gewesen.	mit ablehnender Handbewegung	
Arzt	Dann gehen Sie da noch mal hin. Lassen Sie sich beraten.		
Vater	Ja, aber was ist das für ein Arzt, der einem nicht mal sagt, dass so was passieren kann?	fällt ins Wort, breitet die Arme aus	fehlende Kommunikation zu unerwünschten Wirkungen
	Nein. Also, wir gehen jetzt.	ergreift das Kind	
	Komm! Komm mit!	zu seiner Frau, wendet sich zum Gehen	
Arzt		steht auf	
	Es tut mir auch leid.	zu Mutter, Arzt verabschiedet sie mit Handschlag	
Mutter	Aber mein Mann ...		
Arzt	Ich kann schon verstehen. Ich kann es schon verstehen, dass Sie so ungehalten sind.	wendet sich dem Vater zu, hebt die Schultern an	benennt Emotion des Vaters

Reflexion: Indem er sich selbst hinsetzt, gibt der Arzt ein deutliches Signal seiner Gesprächsbereitschaft. Er lädt zum Sitzen ein und hört sich die Schilderung der Situation an. Er redet in ruhiger Tonlage. Er gibt dem erregten Gesprächspartner Zeit und Gelegenheit, herunterzukommen („talk down"). Er untersucht das Kind. Er hält Blickkontakt mit dem Vater und hält dessen Ärger stand. Er stimmt der emotionalen Botschaft des Vaters zu (*bin auch nicht zufrieden*). Er erklärt sein weiteres Vorgehen und seine Prognose. Er geht auf die Vorstellungen des Vaters ein: *woanders hingehen – Ich gebe Ihnen eine Überweisung,* und bietet verschiedene Optionen zur Wahl an: Verschreibung einer Salbe, Beratung noch mal im Krankenhaus. Der Arzt bezieht die Mutter nonverbal mit ein.

Der Vater agiert sehr emotional. Er bringt lautstark seinen Ärger zum Ausdruck. Er fragt wiederholt, wie es weitergehen soll. Er scheint die Antworten des Arztes nicht zur Kenntnis zu nehmen. Er lässt seine Frau nicht zu Wort kommen. Im Lauf des Gespräches wird er etwas leiser.

Die Mutter nimmt nonverbal am Gespräch teil. Sie will auf die Einladung des Arztes, sich hinzusetzen, eingehen, traut sich aber nicht. Ihre Gesten ihrem Mann gegenüber sind beschwichtigend. Die Eltern vertreten unterschiedliche Sichtweisen.

Das Kind ist in einer passiven Rolle.

Strukturierung des Gesprächs – Ergebnis der Gruppendiskussion

- Ruhe reinbringen: Ruhiger Raum, Hinsetzen – nicht im Stehen diskutieren
- Standhalten – Wer hat das Hausrecht?
- Sind Gesprächsregeln notwendig? Ausreden lassen, keine Beleidigungen
- Aussagen der Eltern wiederholen (*Habe ich Sie richtig verstanden, dass …? Hörersignale*)
- Fakten benennen, Fachlichkeit zeigen
- Emotionen ansprechen (*Ich sehe, Sie sind wütend, verärgert, machen sich Sorgen*)
- Lösungsvorschläge (z. B. zweite Meinung), Perspektiven aufzeigen
- **Nacharbeit: Ablauf in Ruhe anschauen. Was lernen wir daraus für ein anderes Mal?**

Literatur

Arbeitskreis Patientensicherheit (APS) (2017) Reden ist Gold. Kommunikation nach einem Zwischenfall. http://www.aps-ev.de/wp-content/uploads/2016/08/APS_Reden_ist_Gold_2017.pdf (Zugriff am 30.08.2018).

Arbeitskreis Patientensicherheit (APS) (2018) Ethische Leitsätze zur Stärkung der Patientensicherheit, http://www.aps-ev.de/wp-content/uploads/2016/08/APS-Ethische-Leits%C3%A4tze-2018_web.pdf (Zugriff am 10.09.2018).

Berndt C (2012) Fehldiagnose einmal anders. Viele Ärzte schätzen falsch ein, was ihren Patienten wirklich wichtig ist und welche Therapien sie sich wünschen. Süddeutsche Zeitung, 9.11.2012, S. 18.

Doms T (2010) Behandlungsfehler. Was der Arzt sagen darf. Viele juristische Auseinandersetzungen ließen sich vermeiden, wenn mehr Ärzte den Ausgang einer Behandlung erklärten. Deutsches Ärzteblatt 107: 2153-2154.

Freres M, Walter C (2013) Behandlungsfehler im Krankenhaus. Offenlegen – entschuldigen – entschädigen. Deutsches Ärzteblatt 110: C 1602-1604.

Gallagher TH, Garbutt JM, Waterman AD, Flum DR, Larson EB, Waterman BM, Dunagan WC, Fraser VJ, Levinson W (2006) Choosing your words carefully. How physicians would disclose harmful medical errors to patients. Arch Intern Med 166: 1585–1593.

Gerst T, Richter-Kuhlmann E (2014) Behandlungsfehler. Bemühungen um Transparenz. Deutsches Ärzteblatt 111: 438–439.

Korzilius H (2017) Behandlungsfehler. Das Schadensrisiko ist gering. Deutsches Ärzteblatt 114: 302–303.

Maibach-Nagel E (2017) Qualitätssicherung und Fehlerprävention. Ein Motiv ärztlichen Handelns. Deutsches Ärzteblatt 114: 304–305.

Nationales Fehlerlernsystem CIRSmedical.de. CIRSmedical.de ist das Berichts- und Lernsystem der deutschen Ärzteschaft für kritische Ereignisse in der Medizin. https://www.cirsmedical.de (Zugriff am 30.08.2018).

Neelmeier T, Koch J (2017) Klinikmanagement: Unternehmensstrafbarkeit für Krankenhausträger? Deutsches Ärzteblatt 114: 96–98.

Protschka J (2012) Behandlungsfehler. Die Angst vor der Schuld. Deutsches Ärzteblatt 109: C 2064–2067.

Schiess C, Schwappach D (2018) Gesundheitsfachpersonen als „Second Victims". Pädiatrische Praxis 59: 708–718.

Schiltenwolf M, Sack M (2014) Arztsein. Die Angst des Arztes. Deutsches Ärzteblatt 111: 154–155.

Schlesinger C, Günther B (2013) Der betroffene Arzt. Auswirkungen von Zwischenfällen in der Medizin auf beteiligte Ärztinnen und Ärzte. Bayerisches Ärzteblatt 1-2: 28–30.

Schmitt-Sausen N (2018) Qualitätssicherung. Mut zur Offenheit. Deutsches Ärzteblatt 115: 170–172.

Waleczek H, Hofinger G (2005) Kommunikation über kritische Situationen im OP – Schwierigkeiten, Besonderheiten, Anforderungen. In: Hofinger G (Hrsg.) Kommunikation in kritischen Situationen. Frankfurt: Verlag für Polizeiwissenschaft. S. 121–140.

Siehe auch ▶ Kap. 1 Gesprächsstrukturen, ▶ Kap. 2 Emotionen, Haltungen, ▶ Kap. 10 Misshandlung, ▶ Kap. 11 Suizidalität

III Training

15 Training der Arzt-Patient-Kommunikation

Wegweisende Anstöße zur Schulung der Arzt-Patient-Kommunikation kommen aus dem Bereich der Onkologie. Eine umfangreiche Literatur gibt Hilfestellung, wie man die schlechte Nachricht einer Krebserkrankung vermitteln kann.

Ein Projekt in hausärztlichen Praxen ging der Frage nach, wie Patienten mit chronischen Erkrankungen ein gesundes Leben gelingen kann. Videoaufnahmen von Gesprächen mit Patienten wurden in Qualitätszirkeln besprochen. Als Ergebnis des zweijährigen Projekts kristallisierten sich folgende Komponenten eines Fortbildungskonzepts für die hausärztliche Praxis heraus (Bahrs und Matthiessen 2007):

- Videogestützte Qualitätszirkel
- Qualifizierte Moderatoren der Qualitätszirkel
- Interdisziplinarität und Patientenorientierung
- Rahmenprogramm zum Thema Salutogenese, darin Arzt-Patient-Kommunikation

Die Ausprägung der Einzelelemente soll davon abhängen, zu welchem Zeitpunkt der ärztlichen Biographie (Studium, Facharztweiterbildung, Fortbildung nach langer Berufserfahrung) eine Schulung angeboten wird.

Konzept einer videogestützten Fortbildung

Der Schwerpunkt der Schulung liegt auf dem Ausprobieren von schwierigen Situationen mit konstruktiver Rückmeldung. Um dem klinischen Alltag gerecht zu werden, konzentriert sich das Training auf **5-Minuten-Gespräche**. Rollenspiele werden per Video aufgezeichnet und unmittelbar danach angesehen. Darsteller von Eltern, Kindern und Jugendlichen geben Rückmeldung, wie es sich anfühlt, auf der gegenüberliegenden Seite zu sitzen. Je mehr Erfahrung die Teilnehmer haben, desto eher können auch Kinderrollen realistisch dargestellt werden.

Videotechnik ist leicht verfügbar. Sie wird wenig eingesetzt, aus Sorge um eine Beeinträchtigung einer Gesprächssituation und eine Verzögerung von Routineabläufen in der Sprechstunde. Der unschätzbare Vorteil für ein Training besteht allerdings darin, eine Situation zeitversetzt und wiederholt ansehen und reflektieren zu können. Ein wichtiges Element ist der Austausch zwischen den Teilnehmern. Jeder Beobachter erlebt und sieht etwas anderes. Selbst bei kurzen Ausschnitten ergeben die Beiträge einer Gruppe in ihrer Gesamtheit ein stimmiges Bild der zugrundeliegenden Situation. Eine Aufgabe der Trainer besteht darin, auf das intuitiv eingesetzte Handwerkszeug aufmerksam machen: Was wirkt wie? Was bewirken welche Gesprächstechniken? Elemente der Videoaufnahmen dienen zur Lenkung der Aufmerksamkeit: Standbilder zeigen Haltungen der Einzelpersonen und Beziehungen anhand von Zuwendung und Blickkontakt. Bildfolgen lassen Haltungsänderungen erkennen. Auch die Inhalte beiseite gelassen, lassen sich Sprechzeiten, Sprecherfolge, Redeanteile identifizieren. Im zeitlichen Verlauf können in Abhängigkeit vom Thema Stimmungen wechseln, erkennbar durch Mimik, Tonlage, Lautstärke, Tempo (Thiel 1997; Kopecky-Wenzel und Frank 2010). Sequenzen zeigen: Was folgt worauf? Welche Techniken werden eingesetzt? Was war gut gelungen?

Schlüsselstellen im Gespräch: Ausschnitte zeigen, welche Schritte zur Lösung einer schwierigen Situation und zum Erreichen eines Gesprächszieles geführt haben. Die konstruktive Wirkung von Gesprächspausen wird besonders hervorgehoben. Diese Hilfestellung (Was man nicht sieht!) ist schwierig zu erkennen.

Videoaufnahmen eignen sich für eine Reihe von **Zielsetzungen**:

- Eine Videoaufnahme, von unterschiedlichen Betrachtern beschrieben, kann dazu führen, Neues zu entdecken: Teilnehmer einer Gruppe nehmen unterschiedliche Aspekte wahr. Indem sie Neues benennen, erweitern sie den Blickwinkel aller Betrachter. Bei mehrmaliger Betrachtung eines Videos sieht man jedes Mal etwas Neues. Durch Austausch und Übung nähern sich Beobachtungen an. Die Übereinstimmungen werden größer, die Abweichungen zwischen den Beobachtungen, die Varianz, kleiner.
- Eine Videoaufnahme von mir selbst macht mich zum außenstehenden Beobachter meines Verhaltens. Der Wechsel von der Innen- zu der Außenperspektive ist ungewohnt. Rückmeldungen von anderen weisen auf Aspekte hin, die mir nicht aufgefallen wären.

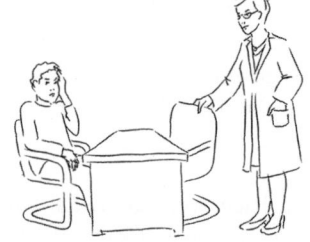

Sich selbst von außen sehen:
Ich merke nicht, dass ich stehe.
Die Ärztin bleibt nach der Begrüßung stehen und führt das Gespräch im Stehen. Die Handbewegung zeigt die Absicht an, sich hinzusetzen.

Vergleichende Beobachtung nach Aufgabentypen:

- Querschnitt: gleiches Thema, verschiedene Akteure. Man sieht eine Variationsbreite möglicher Vorgehensweisen. Verschiedene Wege können zum gleichen Ziel führen. Das ist das Konzept des Trainings.
- Verschiedene Themen, gleicher Akteur. Der Fokus der Betrachtung liegt auf den Kompetenzen einer Person in verschiedenen Situationen.
- Längsschnitt: gleiches Thema, gleicher Akteur. Eine Wiederholung derselben Situation eignet sich für die Beurteilung von Veränderungen.

Die Kapitel in diesem Buch enthalten Beispiele für alle Varianten.

Anpassung an Zielgruppen

Die Vermittlung einer ungünstigen Diagnose wird von Ärzten und von Medizinstudenten gleichermaßen als schwierig angesehen. Für Medizinstudenten ist es einleuchtend, dass sie sich auf das Überbringen schlechter Nachrichten vorbereiten müssen. Um im Training den Umgang mit einem definierten Krankheitsbild zu vermitteln, werden standardisierte Patienten eingesetzt. Das sind Personen, ehemalige Patienten oder Schauspieler, die nach einem Drehbuch eine Krankenrolle einnehmen und danach eine Rückmeldung geben. Der Praxisalltag ist besonders bei Kindern durch unscharfe Themen und durch unterschiedliche Situationen und Konstellationen gekennzeichnet. *Kinder lesen keine Lehrbücher.* Ein **Ziel dieses Trainings** besteht deshalb darin, sich flexibel auf unterschiedliche Personen und Situationen einstellen zu können.

Für **Studenten und Berufsanfänger** werden beispielhaft per Video Situationen demonstriert, mit denen die Teilnehmer noch keine Erfahrung haben. Diese dienen als Drehbuch für anschließende Übungen. Theorie kommt in kleinen Portionen vor, wenn der fachliche Teil klar ist. Kommunikationstheorie wird nur in Verbindung mit klinischen Inhalten besprochen (Kurtz et al. 2003; Nestel und Tierney 2007).

Teilnehmer **mit beruflicher Routine** sollen konkret eine als schwierig erlebte Situation beschreiben: *Was ist für mich schwierig?* Zum Erfahrungsaustausch zwischen den Teilnehmern eignen sich besonders die vergleichbaren Situationen Schuleingangsuntersuchung und Jugendgesundheitsuntersuchung: *Wie machen Sie es?* Für die Zusammensetzung der Teilnehmer ist es nicht so entscheidend, ob es eine vom Werdegang her homogene Gruppe ist.

Rollenspiele sind unbeliebt. *Als ich die aufgebaute Kamera sah, wollte ich wieder umkehren,* so die Rückmeldung einer Teilnehmerin am Ende eines

Trainings. Man hat die Sorge, sich vor anderen in einer Gruppe zu blamieren. Junge Klinikärzte hatten Bedenken, sich vor erfahrenen Kollegen zu exponieren. Etwas ältere niedergelassene Ärzte hatten die Sorge, von den Jüngeren kritisiert zu werden. Die Erfahrung mit den Rollenspielen war jedoch, dass es für alle vergleichbare Schwierigkeiten und Lösungsansätze gibt. Auch Ärzte gleicher und unterschiedlicher Spezialisierung und Ärzte und Krankenpflegepersonal passen gut zusammen. Es entwickelt sich ein geteiltes Verständnis für die jeweilige Arbeitssituation. Bei einer Gruppengröße von 8 bis 12 Teilnehmern kommt jeder dran. Das lockert auf und fördert den Lernprozess.

Vorbereitung: Rahmenbedingungen

Wer ist der Veranstalter? Was sind dessen Erwartungen? Ein Lehrvideo kann als Demonstration und Einführung in die Thematik dienen. Die Anfrage: *Zeigen Sie, was wir falsch machen,* wird umdefiniert zu: *Wie gelingen Gespräche?* Als Dozent ist mir eine aktive Beteiligung der Teilnehmer wichtig. *Ich habe entschieden, den Schwerpunkt auf Übungen zu setzen.*

Was sind mögliche Erwartungen von Teilnehmern? Was sind deren Rahmenbedingungen? Mit welcher Klientel, mit welcher Altersgruppe und mit welchen Themen haben sie zu tun?

Die Teilnahme kann freiwillig oder verpflichtend sein: Es macht einen Unterschied, ob Teilnehmer aus freien Stücken kommen oder ob es sich um eine Veranstaltung mit Teilnahmepflicht handelt. Bei Pflichtteilnahme sind Diskussionen über den Sinn von Rollenspielen zu erwarten. *Nicht realistisch. Man kann Gesprächsführung oder man kann es nicht.* Die Skepsis schlägt sich in kritischeren Bewertungen nieder. Grundsatzdiskussionen vertagt man auf die Schlussrunde. Bei Pflichtveranstaltungen ist auch die Haltung des Organisators entscheidend! Steht der Veranstalter trotz Kritik dahinter, dass ihm das Thema Kommunikation wichtig ist? Für freiwillige Teilnahme entscheidet sich, wer für Kommunikationsthemen aufgeschlossen ist und über Kompetenz verfügt. *Warum kommen Sie? Sie können doch schon alles. – Ich gönne mir eine Auszeit.*

Wie viel Zeit steht zur Verfügung? Wie sind die Räumlichkeiten? Ist die notwendige technische Ausstattung verfügbar und einsatzbereit? Zwei Moderatoren leiten eine Veranstaltung.

Wenn Pausen vorgesehen sind: Gibt es Erfrischungen? Pausengespräche tragen wegen ihres informellen Charakters dazu bei, dass sich mit dem gegenseitigen Kennenlernen ein Gefühl der Zugehörigkeit innerhalb einer Gruppe entwickelt.

Ein Fortbildungszertifikat muss rechtzeitig vorbereitet werden. Und nicht zuletzt: Welche Kosten fallen an? Wer kommt für die Kosten auf?

Durchführung

In der Eingangsrunde begrüßen die Moderatoren die Teilnehmer und stellen sich selbst und die **Grundidee** vor. Es geht um Stärkung und darum, zu schauen, was gut läuft.

Dann folgt eine Vorstellungsrunde der Teilnehmer mit der Frage nach den Erwartungen jedes Einzelnen. Die Teilnehmer beschreiben dann Situationen aus ihrer Praxis, die sie einbringen möchten. Das Beispiel soll so konkret wie möglich beschrieben werden: Alter, Geschlecht, des Kindes, ein fiktiver Vorname. Um welche Situation handelt es sich? Was ist die Schwierigkeit dabei?

Die Themenauswahl richtet sich nach den Interessen der Teilnehmer. Die Moderatoren bestimmen die Zahl möglicher Übungen in Abhängigkeit von der zur Verfügung stehenden Zeit. Die Teilnehmer sollen zügig eine Wahl treffen. Um einen Zeitplan einhalten zu können, dürfen nur die ausgewählten Beispiele behandelt werden (▶ Anhang: Zeitplan). Diskussionen anderer Praxisbeispiele werden auf ein Gespräch in der Pause oder nach Abschluss der Veranstaltung verwiesen.

Jeder Moderator begleitet eine Teilgruppe der parallel gespielten Rollenspiele. Die Technik kann in der Gesamtgruppe von dem einen übernommen werden, während der andere sich der Gruppe zuwendet. Die Moderatoren wechseln sich ab. Eine Protokollierung des wertvollen Teils Gruppendiskussion ist bei zwei Moderatoren durchführbar.

Ansage: Sie können etwas **ohne Risiko ausprobieren.** Unterschiedliche Wege führen zum Ziel (gleiches Thema, verschiedene Akteure). Deshalb trennen wir uns in zwei Gruppen auf. Dieselbe Situation soll parallel in zwei Räumen gespielt werden. Zur Ermutigung dient der Hinweis: Die Darsteller profitieren am meisten. Die Technik steht bereit. Ein Rollenspiel soll etwa 5 Minuten dauern. Nach 4,5 Minuten kommt ein Zeichen, zum Schluss zu kommen. Jeder Teilnehmer kann jederzeit abbrechen, ohne sich erklären zu müssen. Danach treffen wir uns wieder und sehen die Aufnahmen an.

Der Teilnehmer, der ein Thema als schwierig vorgeschlagen hat, wird eingeladen, zu entscheiden, welche Rolle er übernehmen möchte. Indem er die Arztrolle übernimmt zeigt er, wie er es macht. Die als schwierig erlebte Person darzustellen, ermöglicht, die Perspektive zu wechseln. Wenn es sich hinzieht, eine Rolle zu besetzen, jemand ansprechen, ob er es probieren möchte. Muss inhaltlich noch etwas geklärt werden? Das ist für Medizinstudenten unerlässlich. Worauf kommt es an? Das Ziel heißt, ins Gespräch kommen.

Jetzt bitte spielen! Am Ende jedes Rollenspiels dankt der Moderator den Darstellern und würdigt ihren Beitrag. Um wieder aus der Rolle herauszutreten ist nach dem Spiel eine kurze Pause zum Abkühlen angebracht. Währenddessen bereiten die Moderatoren die Videos zur Vorführung vor. Die Besprechung findet dann in der Gesamtgruppe statt.

Videos anschauen: Die Videoaufnahmen werden in voller Länge von etwa 5 Minuten gezeigt, zuerst von der einen Gruppe, dann das parallele Video der anderen Gruppe. Dabei macht sich der vorstellende Moderator Notizen von Situationen und Zeitpunkten im Verlauf.

Innen- und Außenperspektiven: Die Darsteller werden um ihre Sichtweise gebeten. Die erste Frage zielt auf die eigene Einschätzung des **Arztdarstellers:** *Wie ist es Ihnen ergangen? Was ist Ihnen gut gelungen?* Darsteller der Arztrolle fangen regelhaft damit an, selbstkritisch aufzuzählen, was ihnen nicht gut gelungen ist. Die Aufgabe eines Moderators besteht darin, sofort zu unterbrechen und die Frage zu wiederholen, was gut gelungen war. Die **Änderung der Blickrichtung** auf eigene Stärken und auf Stärken der Gesprächspartner bildet den Schlüsselpunkt des Trainings.

Nach Rollenspielen äußern Beobachter sofort Verbesserungsvorschläge. Der Effekt ist, dass Darsteller der Arztrolle sich vor allem kritisiert fühlen und sich nie wieder auf eine derartige Situation einlassen wollen. Verbesserungsvorschläge der Beobachter werden sofort unterbrochen und zurückgestellt. Die Beobachter werden um positive Kommentare zum Darsteller der Arztrolle gebeten. Rückmeldungen über sein Gesprächsverhalten stärken den Arzt: Arzt: *Ich war während des Gespräches so aufgeregt.* Rückmeldung aus der **Gruppe** und **Demonstration auf Video** durch die Moderatoren: *Von außen war das nicht zu bemerken. Die Gesprächsführung wirkte ruhig und souverän!* Solche Kommentare stärken das Selbstvertrauen.

Darsteller von Patient und Eltern bringen die Innenperspektive des Gegenüber ein. Ist der Patient, das Kind oder der oder die Jugendliche, zu Wort gekommen? Auf Verständnis gestoßen? Hat sich gut gefühlt? Das gleiche gilt für die Eltern. Bei ihnen kommt hinzu, wie sie und ihr Gesprächspartner das Kind sehen und beschreiben. Rückmeldungen an den Arzt über das innere Erleben seiner Gesprächspartner fördern sein Einfühlungsvermögen.

Außenperspektive der **Beobachter** und Gruppendiskussion: Was wurde im Gespräch wie gemacht? Wahrnehmungen (ein „Bauchgefühl") sollen anhand der Eindrücke aus einer Aufnahme benannt und damit nachvollziehbar gemacht werden. Innerhalb einer Gruppe können durchaus widersprüchlich erscheinende Beobachtungen mitgeteilt werden. Es geht bei auseinanderliegenden Wahrnehmungen nicht um falsch oder richtig, sondern um die Variationsbreite von Sichtweisen. Die Teilnehmer lernen damit, kontrastierende Seiten der beobachteten Personen wahrzunehmen und einzuordnen. Bereichernd ist ein Austausch innerhalb der Gruppe: Wie machen es andere? Wie kann man es machen?

Kommentar des Moderators: Wurde das Ziel erreicht, ins Gespräch zu kommen? Als Kriterium dient, wann der Gesprächspartner der Arztrolle mehr als zwei Sätze oder länger als 30 Sekunden gesprochen hat. Die positiven Kommentare werden verstärkt, indem einzelne dazu passende **Videoausschnitte** gezeigt werden.

Ein einziger Verbesserungsvorschlag: Wenn alle positiven Kommentare abgegeben sind, werden Verbesserungsvorschläge gesammelt, aus denen dann ein einziger (!) konstruktiver Vorschlag ausgewählt wird. Wie könnte es weitergehen? Im Gespräch das nächste Mal vertiefen, nachfragen.

Der vorstellende Teilnehmer wird am Ende der Diskussion um einen abschließenden Kommentar gebeten.

Pause, falls noch ein weiteres Beispiel folgt.

Schlussrunde: In einer Schlussrunde soll jeder Teilnehmer sagen, was er aus der Veranstaltung an Anregung mitnimmt und was die Moderatoren verbessern können. Dann werden die **Beurteilungsbögen** verteilt und sofort ausgefüllt. Auch den Fortbildungsnachweis und eventuell Handout und Zustimmung zur Auswertung durch Dritte verteilen. Die Schlussbemerkung kommt von den Moderatoren und endet mit Dank an alle Teilnehmer.

Nachbereitung durch Veranstalter und Moderatoren: Wie war der Ablauf? Wie geplant? Abgewandelt wodurch? Gab es schwierige Augenblicke, Situationen? Was war gelungen?

Ein aufwendiger Teil der Nacharbeit besteht darin, Gesprächsverläufe auf den Videos anzuschauen. Die Moderatoren lernen dabei selbst. Was folgt worauf? Wie passiert es? Emotionen und Beziehungen lassen sich in der Nacharbeit genauer anschauen. Was sind fördernde und hemmende Gesprächstechniken? Worin bestand die Schwierigkeit einer Situation? Die Fragestellung des Teilnehmers wird in Bezug zur Übungssituation gesetzt: Welche Ansätze brauchten nur noch einen Anstoß, um erfolgreich zu sein? Welches ist der nächste Schritt? Wie lässt sich das beim nächsten Mal umsetzen? Alle Teilnehmer sollen lernen, intuitiv eingesetzte Techniken der Gesprächsführung zu erkennen und bewusst einsetzen zu können.

Varianten: Dosierungen

In einer einmaligen Veranstaltung von 2 oder 3 Stunden kann ein eingegrenztes Thema behandelt werden. In Halbtages- oder Tagesveranstaltungen sind zwei oder mehr Themen möglich. Eine Fortbildung im Umfang von 30 Stunden erfüllt die Bedingungen für die Qualifikation „Vermittlung und Einübung verbaler Interventionstechniken" der psychosomatischen Grundversorgung (Bundesärztekammer 2018). In vier Blöcken im Abstand von einigen Wochen wurden unterschiedliche Themen und Konstellationen von Gesprächspartnern durchgespielt. Zwischen den Blöcken konnten die Teilnehmer etwas ausprobieren und über ihre Erfahrungen berichten. Auf Wunsch der Teilnehmer gab es eine Nachfolgeveranstaltung nach einem Jahr (Kopecky-Wenzel und Frank 2010). Eine annähernd vergleichbare Intensität hatte das fünftägige Wahl-Pflichtpraktikum „Wahlfach Kinder- und Jugendpsychiatrie" für Medizinstudenten. Als Lernzielkontrolle diente die Beschreibung eines Videos am letzten Kurstag. Das Kursziel „beschreiben lernen" wurde von allen erreicht (Frank et al. 2009).

Qualifizierte Moderatoren: Trainer trainieren

Im Rahmen des Pädiatrieunterrichts fand für alle (!) Studierenden eines Semesters ein zweistündiges Seminar zum Thema „Überbringen schlechter Nachrichten" statt (Kopecky-Wenzel et al. 2009). Um die Trainerrolle übernehmen zu können, spielte zur Einführung eine Gruppe von Dozenten modellhaft Rollenspiele. Die Teilnehmer eines Trainings für Trainer bekamen **Hinweise zur Didaktik** und einen **Ablaufplan** des Seminars (▶ Anhang: Zeitplan).

Bei regelmäßigen Treffen wurden Videoaufnahmen unter dem Gesichtspunkt angeschaut, wie man sie beschreiben und kommentieren kann. Es ist leicht, gelungene Gesprächsverläufe zu kommentieren. Moderatoren sind gefordert, zu jeder Situation positive Kommentare zu finden. Am Anfang ist es sicher, den Szenenanfang zu kommentieren. Wie war die Begrüßung? Hat der Arzt sich vorgestellt mit Name und Funktion? Hat er zum Platznehmen aufgefordert? Kindern einen Platz zugewiesen? Hat der Arzt Blickkontakt gehalten mit allen Beteiligten? Hat er sich in verständlicher Sprache ausgedrückt. Hat er zugehört? Ist der Arzt auf die Fragestellung eingegangen?

Was für ein Gefühl stellt sich beim Zuschauen ein? Wann finden Positionswechsel oder Sprecherwechsel statt? Was war davor? Was folgt danach? Wann gibt es Gesprächspausen?

Auf jeden Fall sollte der Mut der Darsteller gewürdigt werden, sich einer schwierigen Situation gestellt zu haben, besonders dann, wenn sich sonst niemand als Darsteller bereitfand.

Bei den Parallelversionen sollen die Kommentare etwa gleich umfangreich sein. Sie sollen auf unterschiedliche Lösungen an unterschiedlichen oder auch gleichen Stellen abheben. Es geht nicht um besser oder schlechter! Sondern um die Frage, **wie** es gemacht wurde? **Wie anders** wurde vorgegangen? Man kann sich darauf verlassen, dass unterstützende Bemerkungen von Teilnehmern kommen. Beobachtungen, die einem selbst nicht aufgefallen wären, sind ein Gewinn für die Moderatoren.

Wiederholte Sitzungen der Dozenten gewährleisten, dass ein einheitliches Konzept in der Durchführung aufrechterhalten wird (Protokolltreue = Intention to teach).

Fehlermöglichkeiten

- Mangelnde Vorbereitung: Nicht genügend mit Technik vertraut.
- Technische Pannen: Kein Ton. Beamer fällt aus.
- Kritische Situationen: Konflikte zwischen Teilnehmern. Konflikt mit Moderator. Ein Teilnehmer nimmt die Rolle eines Co-Moderators ein. Akzeptabel ist die Bitte, sich zurückzunehmen, weil er schon so weit fortgeschritten ist.

- Ein Teilnehmer wird von der Situation gefühlsmäßig überwältigt.
- Fehler der Moderatoren: eingestehen, Möglichkeiten zu Korrektur und Verbesserung überlegen.

Es ist ein fortlaufender Prozess. Didaktische Fähigkeiten entwickeln sich mit Übung und Erfahrung. Die gemeinsame Haltung war, selbst bei divergierenden Sichtweisen: *Wir wollen gut unterrichten!*

Evaluation

Die Ziele einer Schulung sollen überprüfbar sein: Evaluation kann auf vielfältige Weise durchgeführt werden. Nach einem eintägigen Training war die Rückmeldung von Teilnehmern: *Es hat Spaß gemacht. Erst hinterher habe ich gemerkt, wie anstrengend es war.* Lehrvideos können eine Erinnerungsfunktion haben. *Ich habe das Rüstzeug. Aber manchmal vergesse ich, wie ich es benutzen soll. Der Lehrfilm hat mir Impulse gegeben, wieder gezielter zuzuhören. Kleine Erfolge sind Erfolge. Das müssen wir sehen.* (Feedback einer Teilnehmerin).

Befragungen können offen und unstrukturiert, etwa in einer Schlussrunde erfolgen. Mit einem strukturierten Beurteilungsbogen können die einzelnen Elemente einer Schulung durch Teilnehmer und Moderatoren bewertet werden.

Befragungen zum **Langzeitverlauf** geben Aufschluss über die Anwendung im klinischen Alltag. Auf die schriftliche Anfrage zum langfristigen Effekt des Kurses nach einem Jahr antworteten alle 16 Teilnehmer zweier Kurse. Fast ein Drittel der Kursteilnehmer führte mehr geplante Elterngespräche als vorher. Die Ärzte berichteten, dass sie sich auf schwierige Gespräche vorbereiten und anschließend reflektieren würden (Kopecky-Wenzel und Frank 2010). Im Kurs hatten die Ärzte am Besten gelernt, das Verhalten und die Gefühle des Gegenübers wahrzunehmen.

Konzepte zur Auswertung von Videos (Miller und Rollnick 2004, S. 240)

- Redezeiten von Therapeut und Patient bestimmen
- Globale Bewertungskriterien des Therapeutenstils, zum Beispiel Verwendung offener Fragen oder geschlossener Fragen, Fähigkeit zuzuhören und Pausen zuzulassen
- Beurteilung jeder einzelnen Therapeuten- und Patientenreaktion anhand eines Katalogs
- Qualität der Interaktion (Roter 2006; Yoder et al. 2004).

Es gibt mehrere Beurteilungssysteme. Über ihre Auswahl entscheiden die Ziele und die vorhandenen Ressourcen an Zeit und Personen. Das Beobach-

III Training

tungssystem nach Roter legt den Schwerpunkt auf Interaktion: Was folgt worauf? Mit ihm lassen sich Emotionen am Besten darstellen. Voraussetzung ist eine umfangreiche Schulung (Roter 2006). Der deutschen AufklärungsGesprächBewertungsSkala AGBS (Schildmann und Wand 2008; Wand et al. 2008) liegt das englische Beurteilungssystem für Aufklärungsgespräche bei einer Krebserkrankung zugrunde (Breaking bad news Assessment Schedule BAS, Miller et al. 1999). Für die Auswertung eigener Videoaufnahmen wurde das Konzept adaptiert, überprüft und erweitert (Braun 2011; Englmeier 2011; Früstück 2010).

Methodische Voraussetzung ist eine Auswertung durch geschulte Beobachter ohne Kenntnis der Hintergrundinformationen („verblindete" Beobachter). **Reliabilität** ist der Grad der Übereinstimmung zwischen unterschiedlichen Beobachtern der gleichen Szene. Die Übereinstimmung der Beurteiler (Reliabilität) muss ausreichend hoch sein, um auf gültige (valide) Aussagen schließen zu können. Die Zeit für die Auswertung der Gespräche muss sich in Grenzen halten. Die Trainingszeiten für eine Schulung der Beobachter betrug 10 Stunden (Früstück 2010) und 16 Stunden (Braun 2011; Englmeier 2011). Beim Retest nach 6 Monaten blieb die Leistung der Beobachter stabil (Früstück 2010). Der Zeitaufwand für die Beurteilung eines 5-minütigen Gesprächs betrug mit 12,5 Minuten etwa das zweieinhalbfache der Aufnahme (Englmeier 2011).

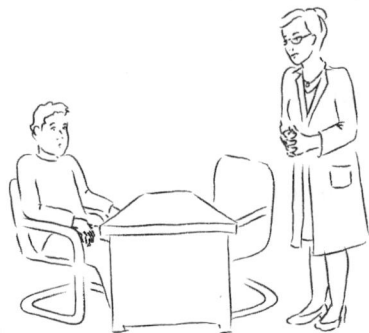 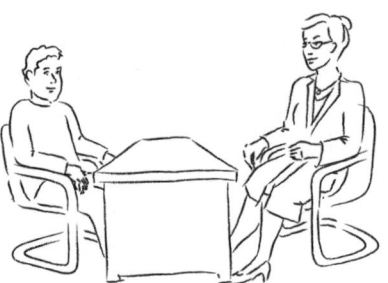

Video 1: *Also ... du könntest eigentlich schon in die Schule gehen.*
Ärztin: Ich fühlte mich unbehaglich.

Video 2: *Ich finde, so krank bist du nicht.*
Ärztin: Ich fühlte mich gut.

Veränderungen im Längsschnitt: gleiche Szene, gleiche Darsteller zu Beginn und nach vier Monaten, zum Abschluss der Fortbildung

Außen- und Innensicht: Körpersprache und inneres Erleben passen zusammen.

Ergebnisse: Der Eindruck eines hohen Gesprächstempos entsteht durch geschlossene Fragen in Serie: Auf jede Frage erfolgt nur eine kurze Antwort. Beim Elterngespräch nahm die Beschreibung des Kindes durch den Arzt großen Raum ein. Der Redeanteil des Arztes betrug zwei Drittel der Gesprächszeit. Die Mütter kamen etwas mehr zu Wort als die Väter (Braun 2011). Bei den Gesprächen mit Jugendlichen gelang den Allgemeinärzten der Gesprächseinstieg gut. Sie wiederholten häufiger, hoben positive Aspekte hervor und gingen etwas häufiger auf nonverbale Äußerungen ein. Die Medizinstudenten fragten öfters nach der Lebenssituation und nach Interessen der Jugendlichen und konnten Interessenbereiche vertiefen. Jugendliche begannen nach offenen Fragen zu sprechen, nach Pausen oder bei Themen ihres Interesses. Insgesamt konnten bei unterschiedlichen Stichproben unter verschiedenen Rahmenbedingungen vergleichbare Ergebnisse erzielt werden. Es können somit **inhaltlich gültige (valide) Aussagen** gemacht werden. Studien zur Schulung von Klinikern belegen langfristig anhaltende Effekte (Smith 2002; Langewitz et al. 2010; Langewitz 2012).

Die amerikanische Serie von Lehrfilmen unter https://doc.com/ besticht durch ausgezeichnete Didaktik (Daetwyler et al. 2010). In den USA können ausländische Ärzte sich anhand dieser Filme auf eine Prüfung ihrer kommunikativen Fähigkeiten vorbereiten, die sie für ihre Zulassung brauchen. Per Videokonferenz müssen sie ein Interview mit einem „standardisierten Patienten" führen. Anschließend erhalten sie anhand definierter Lernziele Rückmeldung und eine strukturierte Beurteilung (OSCE – Objective Structured Clinical Evaluation, Daetwyler et al. 2010).

Literatur

Bahrs O, Matthiessen P (Hrsg.) (2007) Gesundheitsfördernde Praxen. Die Chancen einer salutogenetischen Orientierung in der hausärztlichen Praxis. Bern: Hans Huber Kapitel „Ansätze für ein Fortbildungskonzept", S. 315–332.

Braun R (2011) Die modifizierte Aufklärungsgespräch-Bewertungsskala für Arzt-Eltern-Gespräche. Dissertation. Ludwig-Maximilians-Universität München.

Bundesärztekammer (Hrsg.) (2018) (Muster-)Kursbuch Psychosomatische Grundversorgung mit integriertem Fortbildungscurriculum „Patientenzentrierte Kommunikation". (https://www.bundesaerztekammer.de/fileadmin/user_upload/downloads/pdf-Ordner/Fortbildung/Muster-Kursbuch_PSGV.pdf; Zugriff am 03.05.2019).

Daetwyler C, Cohen D, Gracely E, Novack D (2010) eLearning to enhance physician patient communication: a pilot test of „doc.com" and „WebEncounter" in teaching bad news delivery. Med Teach 32: e381–e390.

Del Piccolo L, de Haes H, Heaven C, Jansen J, Verheul W, et al. (2011) Development of the Verona coding definitions of emotional sequences to code health providers' responses (VR-CoDES-P) to patient cues and concerns. Patient Education and Counseling 82: 149–155.

Englmeier J (2011) Beurteilung von Arztgesprächen mit Jugendlichen. Dissertation. Ludwig-Maximilians-Universität München.

Farrell M, Ryan S, Langrick B. (2001) Issues and innovations in nursing education. „Breaking bad news" within a paediatric setting: an evaluation report of a collaborative education workshop to support health professionals. Journal of Advances Nursing 36(6): 765–775.

Frank R (2011) Überbringen schlechter Nachrichten in der ärztlichen Praxis. Monatsschrift Kinderheilkunde 159: 1133–1143.

Frank R, Gegenfurtner G, Steininger C, Kopecky-Wenzel M, Noterdaeme M (2009) Was lernen Medizinstudenten im Wahlfach Kinder- und Jugendpsychiatrie? Zeitschrift für Kinder- und Jugendpsychiatrie und Psychotherapie 37: 129–134.

Früstück C (2010) Die Beurteilung von Arztgesprächen beim Überbringen schlechter Nachrichten. Dissertation Ludwig-Maximilians-Universität München.

Heath C, Luff P, Svensson MS (2007) Video and qualitative research: analysing medical practice and interaction. Medical Education 41: 109–116. doi:10.1111/j.1365-2929.2006.02641.x.

Hobma S, Ram P, Muijtjens A, van der Vleuten C, Grol R (2006) Effective improvement of doctor-patient communication: a randomised controlled trial. British Journal of General Practice 56: 590–586.

Ishikawa H, Hashimoto H, Kinoshita M, Fujimori S, Shimizu T, Yano E (2006) Evaluating medical students' non-verbal communication during the objective structured clinical examination. Medical Education 40: 1180–1187.

Kopecky-Wenzel M, Frank R (2010) Videogestütztes Training in Gesprächsführung für Ärzte. Praxis der Kinderpsychologie und Kinderpsychiatrie 59: 207–223.

Kopecky-Wenzel M, Maier E, Muntau A, Reinhardt D, Frank R (2009) Überbringen schlechter Nachrichten – videogestützte Trainingseinheit für Medizinstudenten. Zeitschrift für Kinder- und Jugendpsychiatrie und Psychotherapie 37: 139–144.

Kurtz S, Silverman J, Benson J, Draper J (2003) Marrying content and process in clinical method teaching: Enhancing the Calgary-Cambridge Guides. Academic Medicine 78: 802–813.

Langewitz W (2012) Zur Erlernbarkeit der Arzt-Patient-Kommunikation in der Medizinischen Ausbildung. Bundesgesundheitsblatt 55: 1176–1182.

Langewitz WA, Eich P, Kiss A, Wössmer B (1998) Improving Communication Skills – A Randomized Controlled Behaviorally Oriented Intervention Study for Residents in Internal Medicine. Psychosomatic Medicine 60: 268–276.

Langewitz W, Edlhaimb H, Höfner C, Koschier A, Nübling M, Leitner A (2010) Evaluation eines zweijährigen Curriculums in Psychosozialer und Psychosomatischer Medizin – Umgang mit Emotionen und patientenzentrierter Gesprächsführung. Psychother Psych Med 60: 451–456.

Maguire P, Pitceathly C (2002) Key communication skills and how to acquire them. BMJ 325: 697–700.

Miller S. J, Hope T, Talbot DC (1999) The development of a structured rating schedule (the BAS) to assess skills in breaking bad news. British Journal of Cancer 80: 792–800.

Miller WR, Rollnick S (2002) Motivierende Gesprächsführung. Freiburg: Lambertus. Kapitel: Gedanken über das Lernen, Lernen fördern. S. 234–261.

Nestel D, Tierney T (2007) Role-play for medical students learning about communication: Guidelines for maximising success. Medical education 7: 3. doi:10.1186/1472-6920-7-3.

Roter D (2006) The Roter Method of Interaction Process Analysis – RIAS. Baltimore, Maryland: RIAS.

Satterfield JM, Hughes E (2007) Emotion skills training for medical students: A systematic review. Medical Education 41: 935–941.

Schildmann J, Wand S (2008) Manual zur Verwendung der Aufklärungsgespräch-Bewertungsskala (AGBS) in der Lehrveranstaltung: „Wahrheit am Krankenbett: das Aufklärungsgespräch mit schwer kranken Patienten". Erlangen-Nürnberg: Friedrich-Alexander-Universität.

Smith RC (2002) Patient-Centered Interviewing. Philadelphia: Lippincott Williams & Wilkins, darin: The effectiveness of intensive training for residents in interviewing: A randomized, controlled study. S. 253–272.

Thiel T (1997) Film- und Videotechnik in der Psychologie. Eine Erkenntnistheoretische Analyse mit Jean Piaget und ein historischer Rückblick auf Kurt Lewin und Arnold Gesell. In: Keller H (Hrsg.) Handbuch der Kleinkindforschung. 2. Auflage. Bern: Huber. S. 347–384.

van Dulmen A, Holl RA (2000) Effects of continuing paediatric education in interpersonal communication skills. Eur J Paediatr 159: 489–495.

Wand S, Schildmann J, Burchardi N, Vollmann J (2008) Die Aufklärungsgesprächbewertungsskala (AGBS): Ein Instrument zur Bewertung kommunikativer Kompetenzen bei der Aufklärung von Patienten über Tumorerkrankungen. Z.ärztl. Fortbild. Qual. Gesundh.wes. 101: 645–651.

Wassmer E, Minnaar G, Abdel Aal N, Atkinson M, Gupta E, et al. (2004) How do paediatricians communicate with children and parents? Acta Paediatr 93: 1501–1506.

Wissow L, Gadomski A, Roter D, Larson S, Brown J, et al. (2008) Improving child and parent mental health in primary care: a cluster-randomized trial of communication skills training. Pediatrics 121: 266–275.

Yoder P, Short-Meyerson K, Tapp J (2004) Measurement of behavior with a special emphasis on sequential analysis of behavior. In: Emerson E, Hatton C, Thompson T, Parmenter T (ed.) Applied research in intellectual disabilities. Chichester: Wiley. pp. 179–202.

Lehrfilme

Zu vier hier im Buch behandelten Themen bietet der Autor Videos an, die die Gesprächsverläufe darstellen und kommentieren. Die Filme beruhen auf Übungsgesprächen ohne die Mitwirkung von Patienten und sind online abrufbar. Die Weblinks und QR-Codes zu den Lehrfilmen finden Sie auf S. 11.

- Lehrfilm Arztgespräche: „Überbringen schlechter Nachrichten – Ihr Kind hatte einen Unfall"
- Lehrfilm Arztgespräche: „Notfall Kindesmisshandlung"
- Lehrfilm Arztgespräche: „Notfall Suizidalität"
- Lehrfilm Arztgespräche: „Suchtfragen"

Anhang

Grundregeln des Arzt-Patient-Gesprächs[1]

Vorbereitung:
- Störungsquellen ausschalten (z.B. Piepser, Telefon)
- Gesprächsziele für sich selbst definieren: Was will ich mitteilen? Was weiß ich? Was weiß ich nicht?

Einleitung:
- Begrüßung (per Handschlag, mit Namen)
- Platz anbieten (Sitzordnung: möglichst ohne „Barrieren", gleiche Augenhöhe)

Fragestellung:
- Was wollen wir besprechen? Zum Beispiel Untersuchungsergebnisse oder Diagnosemitteilung
- Wie lange haben wir Zeit?

Klärung:
- Beschreibung des klinischen Befunds: Was war der Anlass? Was ist passiert?
  Wie haben Sie oder das Kind es erlebt?
- Mitteilung der Ergebnisse: Erklärung anhand Bilder, eigener Skizzen etc.
- Verständliche Sprache benutzen (kein Fachjargon)
- Nachfragen: Was kam bei den Gesprächspartnern an? In eigenen Worten wiederholen lassen. Was ist noch unklar?
- Prognose: keine (!) festen Zeitangaben machen (Fehlerquote riesig)
- Emotionen ansprechen

Lösungsansätze:
- Beschreibung der nächsten Schritte – Wie geht es jetzt weiter?
- Alltagsbewältigung
- Sind weitere Untersuchungen nötig? – möglichst konkrete Angaben
- Welche Fragen gibt es noch?
- Nächsten Termin fest vereinbaren

WICHTIG:
- Pausen machen!
- Befund in kleinen Schritten mitteilen!
- Gesprächspartner immer wieder zu Fragen ermuntern
- Emotionen wahrnehmen und ansprechen

---

1 Handout zu ▶ Kap. 9 Überbringen schlechter Nachrichten.

Anhang

Psychischer Befund

Name des Kindes: _____

Alter und Geschlecht: _____

Ort und Datum der Untersuchung: _____

Eindrücke, Beobachtungen

[   ]

Stärken – „etwas Nettes"

[   ]

	unauffällig	leicht auffällig	sehr auffällig
Entwicklung			
Motorik			
Sprache			
kognitive Fähigkeiten			
Verhalten			
Sozialverhalten/Interaktion			
emotional			
anderes			
Begleitperson			
erkennt Bedürfnisse des Kindes			
Insgesamt			
Das Kind ist:			

Beurteilung

[   ]

Wie weiter?

[   ]

Untersucher: _____

Zeitplan eines Seminars für Trainer

Dauer: 3 Stunden
Ort und Datum: _____

0:00 h   Begrüßung und Einführung, Erwartungen

0:15 h   Exemplarische Durchführung der **Lerneinheit „psychischen Befund erstellen"**

- 5 Minuten ein Video eines klinischen Beispiels zeigen: Kind mit Entwicklungsproblematik
- Kommentare und erste Eindrücke sammeln und aufschreiben
- Psychischen Befund in Kleingruppen erheben, besprechen, ergänzen
- Kommentare zuordnen
- Diagnostische Zuordnung erarbeiten.

Ziel: Differenzierte, systematische Beschreibung / Arbeitshypothesen bilden / Ressourcen benennen, „was Nettes über die Person sagen"

Pause 15 min
Zeitpunkt nach Bedarf

1:15 h   Exemplarische Durchführung der **Lerneinheit „Gesprächsführung"**

- Rolleninformation und Rollenverteilung
- Zwei parallele Rollenspiele von fünf Minuten Dauer: Arzt beschreibt das Kind, das auf dem Video gezeigt worden war.
- Konsens mit Eltern erarbeiten: Sprechen wir über das gleiche Kind?

Ziele: Mit zwei Personen (Elternpaar) bei entwicklungsauffälligen Kindern ins Gespräch kommen, Beobachtungen besprechen

1:45 h   nach kurzer Pause

- beide Videos anschauen
- positive Rückmeldung nach den Feedback-Regeln geben
- einzelne Rollen reflektieren
- Hintergrundinformationen zum Fall mit Systematik
- Bezug zwischen Fallinformation und Beschreibung der Teilnehmer herstellen

2:40 h   Diskussion zu Zielsetzung, zu Konzept und Didaktik,

- Schlussrunde
- Evaluationsbogen ausfüllen lassen, Handout Grundregeln zur Gesprächsführung austeilen

3:00 h   Ende der Veranstaltung

Anhang

Evaluation

Name der Veranstaltung: _____
Ort und Datum: _____
Mein Beruf: _____

Die heutige Sitzung fand ich bezüglich …

- der Dauer   sehr gut   1-----2-----3-----4-----5   sehr schlecht
- der Arbeitsatmosphäre   sehr gut   1-----2-----3-----4-----5   sehr schlecht
- der Rollenspiele   sehr gut   1-----2-----3-----4-----5   sehr schlecht
- der Nützlichkeit der Lösungsvorschläge   sehr gut   1-----2-----3-----4-----5   sehr schlecht
- der Moderatoren   sehr gut   1-----2-----3-----4-----5   sehr schlecht

Folgende Aussagen treffen zu:

- Meine Erwartungen an die heutige Sitzung wurden erfüllt.   ganz   1-----2-----3-----4-----5   gar nicht
- Die Sitzung hat sich für mich heute bezüglich des Aufwandes gelohnt.   ganz   1-----2-----3-----4-----5   gar nicht
- Der fachliche Austausch hat meine Kenntnisse und Fähigkeiten erweitert.   ganz   1-----2-----3-----4-----5   gar nicht
- Insgesamt fand ich die heutige Sitzung für meine Arbeit nützlich.   ganz   1-----2-----3-----4-----5   gar nicht
- Ich werde die Kursinhalte in meiner Arbeit anwenden können.   ganz   1-----2-----3-----4-----5   gar nicht

1. Was ich heute gut fand:
....
....
....

2. Was ich heute weniger gut fand:
....
....
....

3. Meine Wünsche und Vorschläge:
....
....
....

HERZLICHEN DANK FÜR IHRE MÜHE!